U0795904

完全图解
图解生活
第一品牌
HANZHANGXW BOOKS

健康大学堂 33

一次完全读懂

千金方

李健 编著 (唐)孙思邈 原著

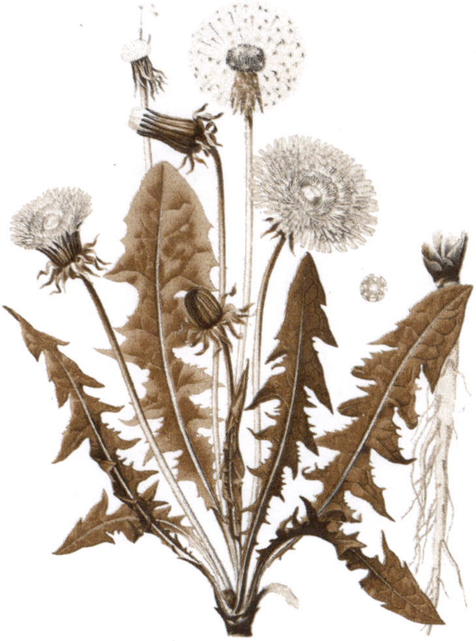

武汉出版社
WUHAN PUBLISHING HOUSE

（鄂）新登字08号

图书在版编目（CIP）数据

一次完全读懂千金方 / 李健编著．—武汉：武汉出版社，2011.7
ISBN 978-7-5430-5805-7

Ⅰ．①一… Ⅱ．①李… Ⅲ．①千金方-普及读物 Ⅳ．①R289.342-49

中国版本图书馆CIP数据核字（2011）第063433号

书　　名　一次完全读懂千金方

编　　著：李　健
责任编辑：张葆珺
特约编辑：郭　雯
装帧设计：含章行文 装帧
出　　版：武汉出版社
社　　址：武汉市江汉区新华下路103号　　**邮　　编**：430015
电　　话：（027）85606403　85600625
http：//www.whcbs.com　　E-mail：zbs@whcbs.com
印　　刷：北京佳明伟业印务有限公司　　**经　　销**：新华书店
开　　本：889mm×1194mm　1/16
印　　张：18　　**字　　数**：350千字
版　　次：2011年7月第1版　　2015年1月第2次印刷
定　　价：39.80元

读懂中国最早的医学百科全书

本书由古代医学巨著《千金要方》改编而成，孙思邈所著的这部巨作，是他在长期的行医过程中对临床经验的总结，可以说是集唐代前的诊治经验之大成。书中不仅有他自己的诊疗经验，还可谓是吸取了百家之长。

这部书对于后世医家影响极大，当年的原著共分为三十卷，首卷为医学总论，其中不仅有一些医病诊疗过程的基本知识，还有对医生医德方面的一些独到的看法。他提出：作为一名医生，品德最重要，不要因为患者有钱就阿谀奉承，开价格昂贵的药物，也不能因为病人家境贫寒而怠慢对方。要对所有患者一视同仁，看病时不能大声喧哗，不要多语调笑，不能说是道非，亦不能诋毁其他医生，这些规范性的论述，不仅是他对自己的要求，同时也是对同行人士的希望，这些论述至今对于现代人来说，都极具深刻、积极的教育意义。之后的几卷，则是按照妇、幼、五官、内、外等科室进行分别介绍，其中不仅有医学知识理论的讲解，亦有名方、验方的介绍，这样的分门别类，有纲有目，内容非常丰富，与当今的科别分类极其相近，可见当时孙思邈的医学造诣是相当深厚的。

现在的我们由于工作压力巨大，生活节奏非常之快，亚健康几乎伴随着我们每一个人。忙于工作的我们，往往忽视了身体的健康，当发现患病后，却痛悔之晚矣，如果在日常生活中，我们就可以根据孙思邈所提出的养生理论进行保养，就能在很大程度上避免疾病的发生。

所以今天我们将这本书再次编辑出版，目的就在于将这一中医文化瑰宝继续传承，希望后世之人不要忘记这部中国最早的医学百科全书。

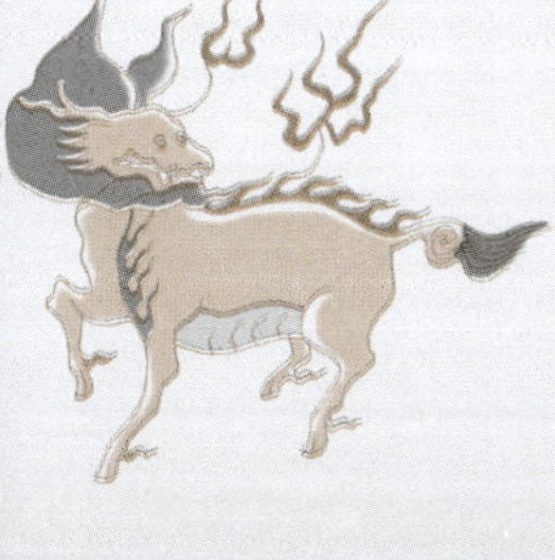

目录

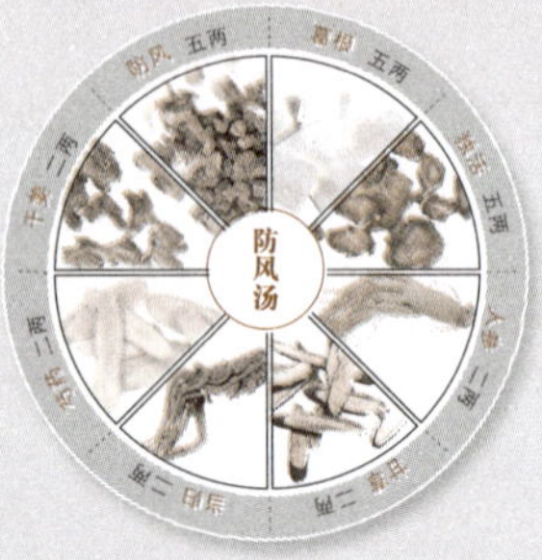

卷三 妇女幼儿疾病 64

CONTENTS

目录

卷五 诸风及风毒脚气 122

卷六 伤寒病 140

CONTENTS

目录

卷九 脾胃疾病 194

卷十 大小肠病及痔漏 210

CONTENTS

目录

卷十一 肾·膀胱·泌尿疾病 226

卷十二 备急·解毒·疔肿痈疽 248

CONTENTS

我们在此特别设置了阅读导航这一单元，对本书内文中各个部分的功能、特点等逐一说明，相信这必然会大大地提高读者的阅读效率。

治疗病症

对症药方一目了然，对症名称通俗易懂，查找也十分方便。

中药养生

本书特别推荐了几种对人体很重要的中药材，这些药材具有很好的养生保健的特效，让你随手翻阅，有病则治疗，无病则养生。

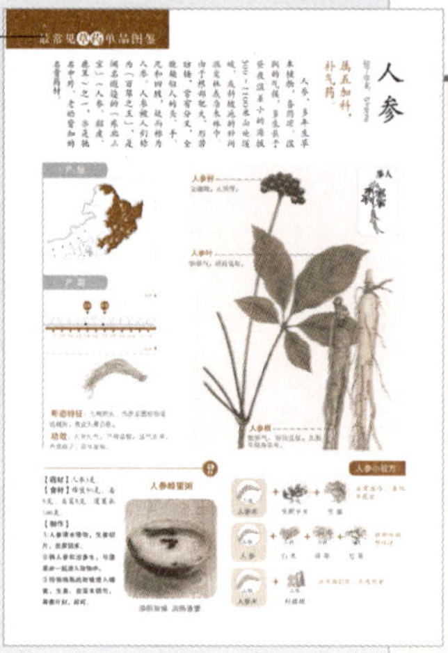

经典名方

本书针对不同的病症，为读者朋友精选了多个经典的中医名方，并对这些良方进行了相应的药理分析，详细介绍了各种药物组成的性味、功效等。

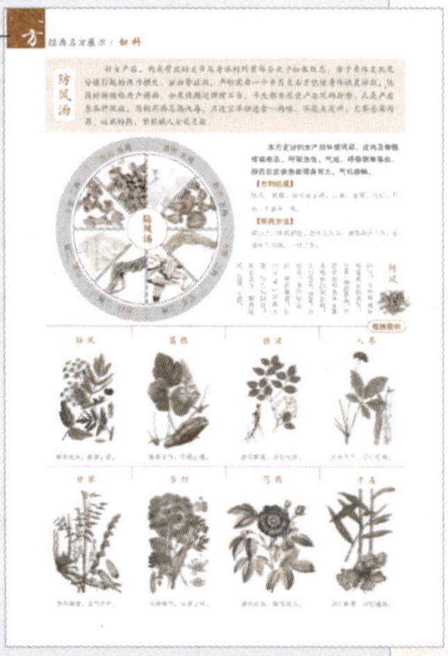

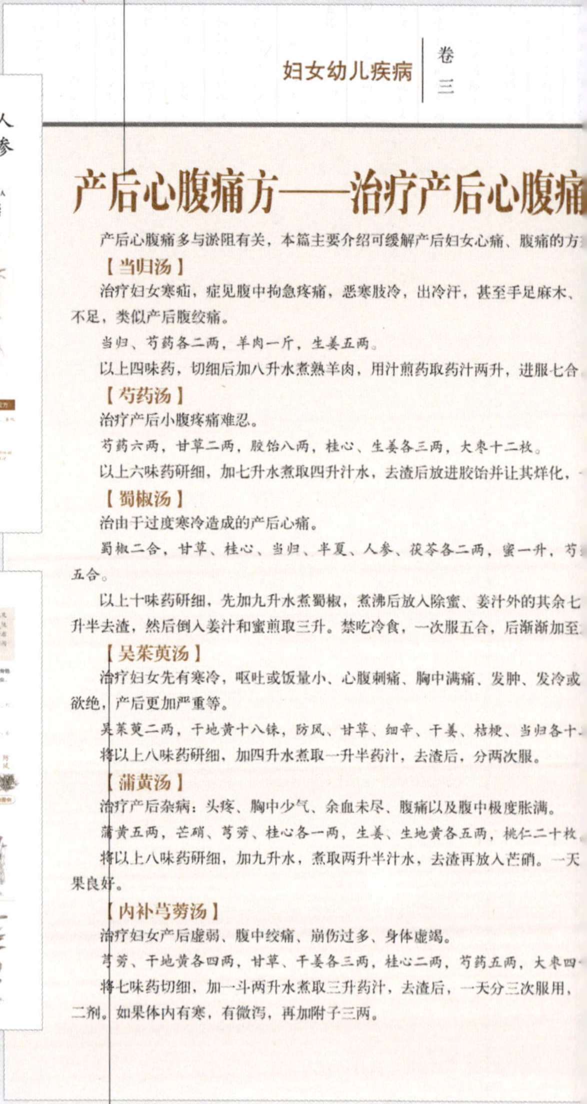
妇女幼儿疾病 卷三

产后心腹痛方——治疗产后心腹痛

产后心腹痛多与淤阻有关，本篇主要介绍可缓解产后妇女心痛、腹痛的方

【当归汤】

治疗妇女寒疝，症见腹中拘急疼痛，恶寒肢冷，出冷汗，甚至手足麻木、不足，类似产后腹绞痛。

当归、芍药各二两，羊肉一斤，生姜五两。

以上四味药，切细后加八升水煮熟羊肉，用汁煎药取药汁两升，进服七合

【芍药汤】

治疗产后小腹疼痛难忍。

芍药六两，甘草二两，胶饴八两，桂心、生姜各三两，大枣十二枚。

以上六味药研细，加七升水煮取四升汁水，去渣后放进胶饴并让其烊化，

【蜀椒汤】

治由于过度寒冷造成的产后心痛。

蜀椒二合，甘草、桂心、当归、半夏、人参、茯苓各二两，蜜一升，芍五合。

以上十味药研细，先加九升水煮蜀椒，煮沸后放入除蜜、姜汁外的其余七升半去渣，然后倒入姜汁和蜜煎取三升。禁吃冷食，一次服五合，后渐渐加至

【吴茱萸汤】

治疗妇女先有寒冷，呕吐或饭量小、心腹刺痛、胸中满痛、发肿、发冷或欲绝，产后更加严重等。

吴茱萸二两，干地黄十八铢，防风、甘草、细辛、干姜、桔梗、当归各十

将以上八味药研细，加四升水煮取一升半药汁，去渣后，分两次服。

【蒲黄汤】

治疗产后杂病：头疼、胸中少气、余血未尽、腹痛以及腹中极度胀满。

蒲黄五两，芒硝、芎䓖、桂心各一两，生姜、生地黄各五两，桃仁二十枚

将以上八味药研细，加九升水，煮取两升半汁水，去渣再放入芒硝。一天果良好。

【内补芎䓖汤】

治疗妇女产后虚弱、腹中绞痛、崩伤过多、身体虚竭。

芎䓖、干地黄各四两，甘草、干姜各三两，桂心二两，芍药五两，大枣四

将七味药切细，加一斗两升水煮取三升药汁，去渣后，一天分三次服用，二剂。如果体内有寒，有微泻，再加附子三两。

药膳详解

对药方的功效、构成、用量等事项都进行了详细的说明。

阅读导航

药方名称

以中草药配制的药膳，不仅可以养生健体，还可以有效防治疾病。

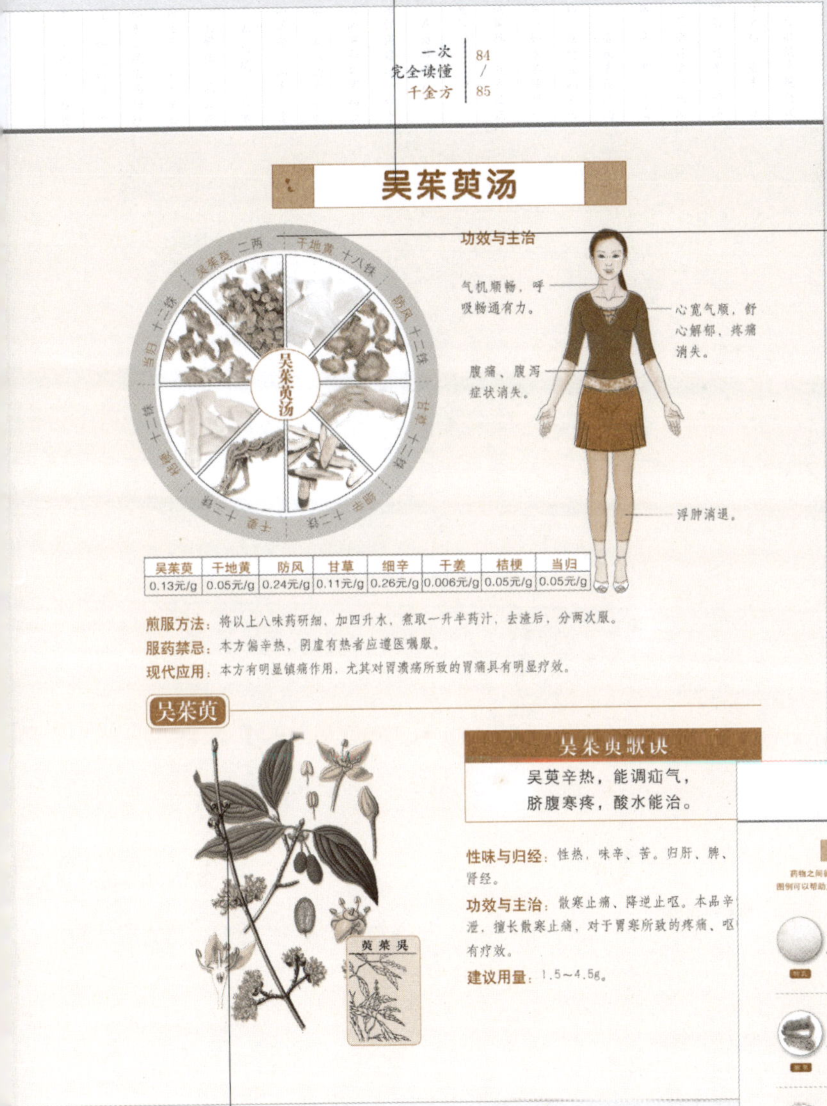

图解药方

图解养生药方，用扇形构图形象地说明药膳的组成。

使用禁忌

对药材的宜忌、与之相恶相畏的药材、使用药材时的注意事项进行了简单的图解说明。

草药植株

手工精心绘制的草药植株图，让读者对草药有更直观的认识和全面的了解。

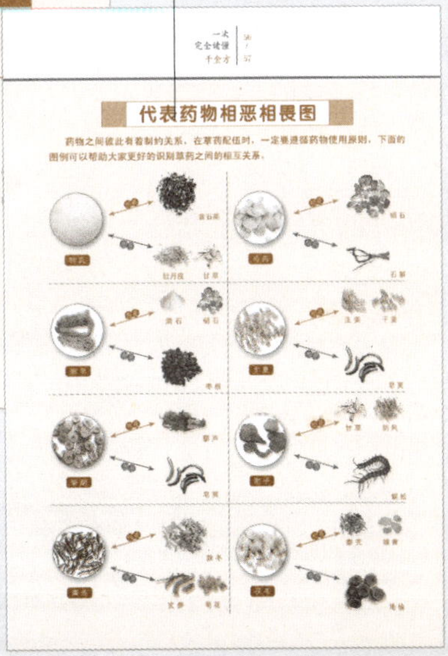

人参

拉丁学名：Ginseng

属五加科，补气药。

人参，多年生草本植物，喜阴凉、湿润的气候，多生长于昼夜温差小的海拔500~1100米山地缓坡，或斜坡地的针阔混交林或杂木林中。由于根部肥大，形若纺锤，常有分叉，全貌颇似人的头、手、足和四肢，故而称为人参。人参被人们称为『百草之王』，是闻名遐迩的『东北三宝』（人参、貂皮、鹿茸）之一，亦是驰名中外、老幼皆知的名贵药材。

产地

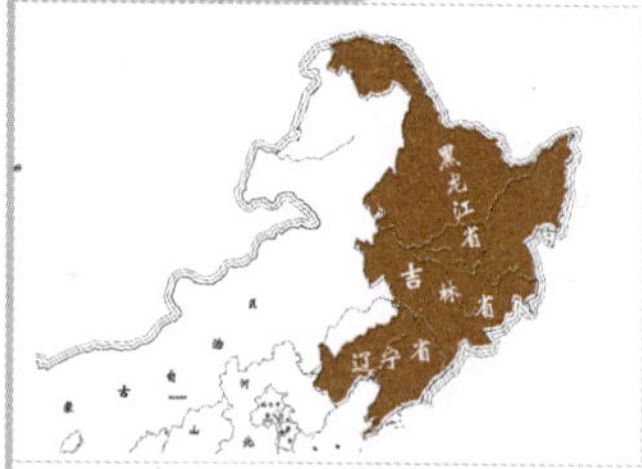

产期

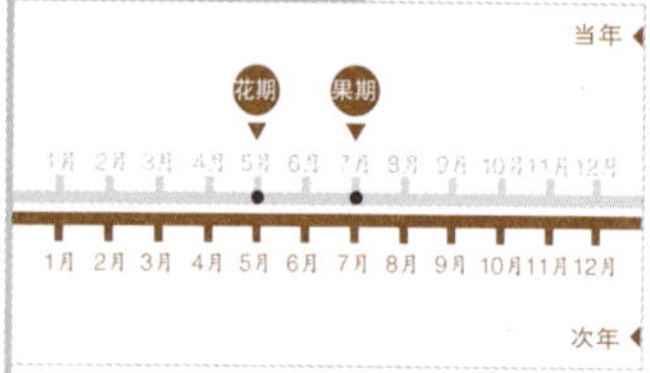

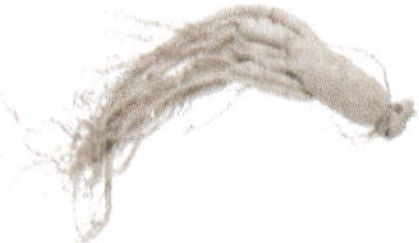

形态特征： 主根肥大、肉质呈圆柱形或纺锤形，表皮为黄白色。

功效： 大补元气，宁神益智，益气生津，补虚扶正，延年益寿。

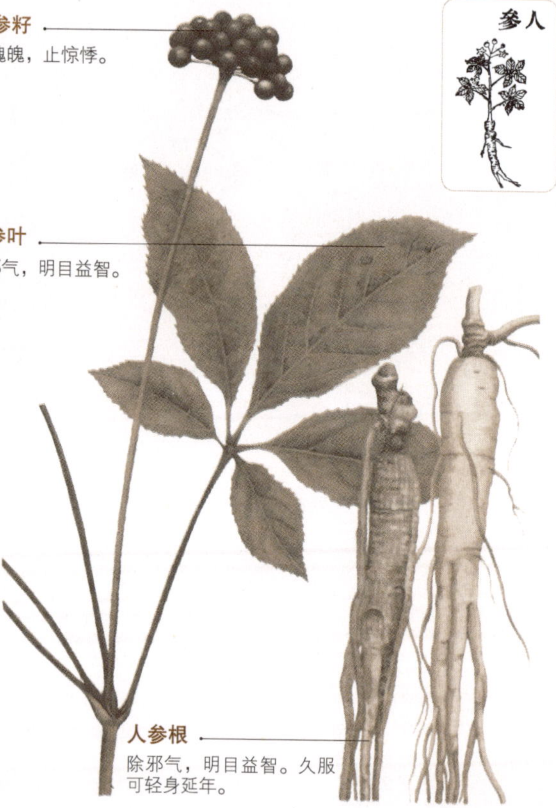

人参蜂蜜粥

【药材】人参3克。

【食材】蜂蜜50克、姜5克、韭菜5克、蓬莱米100克。

【制作】

①人参清水浸泡，生姜切片，韭菜切末。

②将人参和泡参水，与蓬莱米一起放入砂锅中。

③待粥将熟的时候放入蜂蜜、生姜、韭菜末调匀，再煮片刻，即可。

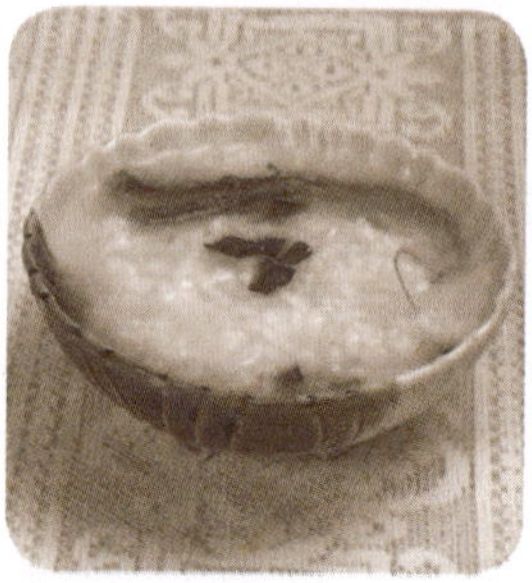

滋阴润燥　润肠通便

人参小验方

人参末（二钱）＋生附子末（半钱）＋生姜（一分）：治胃虚冷，善饥不能食。

人参（二钱）＋白术（二钱）＋茯苓（二钱）＋甘草（二钱）：脏腑怯弱，呕吐逆。

人参末（二钱）＋栝楼根（二钱）：治消渴引饮、无度饮食。

黄耆

拉丁学名：Radix astragali

属豆科，补气药。

黄耆，也称黄耆，为植物和中药材的统称。本品是国家三级保护植物。中药材黄耆为豆科草本植物蒙古黄耆、膜荚黄耆的根。黄耆入药迄今已有2000多年的历史，现代医学研究表明，其中含有多糖、多种氨基酸、叶酸及硒、锌、铜等多种微量元素。有增强机体免疫功能、保肝、利尿、抗衰老、抗应激、降压和较广泛的抗菌作用。

产地

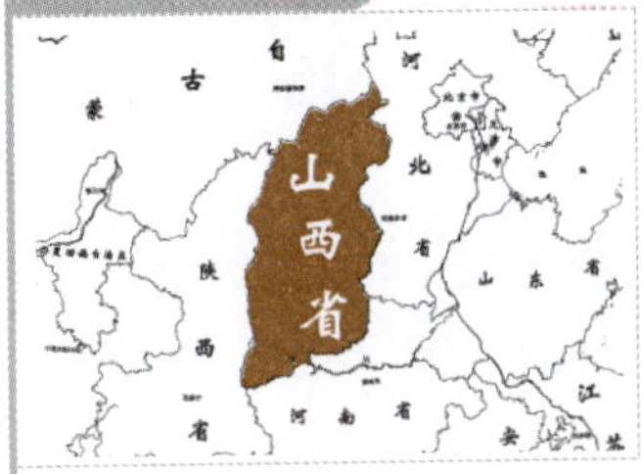

山西省

产期

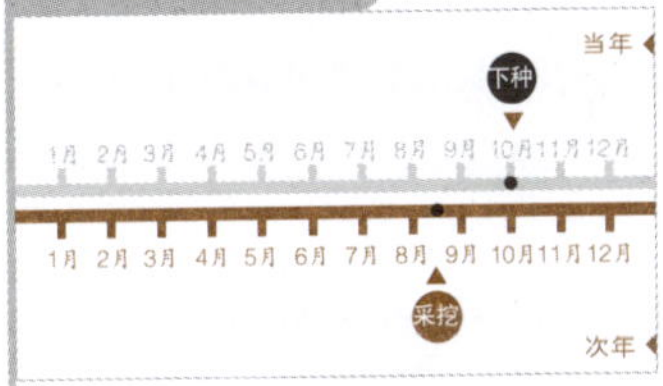

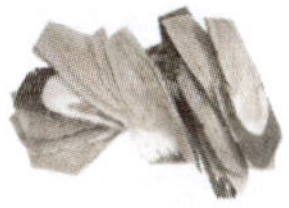

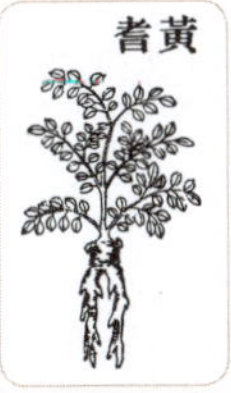

耆黄

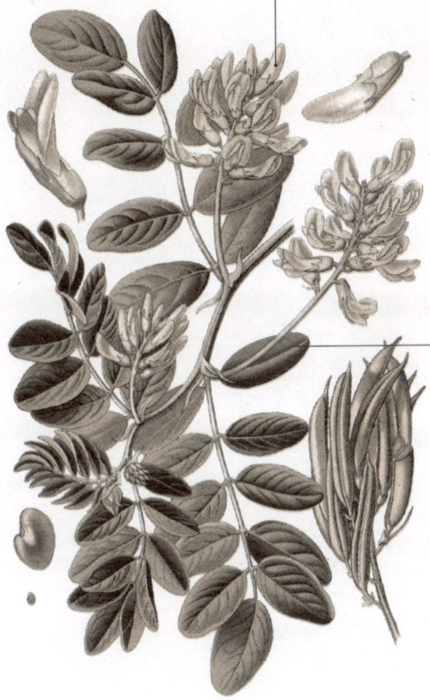

花
月经不调，痰咳，头痛，热毒赤目。
叶
疗渴以及痉挛，痈肿疽疮。

形态特征： 根圆柱形，有的有分枝，上端较粗，略扭曲，表面淡棕黄色至淡棕褐色，有不规则纵皱纹及横长皮孔，栓皮易剥落而露出黄白色皮部，有的可见网状纤维束。

功效： 补气升阳，益卫固表，利水消肿，托疮生肌。

黄耆豆芽牛肉汤

【药材】黄耆3钱。

【食材】牛肉600克、黄豆芽200克、胡萝卜1根、盐2小匙。

【制作】

①牛肉洗净切块，汆烫后捞起。胡萝卜削皮、洗净、切块；黄豆芽掐去根须、冲净。

②将以上备好的材料和黄耆及8碗水一起炖煮，煮沸后转小火炖约50分钟，加盐调味即成。

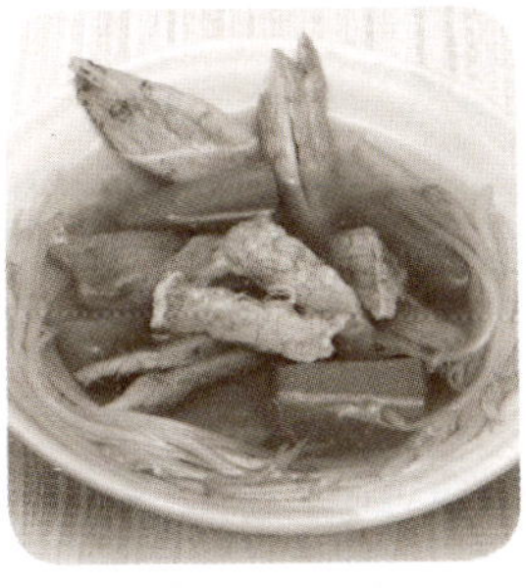

祛湿开胃　养肝明目

黄耆小验方

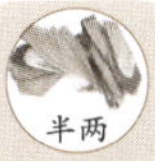

半两

盐炒黄耆 ＋ 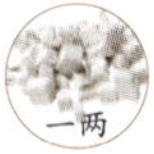

一两

茯苓　治气虚所致小便混浊。

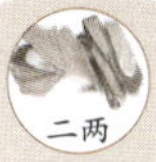

二两

黄耆 ＋ 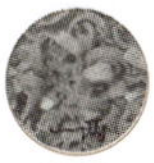
木兰　治酒后黄疸。

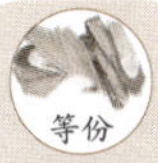

等份

黄耆 ＋ 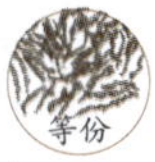

等份

黄连　主治肠风，泻血。

桔梗

拉丁学名：Platycodon grandiflorus

属桔梗科，清热化痰药。

桔梗又名白药、梗草。此草之根结实而梗直，所以叫桔梗。开暗蓝色或蓝白色花的草本植物，根可以入药。相传桔梗的名字来自朝鲜，据说这是一位姑娘的名字，当时姑娘被地主抢走抵债，她的恋人一怒之下砍死了地主，随即入监。姑娘悲痛而死，第二年开春，姑娘的坟前开出了紫色的小花，人们就称其为桔梗花。

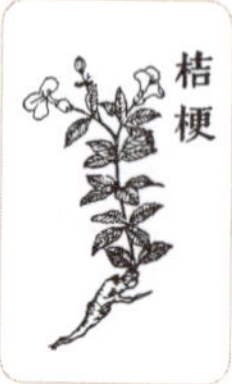
桔梗

产地

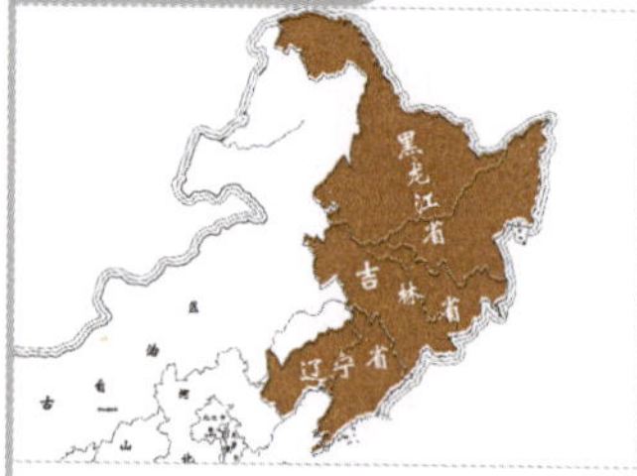
黑龙江省
吉林省
辽宁省

产期

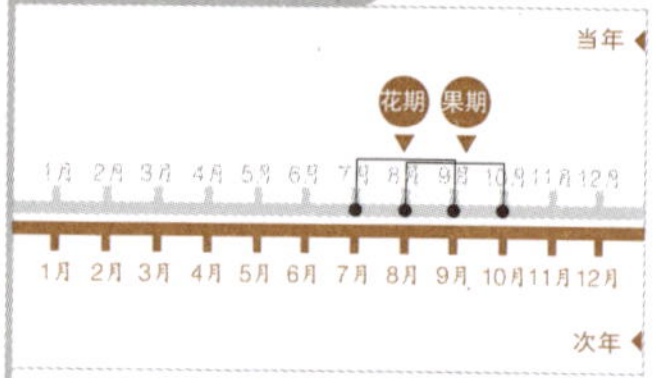

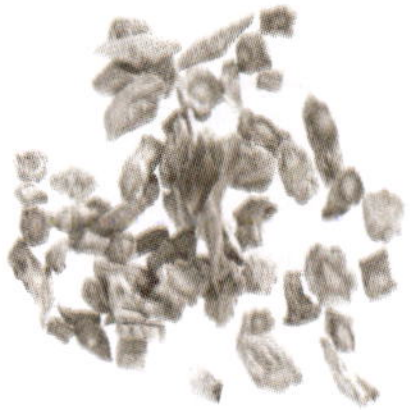

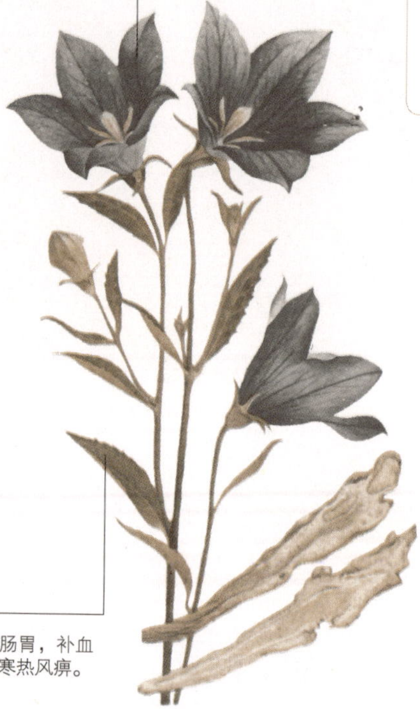
花
治口舌生疮、目赤肿痛。
叶
利五脏肠胃，补血气，除寒热风痹。

形态特征：根长，呈缍形，长6~20cm，表面淡黄白色，有扭转纵沟及横长皮孔斑痕。

功效：宣肺，利咽，祛痰，排脓。

桔梗蜂蜜茶

【药材】桔梗10克。

【食材】蜂蜜10毫升。

【制作】

①将桔梗择净，放入茶杯中。

②纳入蜂蜜，冲入沸水适量，浸泡5 ~ 10分钟后饮服，每日1剂。

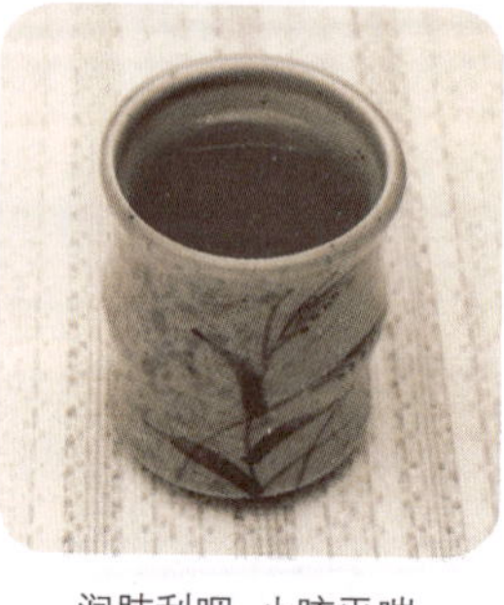

润肺利咽 止咳平喘

桔梗小验方

桔梗（一两）＋枳壳（一两）：主治胸满腹胀。

桔梗（三钱）＋半夏（三钱）＋陈皮（三钱）＋生姜（五片）：主治伤寒腹胀。

桔梗（等份）＋薏苡（等份）：主治牙齿疼痛。

菊花

拉丁学名：Platycodon grandiflorus

属菊科，发散风热药。

菊花又名节华、女节、女华、女茎、日精、更生。李时珍说：按陆佃《埤雅》所说，菊本作蘜，从鞠。鞠就是穷尽的意思。《月令》：九月菊花开黄花。因为花开到此时就穷尽了，所以称其为蘜。节华之名，也是取其与节候相应。崔实《月令》上说，女节、女华是菊花的名称。

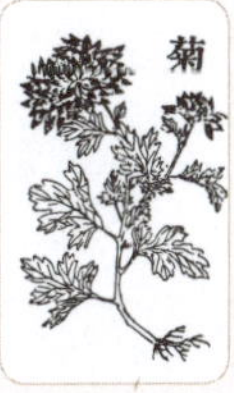
菊

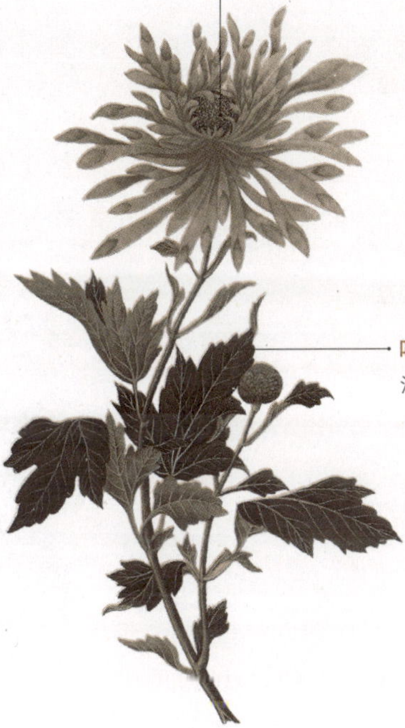
花
治诸风头眩肿痛。
叶
治恶风及风湿性关节炎。

产地

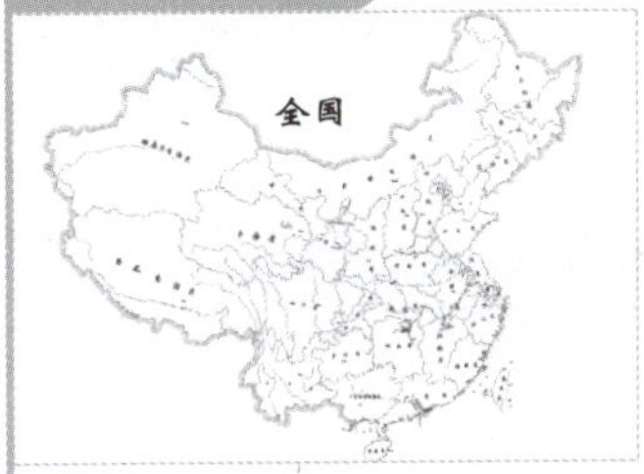
全国

产期

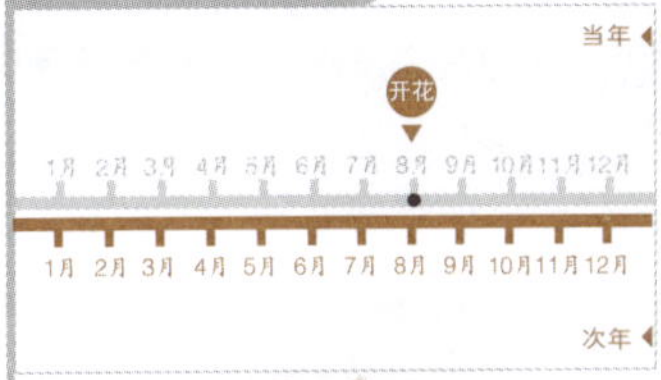

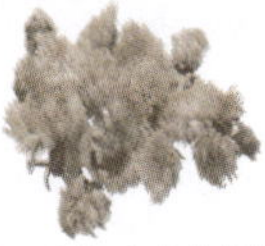

形态特征： 多年生草本植物。茎色嫩绿或褐色，多为直立分枝，基部半木质化。单叶互生，卵圆至长圆形，边缘有缺刻及锯齿。头状花序顶生或腋生，一朵或数朵簇生。色彩丰富，有红、黄、白等。

功效： 疏风散热，养肝明目，清热解毒。

银花白菊饮

【药材】金银花（银花）、白菊花各10克。

【食材】冰糖适量。

【制作】

①银花、白菊花分别洗净、沥干水分，备用。

②将砂锅洗净，倒入清水1000毫升。用大火煮开，倒入银花和白菊花，再次煮开后，转为小火，慢慢熬煮。

③待花香四溢时，加入冰糖，待冰糖完全溶化后，搅拌均匀即可饮用。

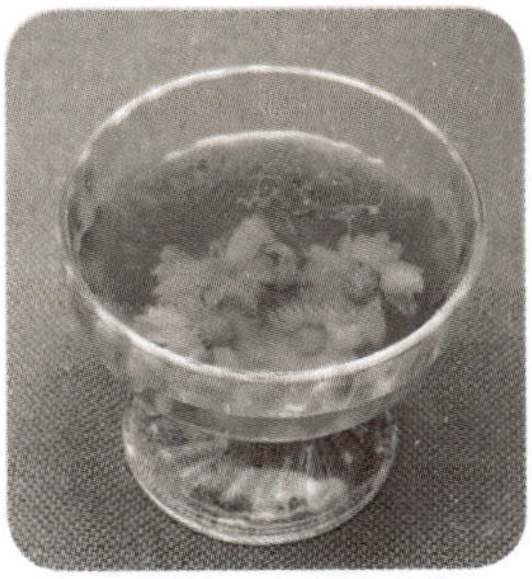

清肝明目 清热解毒

菊花小验方

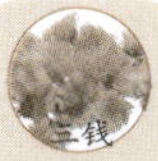
三钱
菊花 +
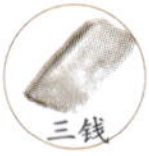
三钱
石膏 +
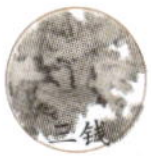
三钱
川芎：主治风热头痛。

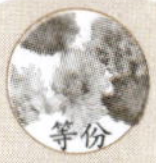
等份
白菊花 +

等份
蝉蜕：主治病后生翳。

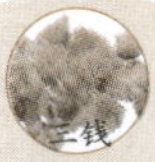
三钱
菊花 +
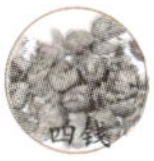
四钱
山楂：清热解毒，散淤消积，清肝明目。

当归

拉丁学名：Angelica sinensis

属伞形科，补血药。

当归又名乾归、白芹、山芹，据说在西周时，一个新婚的青年男子上山采药，他对妻子说三年会回来，其妻等了他三年，也不见回来，最后得了气血亏损的妇女病，不得不改嫁。谁知后来年轻人回来了，妻子说三年当归你不归，我已经改嫁了，年轻人后悔不已，但仍然用自己采的草药治好了女人的病。后将此药命名为当归，以吸取自己当归不归的教训。

产地

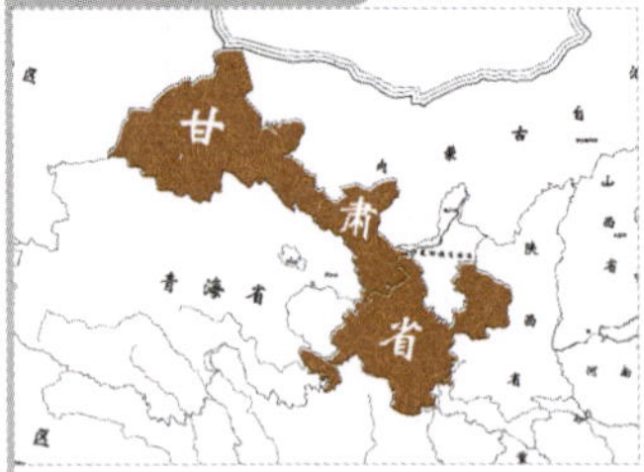

产期

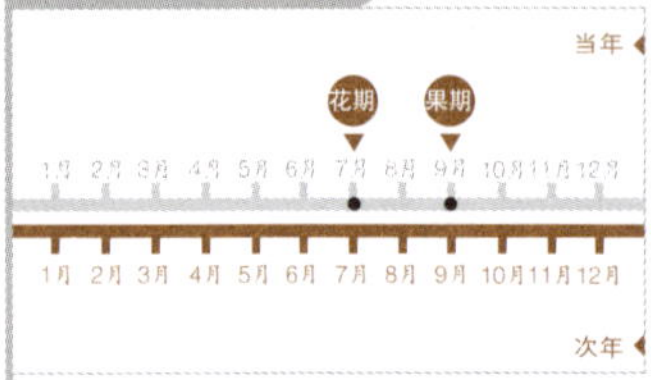

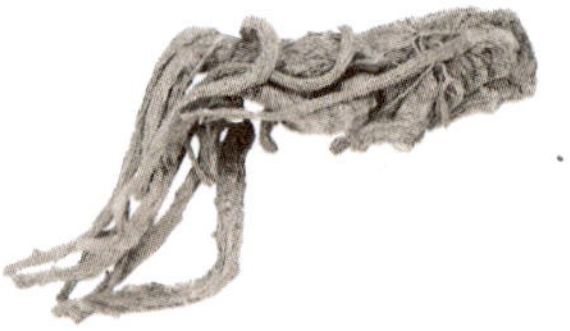

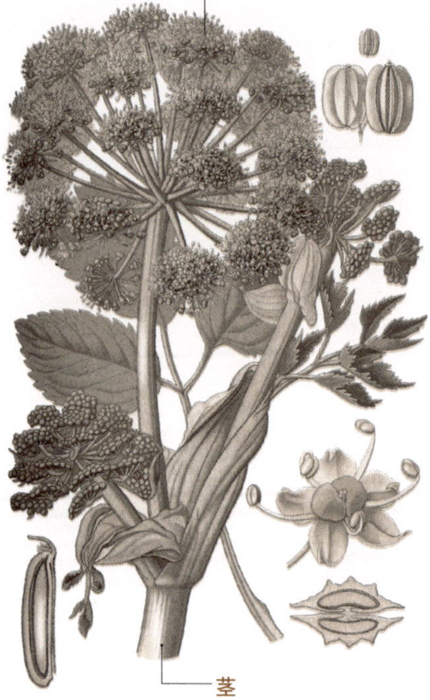
花
主妇人漏下、不孕不育。
茎
主咳逆上气、温疟寒热。

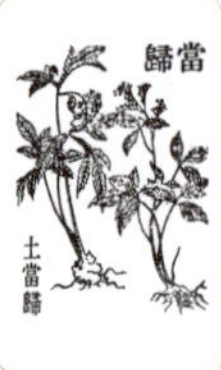

形态特征：茎带紫色。基生叶及茎下部叶卵形，密生细柔毛。双悬果椭圆形，侧棱有翅。

功效：泻肺降气，下痰止嗽，和血补血。

当归炖猪心

【药材】党参20克、当归15克。

【食材】新鲜猪心1个，葱、姜、蒜、盐、料酒各适量。

【制作】

①将猪心剖开，洗净，将猪心里的血水、血块去除干净。

②将党参、当归洗净，再一起放入猪心内，可用竹签固定。

③在猪心上再铺上葱、姜、蒜、料酒，再将猪心放入锅中，隔水炖熟，去除药渣，再加盐调味即可。

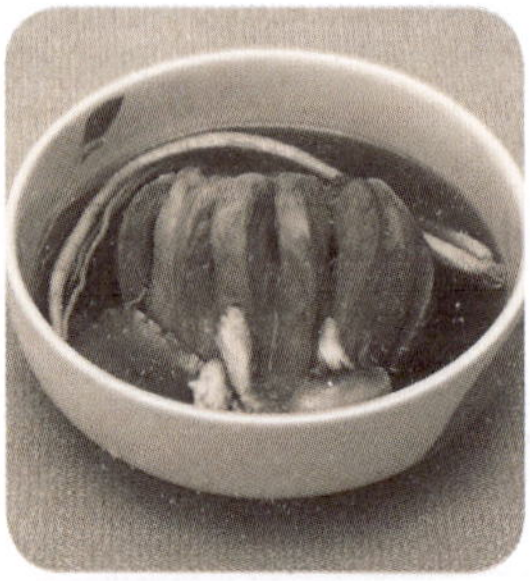

安神活血　润肠通便

当归小验方

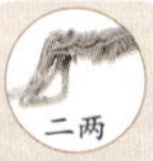
二两
当归 + 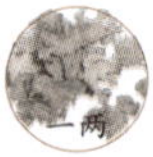
一两
川芎 + 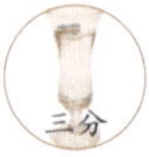
三分
酒

活血补气，主治产后、崩漏所致的出血过多。

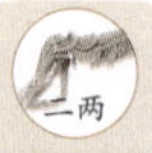
二两
当归 + 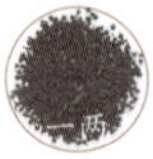
一两
吴茱萸

涩精固脱，主治久痢不止。

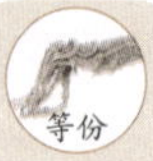
等份
当归 + 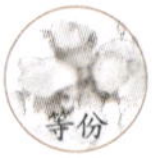
等份
白芷

主治便秘。

芎䓖

拉丁学名：Rhizoma chuanxiong

属伞形科，活血止痛药。

芎䓖也叫川芎，胡䓖、香果。李时珍说：“芎”本作“䓖”，名义不详。有人说人头顶的穹窿最高，如天之象。此药上行，专治头脑诸疾，所以有芎䓖的名称，本品以产自胡戎的品质最为优秀，所以也叫胡䓖。古人因它的根节形状像马衔，便称之为马衔芎䓖。其中产自关中的称为京䓖。

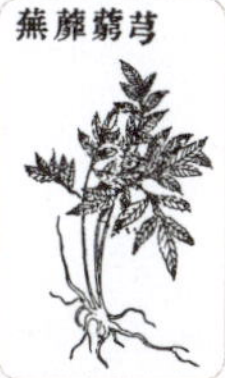

花
治刀箭伤，妇人经闭不孕。

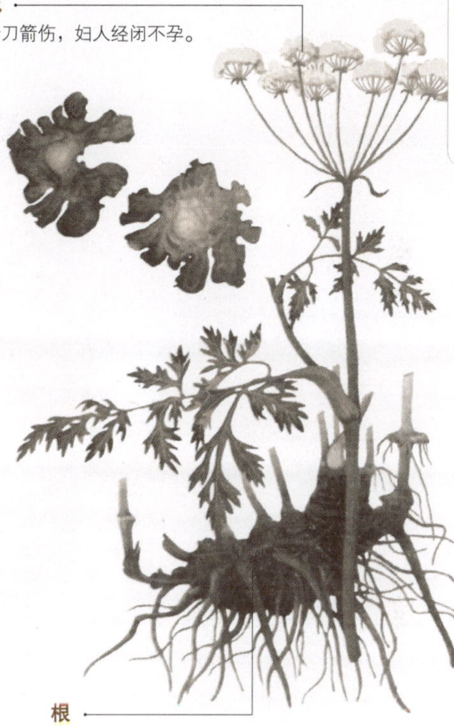

根
疏肝气，补肝血，润肝燥，补风虚。

产地

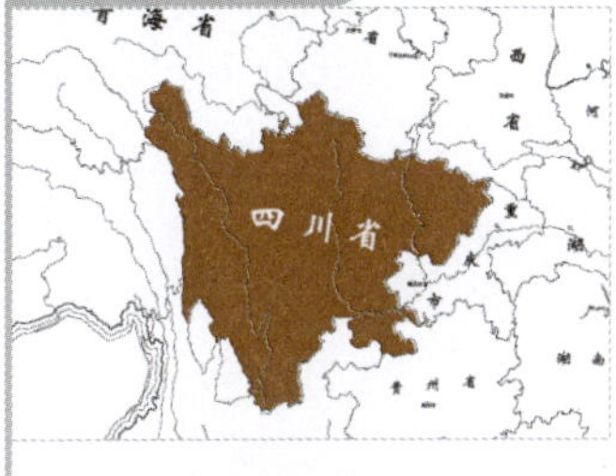

产期

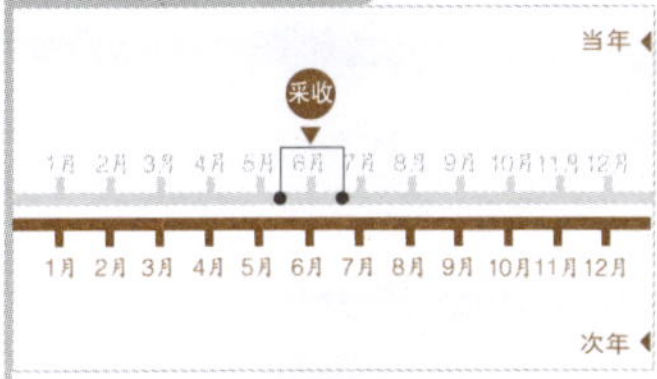

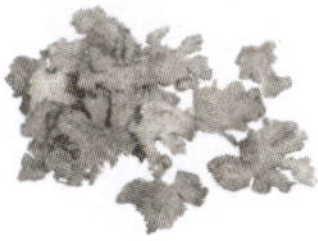

形态特征： 块茎呈不规则团块状。茎直立，高达100厘米左右，圆柱形，中空有节，节盘较膨大。叶互生，为2～3回羽状复叶，叶绿深裂，叶柄基部宽大抱茎形成鞘状。花白色，复伞形花序，双悬果卵形。

功效： 活血行气，祛风止痛。

川芎黄耆炖鱼头

【药材】川芎3小片、枸杞10克、黄耆2小片。

【食材】鱼头1个，丝瓜200克，姜、葱适量。

【制作】

①鱼头去鳞、鳃，洗净，剁成大块备用；丝瓜去皮，切成块状。

②锅内放入高汤、川芎、黄耆、姜片、枸杞煮10 分钟，待发出香味后，改用小火保持微沸。

③把鱼头摆回原形，和丝瓜块放入汤中，用小火煮15 分钟，加调味料即可。

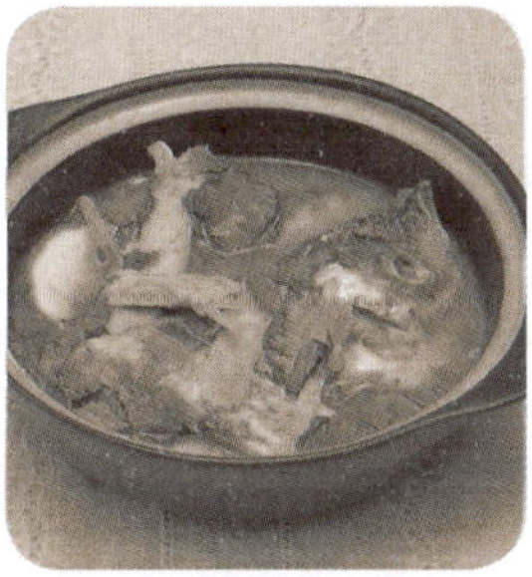

补血活血　祛风养肺

芎䓖小验方

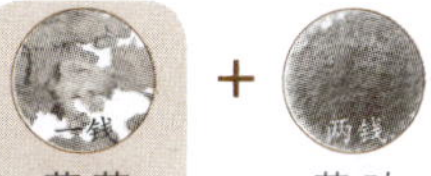

芎䓖 + 茶叶：能祛风止痛，主治风热头痛。

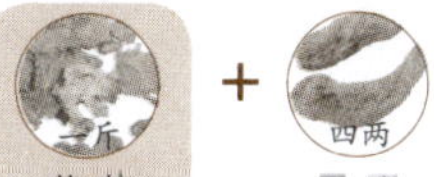

芎䓖 + 天麻：主治头晕目眩，多汗恶风，偏正头痛。

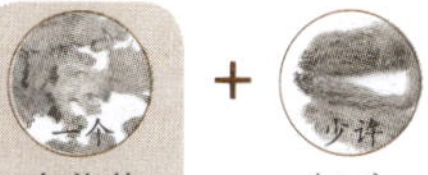

大芎䓖 + 细辛：两药共研为末，外用擦牙，主治牙齿疼痛。

甘草

拉丁学名：Radix Glycyrrhizae

属豆科，补气药。

别名：国老、国老草、蜜草、蜜甘、美草、棒草、甜甘草。其根茎呈圆柱形，表面有芽痕，断面中部有髓。气微味甜而特殊。能清热解毒，祛痰止咳，治疗脘腹等。喜阳光充沛，日照长气温低的干燥气候。甘草多生长在干旱、半干旱的荒漠草原、沙漠边缘和黄土丘陵地带。

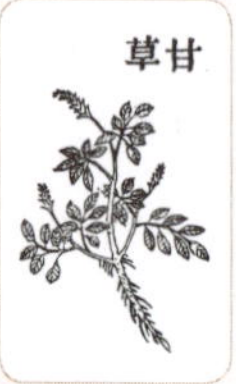
草甘

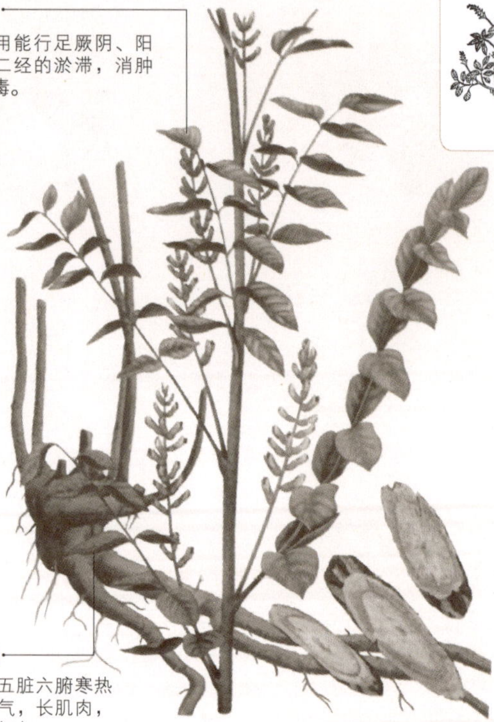
叶
主用能行足厥阴、阳明二经的淤滞，消肿解毒。
根
治五脏六腑寒热邪气，长肌肉，倍气力。

产地

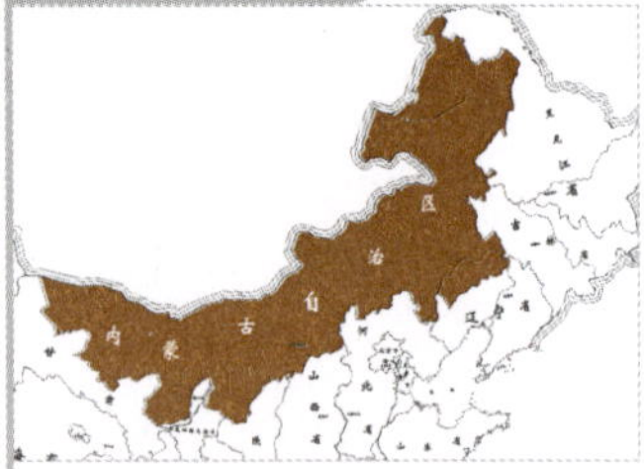

产期

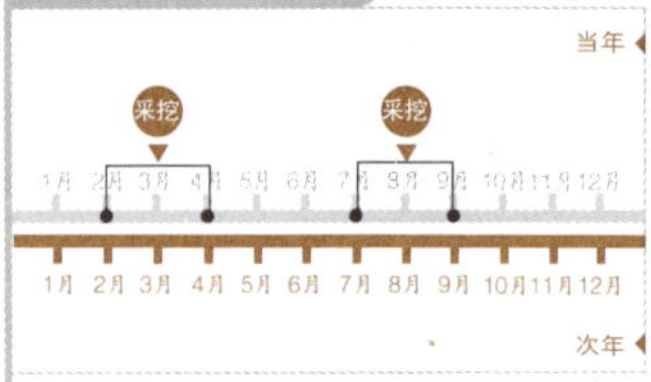

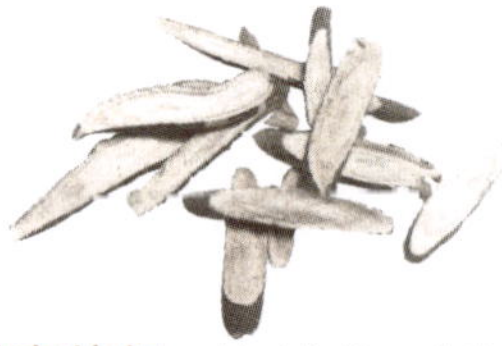

形态特征：枝叶像槐，叶端微尖而粗涩，似有白毛，子像小扁豆，非常坚硬。

功效：益气补中，清热解毒，祛痰止咳，缓急止痛，调和药性。

黄耆甘草鱼汤

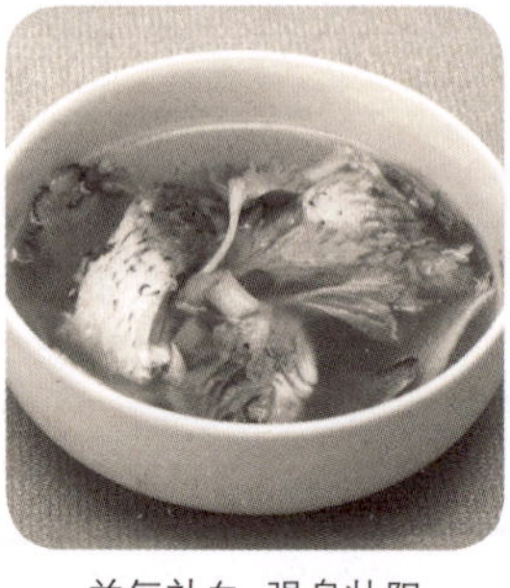

益气补血　强身壮阳

【药材】防风5克、甘草5克、白术10克、红枣3颗、黄耆3钱。

【食材】虱目鱼肚1片，芹菜少许，盐、味精、淀粉适量。

【制作】

①将虱目鱼肚洗净，切成薄片，放少许淀粉，轻轻搅拌均匀，腌制20分钟，备用。药材洗净、沥干，备用。

②锅置火上，倒入清水，将药材与虱目鱼肚一起煮，用大火煮沸，再转入小火续熬至味出时，放适量盐、味精调味，起锅前加入适量芹菜即可。

甘草小验方

甘草（一两）+ 桔梗（一两）+ 阿胶（半斤）：用水煎煮，主治肺热喉痛。

甘草（四两）+ 干姜（二两）：主治肺痿咳嗽、头昏晕眩。

甘草（等份）+ 栝楼根（等份）：主治痘疮。

枸杞

拉丁学名：Lycium chinense

属茄科，补阴药。

枸杞是茄科枸杞属的多分枝灌木植物，高0.5~1米，栽培时可达2米多。国内外均有分布。枸杞全身是宝，明李时珍《本草纲目》记载：『春采枸杞叶，名天精草；夏采花，名长生草；秋采子，名枸杞子；冬采根，名地骨皮』。现代研究，枸杞子有降低血糖、抗脂肪肝作用，并能抗动脉粥样硬化。

产地

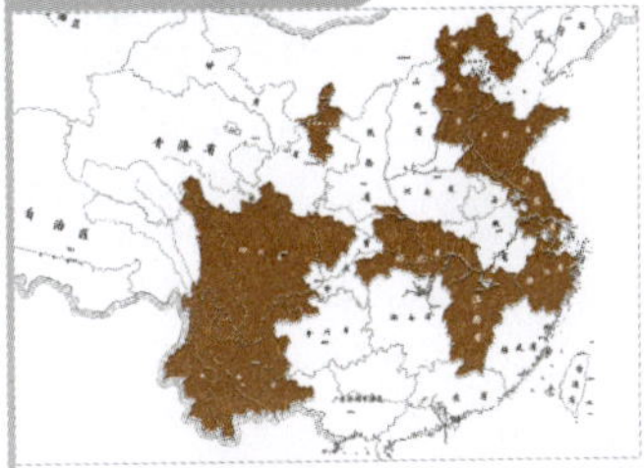

产期

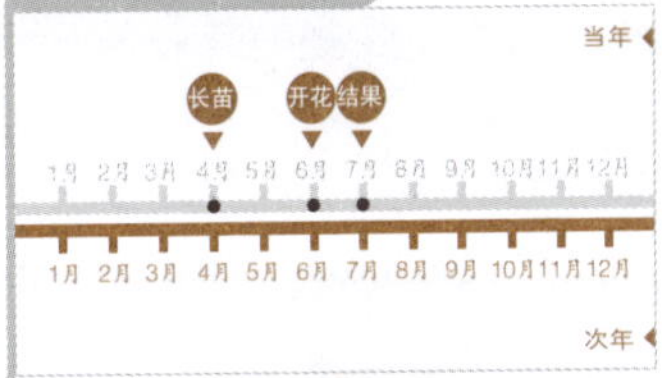

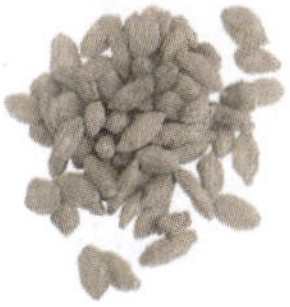

形态特征： 主茎粗壮，多分枝，枝细长，拱形，有条棱，常有刺。浆果卵形或长圆形，深红色或橘红色。种子棕黄色。

功效： 养肝明目，补血安神，润肺止咳。

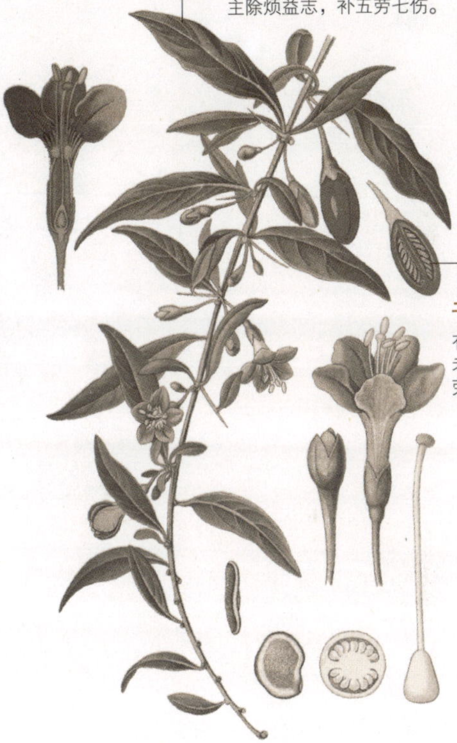

叶

主除烦益志，补五劳七伤。

子

有壮筋骨，耐老，祛风，去虚劳，补精气。

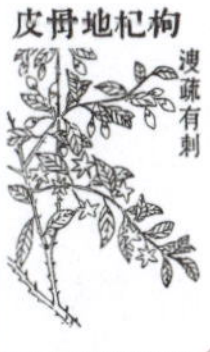

参须枸杞炖河鳗

【药材】参须15克、枸杞10克。

【食材】河鳗500克、盐2小汤匙。

【制作】

①鳗鱼洗净，去鱼鳃、肠腹后切段，汆烫去腥，捞出再冲净，盛入炖锅。参须冲净，撒在鱼上，加水盖过材料。

②移入电饭锅，炖至开关跳起，揭开锅盖撒进枸杞，再按一次开关直至跳起，加盐调味即可。

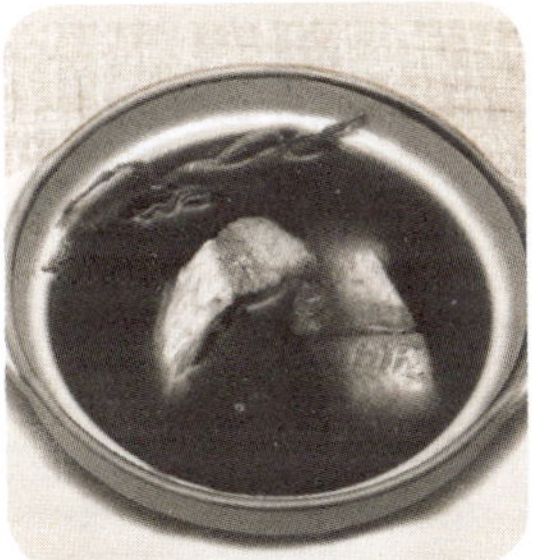

滋补强壮　补血安神

枸杞小验方

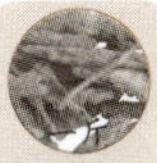

地骨皮 +

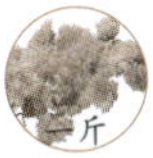

甘菊花 +

生地黄

有补精益髓，强筋壮骨之功效。

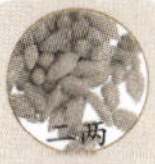

枸杞子 +

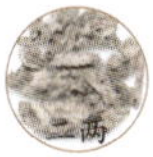

黄芩

主要用于治疗妊娠呕吐。

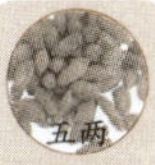

枸杞子 +

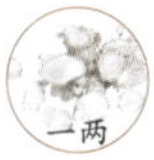

白芷 +

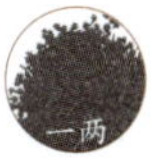

吴茱萸

主要用于治疗冻疮、龟裂。

防风

拉丁学名：Divaricate SaposhnikoviaRoot

属伞形科，发散风寒药。

防风，古代传说中部落酋长的名字；也是一种药草名，它是伞形科多年生草本植物防风的根。又叫茴芸、茴草、百枝等。李时珍说：防，御的意思。它的作用以治风为要，所以叫防风。屏风则是防风的隐语。别名中用茴，是因为它的花像茴香，气味如云蒿。本品主治各种风证，亦可解砒霜毒。

产地

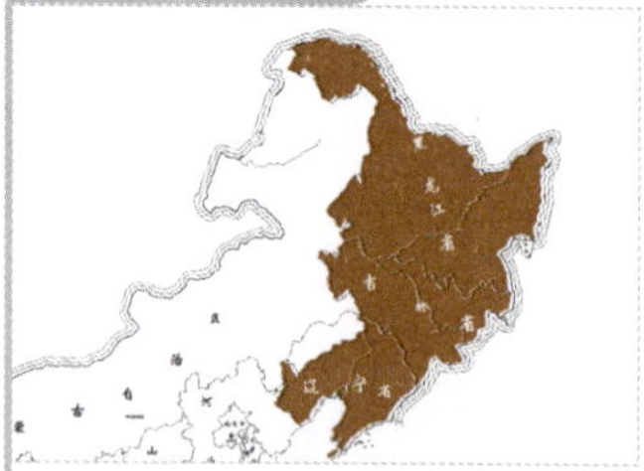

产期

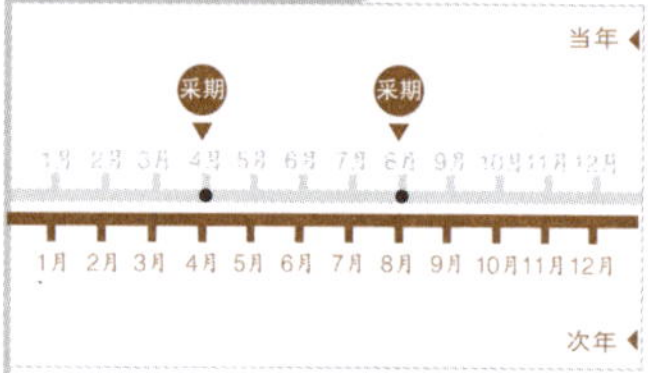

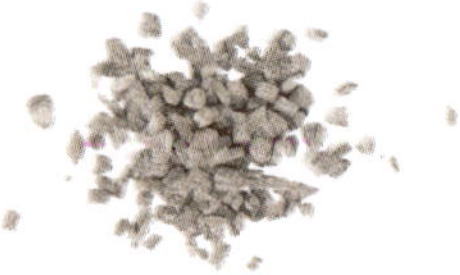

形态特征： 高30~80厘米，全体无毛。根粗壮，茎基密生褐色纤维状的叶柄残基。

功效： 解表祛风，胜湿，止痉。

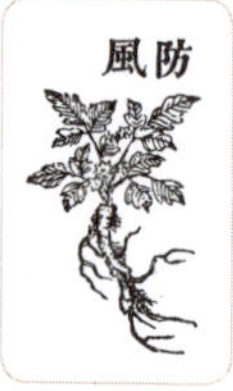

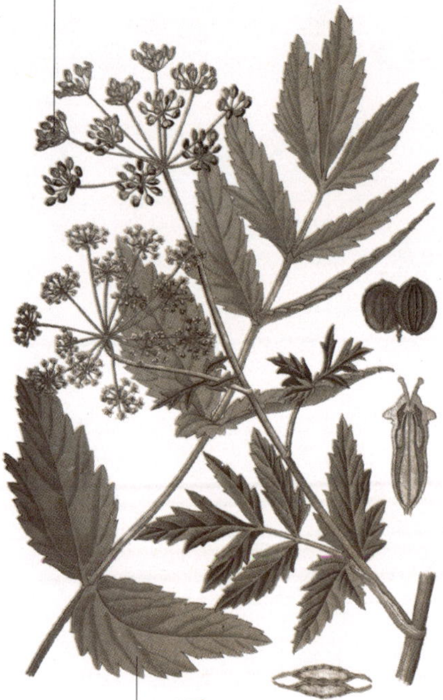

花 治四肢拘急，不能走路，骨节间痛。

叶 中风出热汗。

防风粥

【药材】防风10克。

【食材】大米50克，葱白15克。

【制作】

①将防风择洗干净，放入锅中，加清水适量，浸泡5–10分钟后，水煎取汁。

②加大米煮粥，待熟时调入葱白，再煮一、二沸即成。

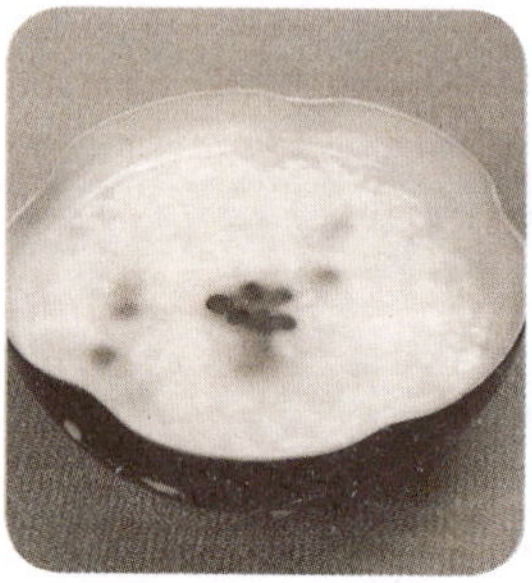

祛风解表 祛湿止痛

防风小验方

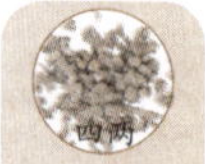

防风 + 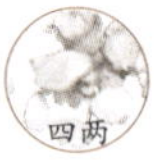

白芷

本方能止痛祛风，主治偏正头痛。

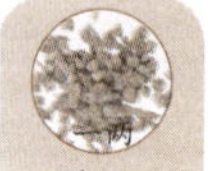

防风 + 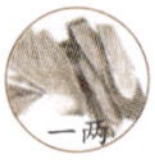

黄耆 + 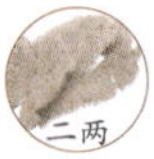

白术

本方可用于治疗自汗。

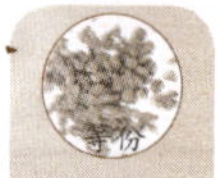

防风 + 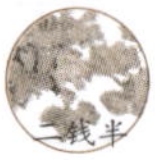

川芎 + 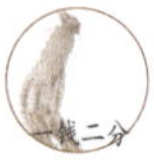

人参

本方主要用于治疗盗汗。

贝母

拉丁学名：fritillary

属百合科，清热化痰药。

贝母又叫勤母、苦菜、苦花，陶弘景说：此草外形像聚贝子，所以名贝母；李时珍说：苦菜、药实与黄药子同名。本品每年五月收获，挖出其贝心芽，再加工成元宝贝，小个者则不挖贝心芽，加工成珠贝。贝母是一种众人皆知的止咳药物，目前常用的贝母有川贝母、浙贝母和土贝母，虽然这三种贝母名字相似，但作用却大有不同，故购买时须加以注意。

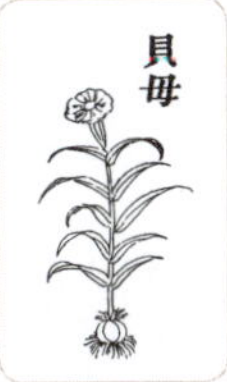

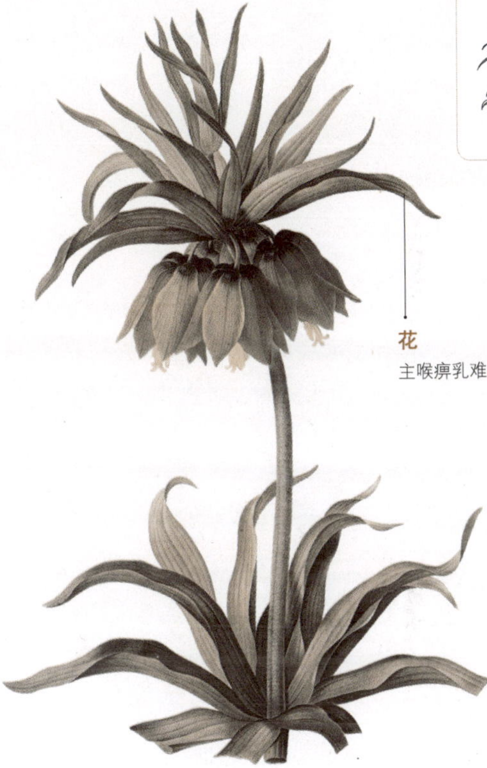

花

主喉痹乳难，破伤风。

产地

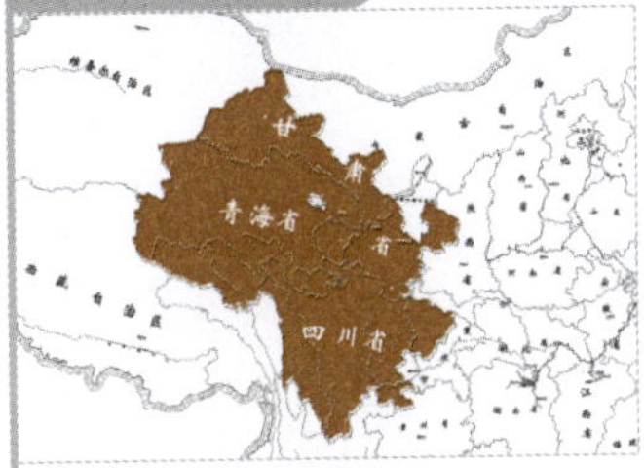

产期

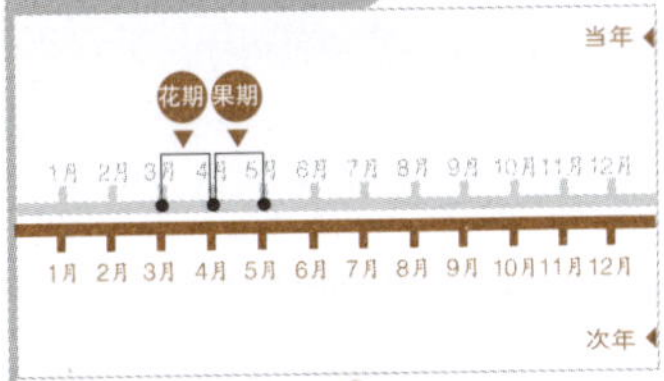

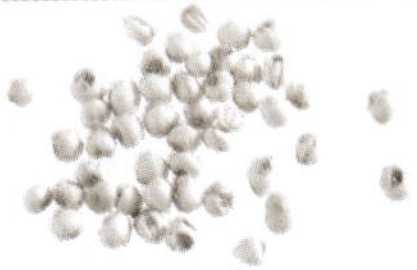

形态特征： 鳞茎圆锥形或心脏形。表面，较光滑。外层两枚鳞叶大小悬殊，大鳞叶紧裹小鳞叶，小鳞叶露出部分呈新月形，俗称“怀中抱月”。

功效： 清热润肺，化痰止咳。

川贝酿水梨

【药材】川贝母2钱、白木耳半钱。

【食材】新鲜水梨1个。

【制作】

①将白木耳泡软，去蒂，切成细块。

②水梨从蒂柄上端平切，挖除中间的籽核。

③将川贝母、白木耳置入梨心，并加满清水，置于碗盅里移入电饭锅内，外锅加1杯水，蒸熟即可吃梨肉、饮汁。

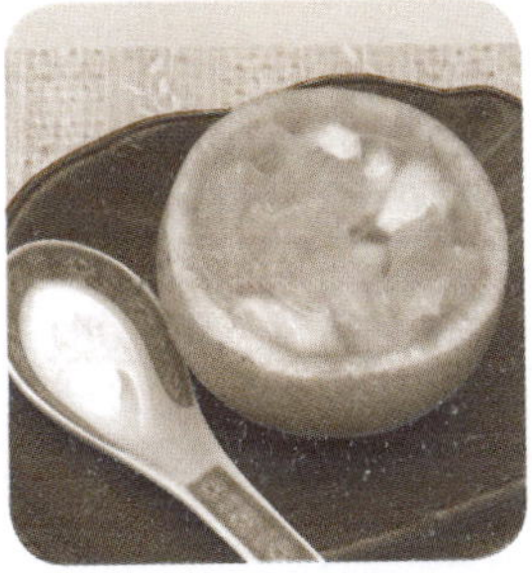

润肺止咳 清热化痰

川贝小验方

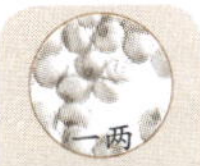

贝母 +

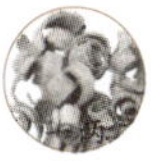

厚朴

本方具有化痰止咳、消痰除胀的功效，主治咳嗽痰多。

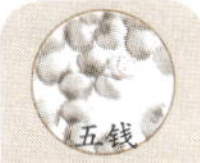

贝母 +

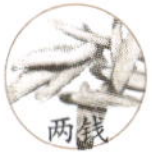

甘草

本方能止咳化痰，清热败火。

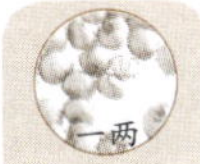

贝母 +

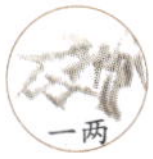

知母

本方主要用于治疗咳嗽痰多。

防风汤

妇女产后，构成骨盆的关节及身体的所有部分处于松散状态。由于身体变化及分娩引起的体力损失、出血等症状，产妇需要一个半月左右才能使身体恢复原状，这段时间被称为产褥期。如果这期间调理不当，平生都要承受产后风的折磨。凡是产后患各种风症，用的药物忌药性毒，只适宜单独进食一两味，不能大发汗，尤其忌用泻药、吐痢的药，否则病人必死无疑。

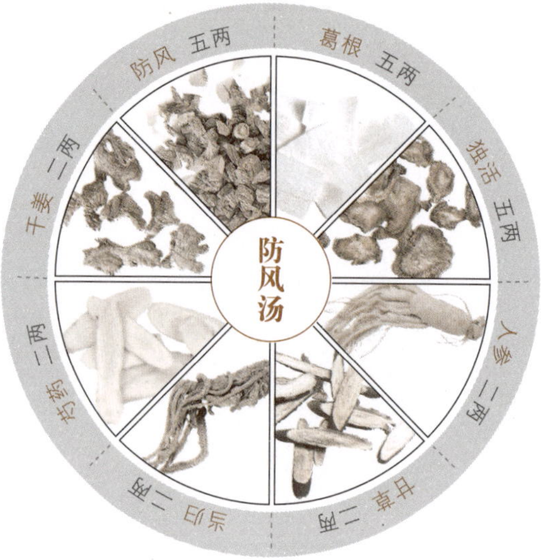

本方主治妇女产后外感风邪，皮肉及骨骼疼痛难忍，呼吸急促，气短，呼吸困难等症。服药后能使患者周身有力，气机顺畅。

【方剂组成】

防风、葛根、独活各五两，人参、甘草、当归、芍药、干姜各二两。

【煎药方法】

将以上八味药研细，加水九升后，煮取药汁三升，去渣分三次服，一日三次。

防风

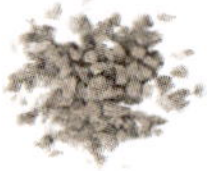

防风，古代传说中部落酋长的名字；也是一种药草名，它是伞形科多年生草本植物防风的根。又叫茴芸、茴草、百枝等。李时珍说：防，御的意思。它的作用以治风为要，所以叫防风。其功效为：解表祛风，胜湿，止痉。

植株图例

防风

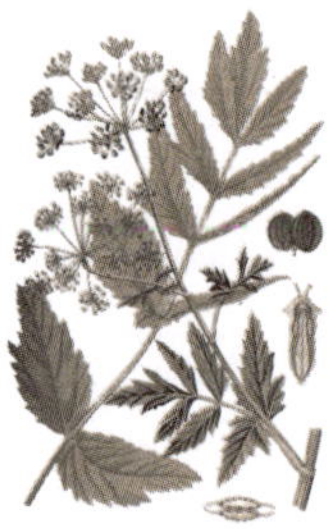

解表祛风，胜湿止痉。

葛根

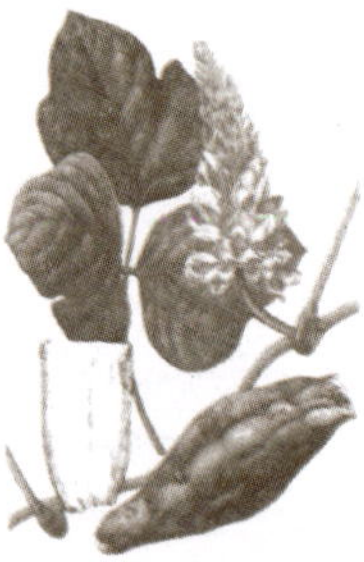

解表发汗，疗疮止痛。

独活

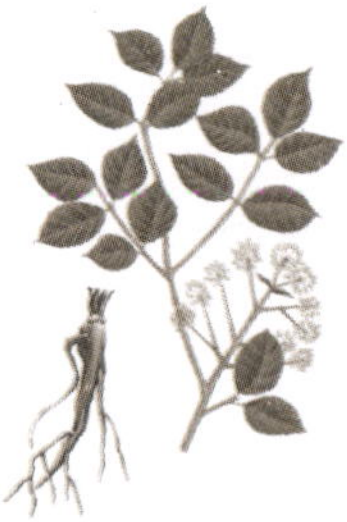

疏风解毒，活血化淤。

人参

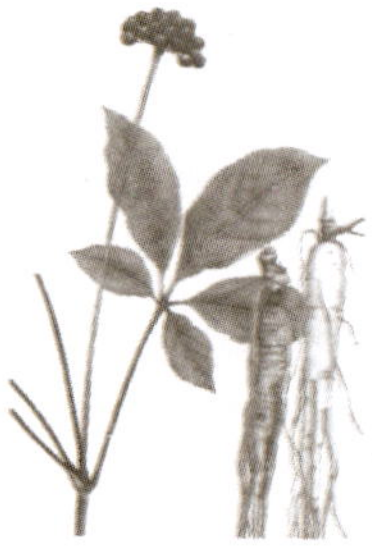

大补元气，宁心安神。

甘草

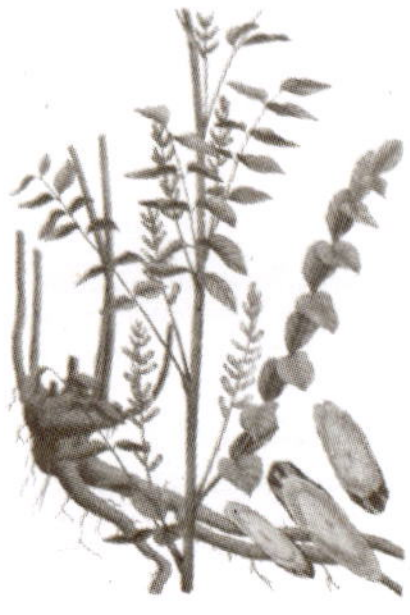

清热解毒，益气补中。

当归

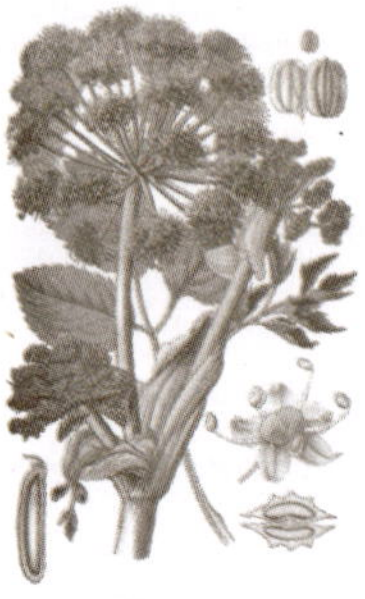

泻肺降气，化痰止咳。

芍药

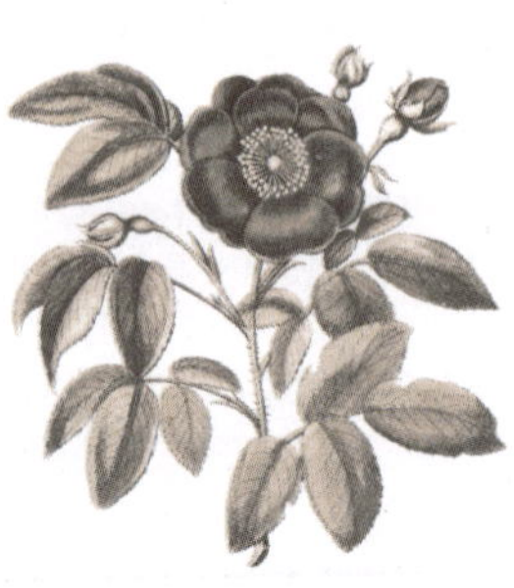

通利血脉，破坚攻击。

干姜

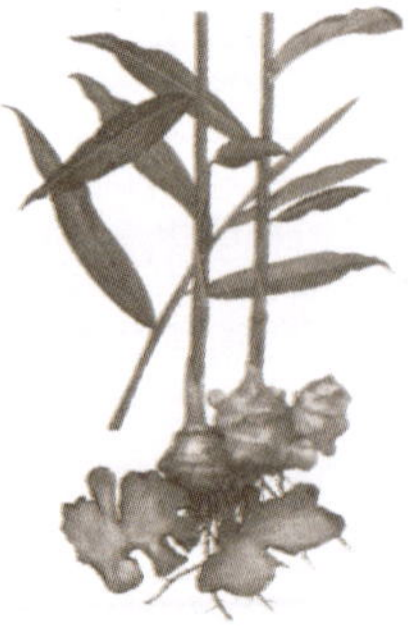

温中散寒，回阳通脉。

麻黄汤

小儿咳嗽是最令父母头疼的事情，咳嗽这一病症，说大不大，说小也不小。如果不加以重视，可能会衍生出其他脏器疾患。小儿脏腑娇嫩，外感、内伤诸因均易伤肺而致咳嗽。外感寒、热、燥等表邪，侵入犯肺，肺气上逆，均是诱发咳嗽的因素，外感咳嗽有：寒咳、热咳、秋燥咳嗽；内伤咳嗽：如食积咳嗽、肺燥久咳、脾虚久嗽、肾虚久嗽等。

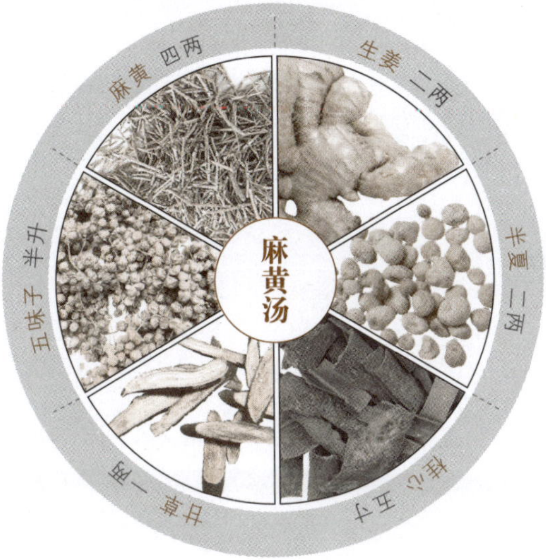

本方具有止咳化痰之功效，主要用于治疗恶风侵犯了小儿肺，喘气时肩部起伏，呼吸不安宁等不适感。

【方剂组成】

麻黄四两，生姜、半夏各二两，桂心五寸，甘草一两，五味子半升。

【煎药方法】

以上六味药切细，用水五升煮取两升药汁，百日内的孩子每次服一合，其余根据孩子的大小斟酌用量，就会痊愈。

麻黄

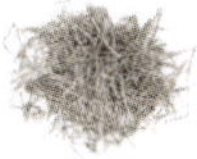

麻黄为汉药或称中药中的发散风寒药，古时别名龙沙、卑相。包括有三种麻黄属的植物：草麻黄、木贼麻黄与中麻黄。生品发汗解表和利水消肿力强，多用于风寒表实证，胸闷喘咳，风水浮肿，风湿痹痛，阴疽，痰咳。蜜麻黄性温偏润，辛散发汗作用缓和，增强了润肺止咳之功，以宣肺平喘止咳力胜。

植株图例

麻黄

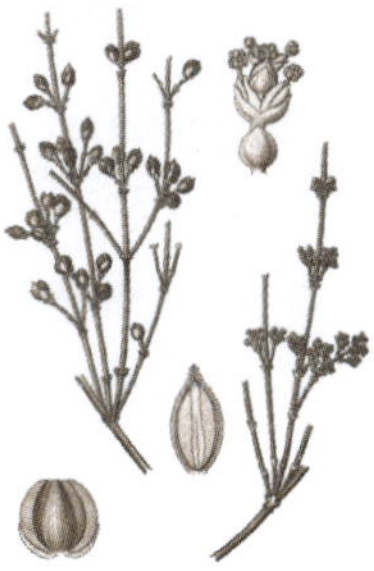

温中止痛，破积散结。

生姜

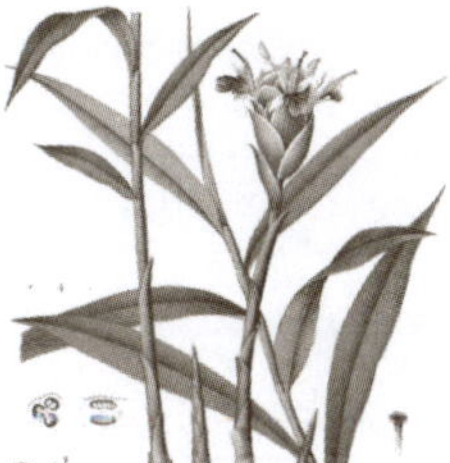

温中治嗽，除风止痛。

半夏

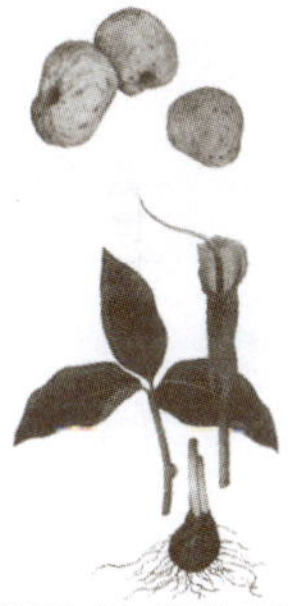

燥湿化痰，降逆止呕。

桂心

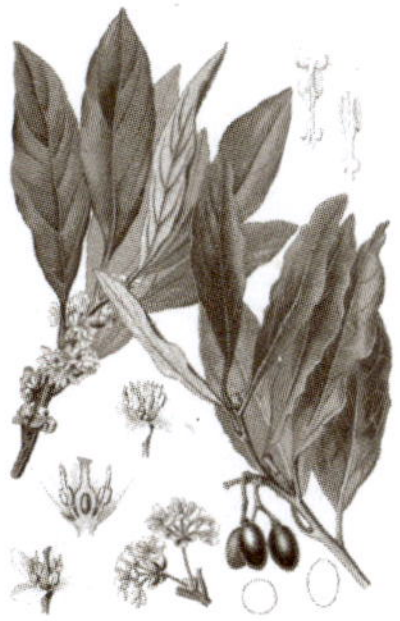

祛风止痛，破血逐淤。

甘草

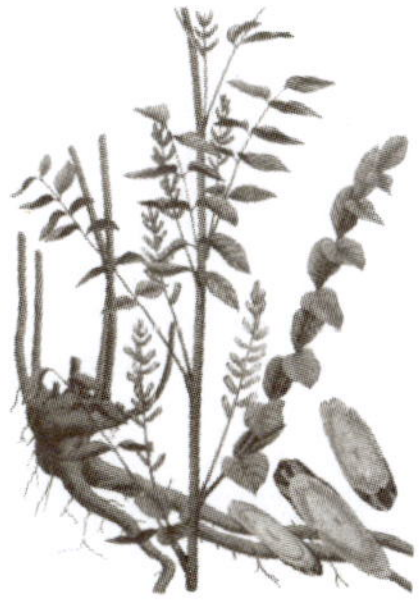

清热解毒，益气补中。

五味子

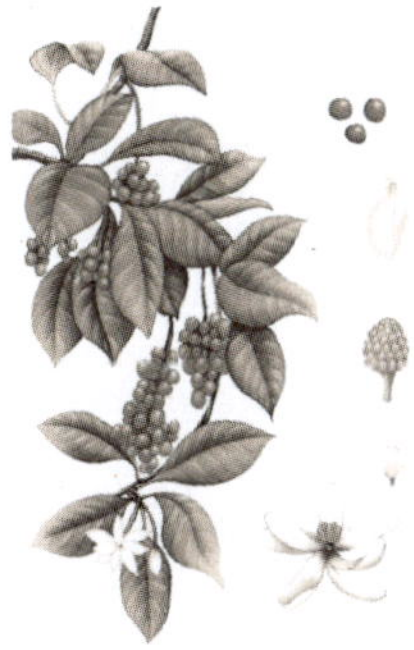

强筋健骨，生津止渴。

半夏汤

孙思邈认为：补肾气可以治疗肺劳病，肾气旺就传到肺了。如果违背了秋季收藏的特点，肺气就不能很好地收敛，肺上就有有积热，从而导致气郁胀满。人只有顺应时气才能养生，违背时气自然就会疾病缠身，顺应时气就有规律，违背时气就会混乱。以下介绍一治疗肺病的名方。

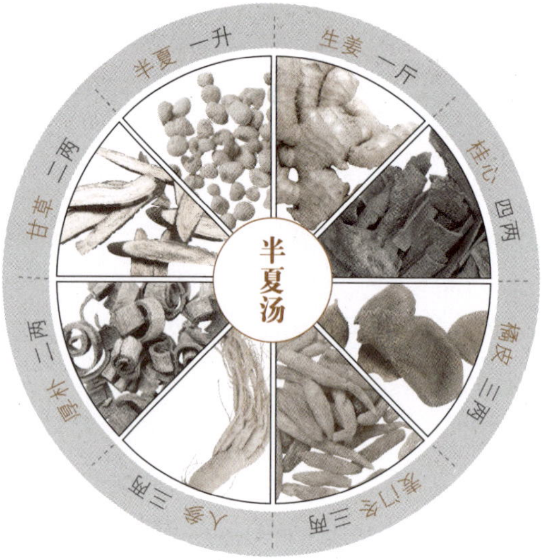

本方主治肺劳，虚寒，气逆、胸胁气满，呕逆，对饭后立即呕吐亦有疗效。服用后患者食欲增强，气机平稳，咳嗽症状缓解。

【方剂组成】

半夏一升，生姜一斤，桂心四两，橘皮、麦门冬、人参各三两，厚朴、甘草各二两。

【煎药方法】

将以上八味药切细，加水一斗煎取汤药四升，分成四次饮用。

半夏

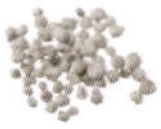

半夏具有止咳化痰的作用，同时能调节呕吐，不仅能止呕，对于中毒等症还有催吐的效果。该物种为中国植物图谱数据库收录的有毒植物，其毒性为全株有毒，块茎毒性最大，生食0.1—1.8g即可引起中毒。对口腔、喉头、消化道粘膜均可引起强烈刺激。现代药理实验证明，本品具有抗癌功效。

植株图例

半夏

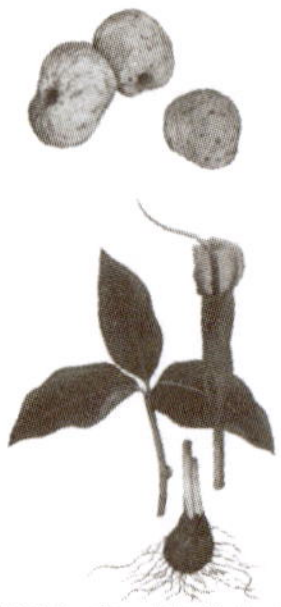

燥湿化痰，降逆止呕。

生姜

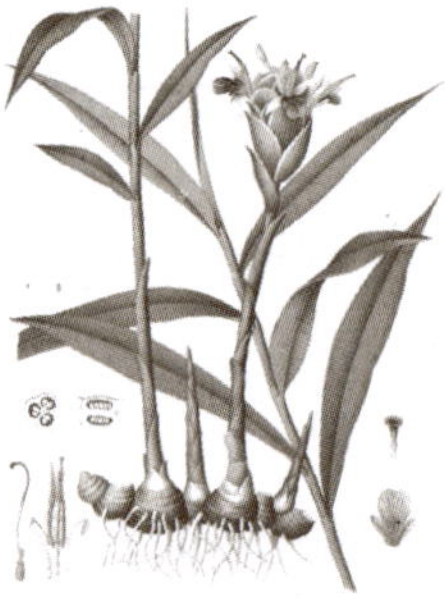

温中治嗽，除风止痛。

桂心

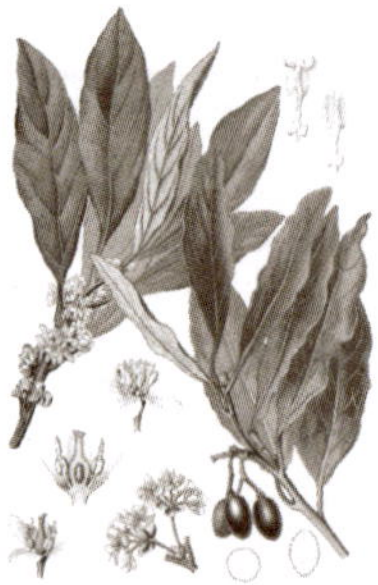

祛风止痛，破血逐淤。

橘皮

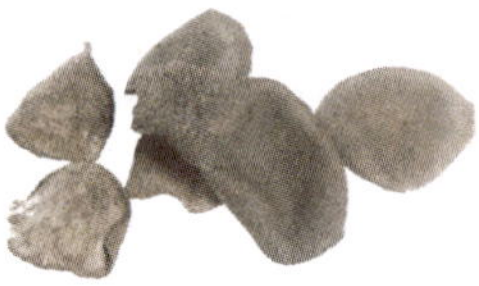

理气调中，燥湿化痰。

麦门冬

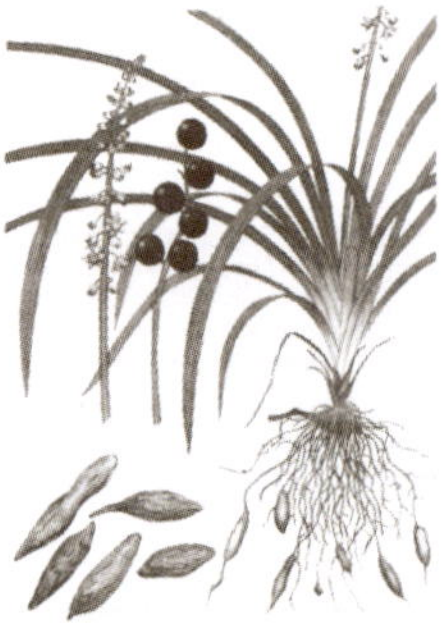

润肺下气，消痰止咳。

人参

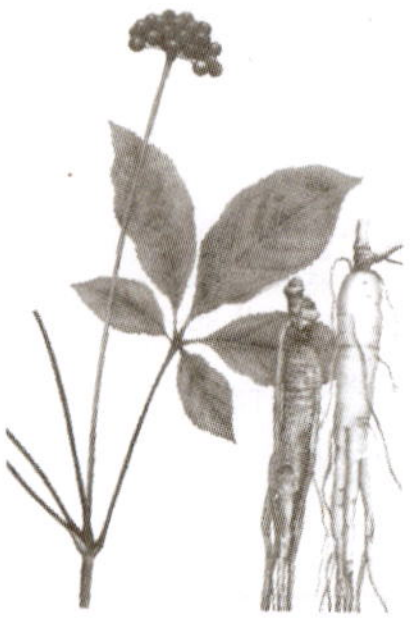

大补元气，宁心安神。

厚朴

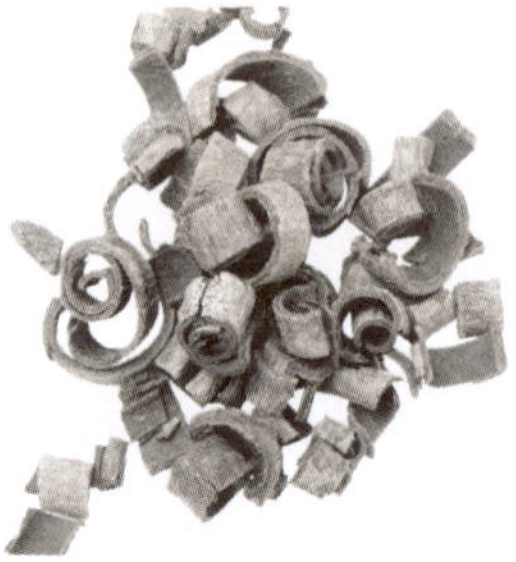

行气消积，降逆平喘。

甘草

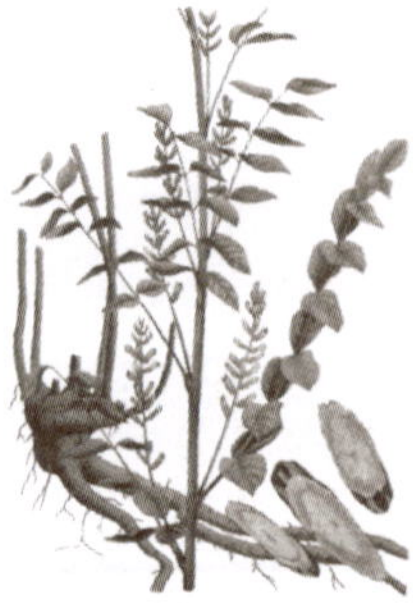

清热解毒，益气补中。

八味黄耆散

四季交替，节气的变化，致使人体内阴阳之气，互相搏击，此时可能会引发各种暴虐之气。虽然这种暴虐之气，每个月都会有。但是交替之际的暴虐对人损害最大，大风、大雾、大寒、大热，如果不及时回避，人忽然受到这种邪气，就会侵入人的四肢，而忽然损伤皮肤，流注入经脉，变成痈疽、疔毒、恶疮等诸多发肿之处。

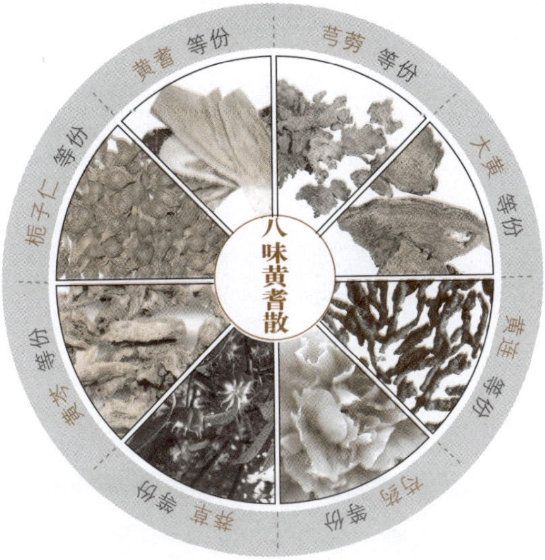

本方能清热凉血、清热解毒，将上述药物研磨成粉末，制成散剂，以鸡蛋清调和，黏稠适中，涂抹在疮疖表面，即可消炎、止痛。

【方剂组成】

黄耆、芎藭、大黄、黄连、芍药、莽草、黄芩、栀子仁各等份。

【煎药方法】

以上药制成散，选用鸡蛋清调和成泥，涂在疮上即可。

黄耆

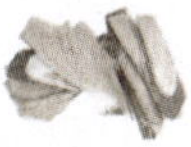

黄耆，也称黄耆，为植物和中药材的统称。本品是国家三级保护植物。中药材黄耆为豆科草本植物蒙古黄耆、膜荚黄耆的根。黄耆入药迄今已有2000多年的历史，现代医学研究表明，其中含有多糖、多种氨基酸、叶酸及硒、锌、铜等多种微量元素。有增强机体免疫功能、保肝、利尿、抗衰老、抗应激、降压和较广泛的抗菌作用。

植株图例

黄芪

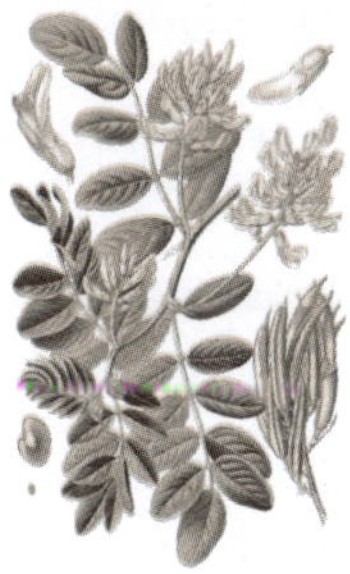

补气升阳，益卫固表。

芎藭

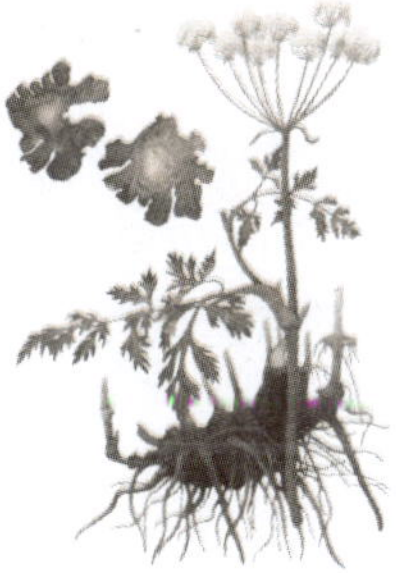

泻肺降气，化痰止咳。

大黄

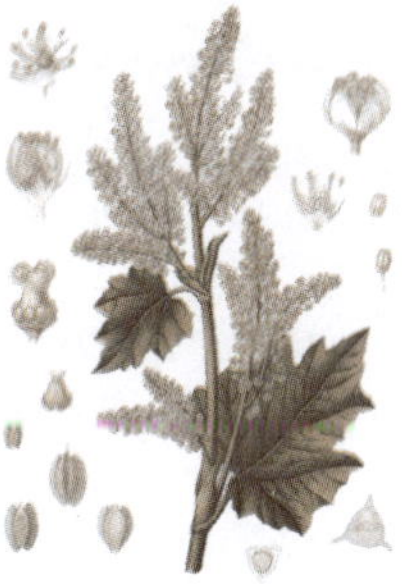

清热逐湿，解毒化淤。

黄连

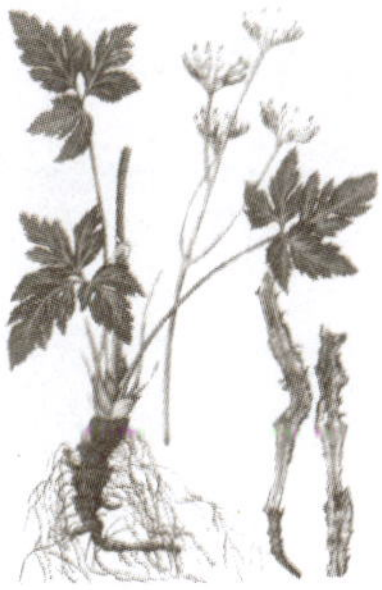

清热燥湿，解毒泻火。

芍药

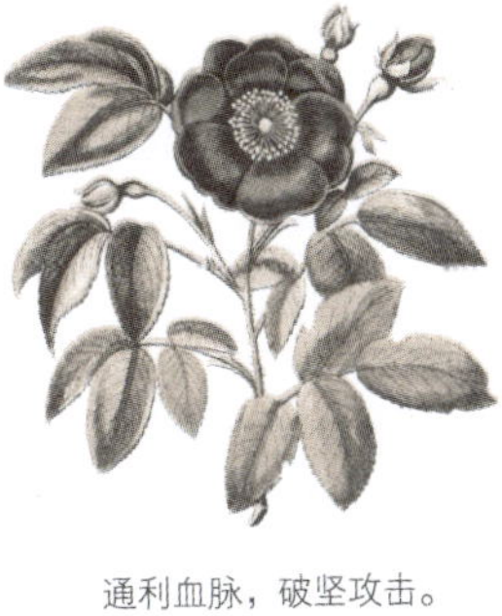

通利血脉，破坚攻击。

莽草

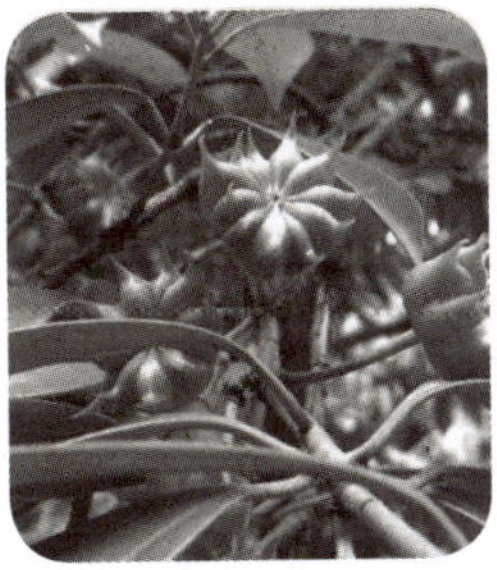

祛风止痛，消肿散结。

黄芩

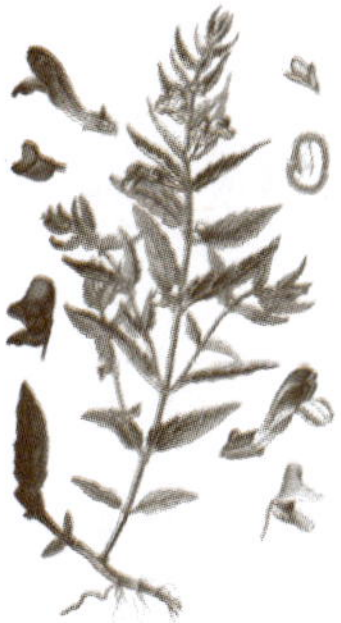

清热燥湿，泻火解毒。

栀子仁

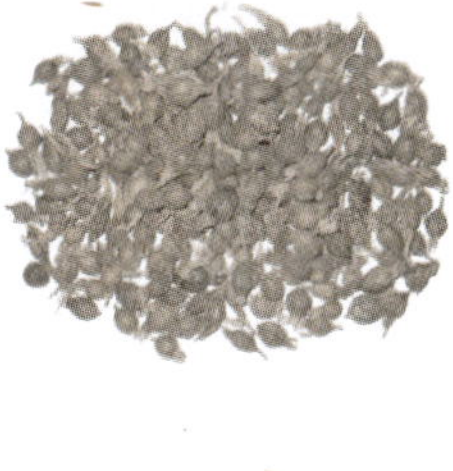

止血消肿，安神镇静。

卷一 · 古书新读，换个角度看《千金要方》

【白薇丸】

主治使妇女有孩子的处方：

以下三十二味药研为末，用蜜调和成如梧桐子大的丸，每天两次，每次用酒送服下十五丸，渐渐加到三十丸，至泻下恶物，稍微感到有异样则停服。

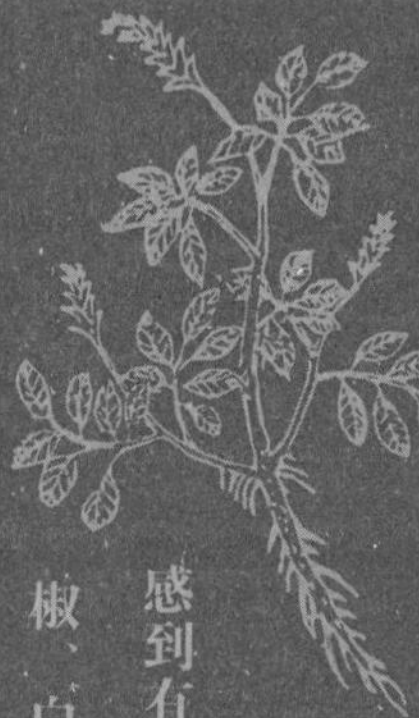

白薇、防风、人参、细辛、秦椒、白蔹（一说白芷）、牛膝、秦艽、桂心、沙参、芍药、五味子、白僵蚕、牡丹、蛴螬各一两，柏子仁、干姜、干漆、卷柏、附子、芎䓖各二十铢，紫石英、桃仁各一两半，干地黄、钟乳、白石英各二两，鼠妇半两，水蛭、虻虫各十五枚，吴茱萸十八铢，麻布叩巾复头一尺，烧。

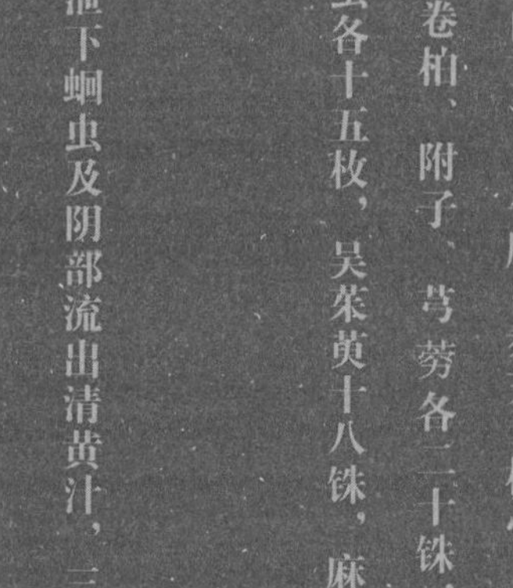

【大黄丸】

主治各种带下病导致的无子，服药十天后就会使人下血，二十天就会泄下蛔虫及阴部流出清黄汁，三十天就会除去疾病，五十天就使人长得肥白。

《千金要方》作为中国最早的临床医学书籍，集唐代以前的诊治经验之大成，对后世医家影响极大。原书中不仅有孙思邈本人毕生行医经验的总结，同时还整合了民间的其他一些验方。现在让我们从现代人的角度来重新阅读这本权威著作。

本章目录

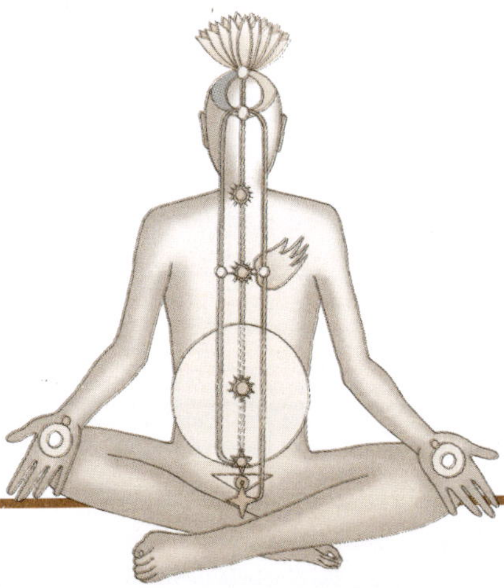

百岁老人孙思邈

孙思邈出生于西魏时代，民间对于他的年龄有着很多种不同的传言，101岁、120岁、131岁甚至还有168岁的传闻。虽然对于他的年龄目前仍没有定数，但是各学派学者研究后普遍认为，孙思邈的年龄不会小于一百岁。

作为唐代的著名道士、医药学家，孙思邈从小就有着与众不同的经历，他年幼之时身体健康状况欠佳，但其敏而好学，七岁的时候就能“日诵千言”，背诵上千字的文章，到了二十岁，就能对老子和庄子的学说侃侃而谈，并精通佛教各经典著作，因此被乡邻长辈们称为“圣童”。

这位从小就被大家视作不平常人物的孙思邈，成年后并没有循规蹈矩的读书、考学、走仕途。隋文帝让他做国子博士，他以生病为由而推辞掉了，自己过着简单质朴的生活。唐太宗继位之后，邀请孙思邈进宫，见到五十多岁的他，容颜及形态竟如同少年一般，十分感叹，并想要授予他爵位，但仍被孙思邈拒绝了。高宗继位后，又邀他做谏议大夫，也没有得到孙思邈的应允。

很多人对孙思邈屡屡拒绝各代帝王封爵而心存疑问，其实只是孙思邈认为走仕途、做高官太过世故，自己过着深居浅出的行医生活很是惬意，不仅能救人性命于危难之中，还可以自在的生活。

据传孙思邈擅长阴阳、推步，妙解数术。他常年隐于山林，亲自采制药物，为人治病。他搜集民间验方、秘方，总结临床经验及前代医学理论，为医学和药物学作出了重要贡献。其中这本《千金要方》是我国最早的医学百科全书，此书可谓吸收百家之长，保留了民间最常见、最具代表性的医道精华。而其中的很多诊疗经验，在当今仍起着指导作用，有极高的学术价值，确实是价值千金的中医瑰宝。

名医孙思邈

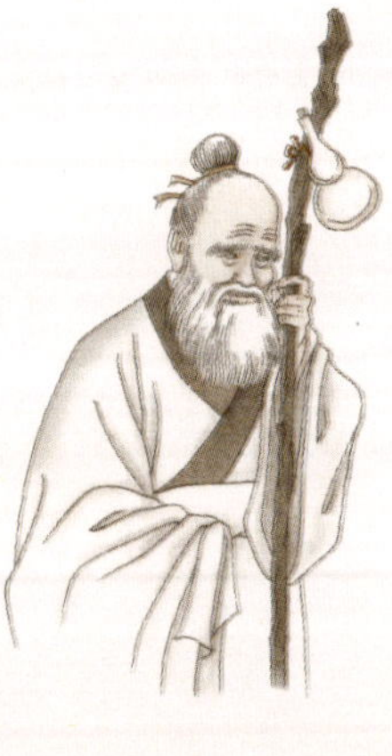

孙思邈（581年—682年），汉族，唐朝京兆华原人，即现今陕西耀县，他不仅是著名的医师，也是道士。孙思邈是中国乃至世界著名的医学家和药物学家，被誉为药王。其一生著作80余部，除了《千金要方》、《千金翼方》外，还有《老子注》、《庄子注》、《枕中素书》1卷、《会三教论》1卷、《福禄论》3卷等。

中国最早的临床医学巨著

《千金要方》作为中国最早的临床医学书籍，集唐代以前的诊治经验之大成，对后世医家影响极大。孙思邈认为生命的价值贵于千金，而一个处方能救人于危殆，价值更要与此相当，因而用《千金要方》作为书名，简称《千金方》。

《千金要方》中他汲取《黄帝内经》关于脏腑的学说，在书中第一次完整地提出了以脏腑寒、热、虚、实为中心的杂病分类辨治法；在整理和研究张仲景《伤寒论》后，将伤寒归为十二论，提出伤寒禁忌十五条，颇为后世伤寒学家所重视。并且在撰写过程中，他还搜集了东汉至唐代以前许多医论、医方以及用药、针灸等经验，兼及服饵、食疗、导引、按摩等养生方法。

据传孙思邈于百岁之后开始撰写此书，这本书共计三十卷，首卷为医学总论及草药常识、制药等；卷二～四为妇科病诊疗法；卷五是儿科病；卷六为七窍病；卷七～十介绍了治疗脚气、诸风、伤寒的药方及民间验方；卷十一～二十则是按照人体脏腑顺序排列，对相应脏腑的内科杂病进行介绍；卷二十一介绍消渴、淋闭等症；卷二十二疗肿痈疽；卷二十三痔漏；卷二十四为解毒并杂治；卷二十五备急诸术，即某些急病的抢救方法，如毒蛇咬伤、殴打伤、火疮伤等；卷二十六～二十七食治及养性；卷二十八平脉；卷二十九～三十为传统中医治疗术——针灸孔穴。原著总计二百三十三门，其分类已接近现代临床医学的分类方法，而合方论也有5300首之多。

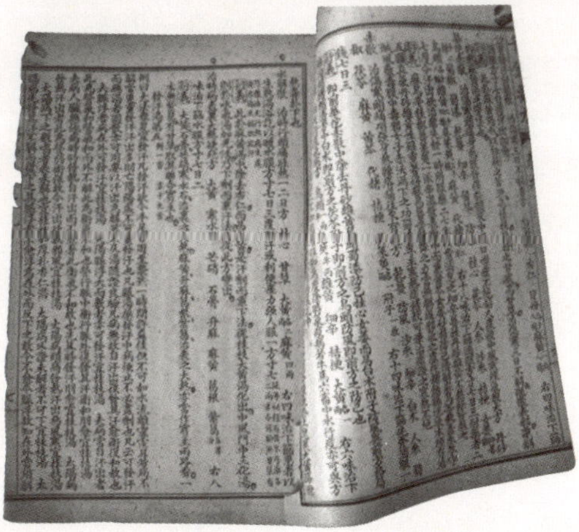

书中所载的这五千余首医论和医方，系统地总结了《内经》以后的医学成就，其中不仅有孙思邈本人的疗病心得，从医经验等，他还采撷众家之所长，将各种卓越的医疗方法统统囊如其中，是一部极具科学价值的医学著作。

中药方剂的发展历程

方剂中的“方”指医方，“剂”，古作齐，指调剂。顾名思义，方剂就是治病的药方。我国古代很早已使用单味药物治疗疾病。在漫长的医疗实践过程中，大家才逐渐地将几种药物搭配起来使用，即是最早的方剂。

方剂一般由君药、臣药、佐药、使药四部分组成。时至今日，现代科学技术为方剂的临床应用、实验研究和剂型研制等方面，均提供了有利条件。在临床应用方面，根据现代人的体质特点，还将中药制剂广泛用于现代常见病中。

查阅我国现存最早的一部方书：《五十二病方》，书中载有最简单的医方283首。战国时期的《内经》，虽然只有13首方剂，但对中医方剂的组成结构、药物的配伍规律以及服药宜忌等都有了初步的概念。先秦时期的《黄帝内经》是最早阐述方剂组成原则及分类的经典医书。战国时期的《神农本草经》是现存最早的药物学专著，已有关于如何选择剂型的理论。东汉张仲景的《伤寒杂病论》被后世尊为“方书之祖”，载方113首，书中记载了十四种传统剂型，包括汤剂、滴耳剂、灌鼻剂、吹鼻剂、灌肠剂、软膏剂、丸剂、散剂、洗剂、栓剂、酒剂、醋剂、浴剂、熏剂。

从魏晋南北朝到隋唐时期，出现了大量的方书，但是很多都无从考证。到了唐代，孙思邈所著《千金要方》，载方5300首，荟萃汉代至唐代名家医方，是研究唐以前方剂学的宝贵资料。

宋元时期古方盛行，但金元时期各个医家提倡不泥古方，主张临证拟方，出现了与经方对峙的时期。宋代出现了由政府组织医者编写的《太平圣惠方》，一共载方16834首，是第一部由朝廷颁发的药典。宋代的《圣济总录》是继《太平圣惠方》之后方剂文献的又一次总结，收方超过两万首。金代成无己著《伤寒明理药方论》，是第一部剖析方剂理论的专著。

明清时期也出现了很多方书。明代朱棣组织医家编著的《普济方》，是我国历史载方最多的一部方书，载方61739首。清代出现的，最有影响力的方书就是汪昂的《汤头歌诀》，它按方剂功效分类，实用性强，便于阅读和记忆。西医传入中国后，中医界出现了中西汇通的新思潮，如张锡纯著《医学衷中参西录》。

新中国成立后，政府组织人员对古代方书和民间秘方、验方进行了搜集和整理，并将中医和西医相结合，在古方新用和创制新方方面都有较大发展。

中药方剂发展历程表

年代	作者	书名	意义
先秦	不详	《五十二病方》	我国现存的最早的方剂类著作。
战国时期	不详	《内经》	对中医方剂的组成结构、药物的配伍规律以及服药宜忌等方面都有了初步的概念。
先秦	不详	《黄帝内经》	我国最早阐述方剂分类及组成原则的著作。
战国时期	不详	《神农本草经》	已有关于如何选择剂型理论的记载。
东汉	张仲景	《伤寒杂病论》	被誉为“方书之祖”。
晋朝	葛洪	《肘后方》	搜集价廉、易得、有效的民间单方、验方。
唐朝	孙思邈	《千金要方》和《千金翼方》	汇粹汉代至唐代名家医方，是研究唐以前方剂学的宝贵资料。
宋朝	不详	《太平圣惠方》	是一部临床实用的方书，收方16834首。
宋朝	不详	《圣济总录》	继《太平圣惠方》之后方剂文献的又一次总结，收方超过两万首。
金朝	成无己	《伤寒明理药方论》	第一部剖析方剂理论的专著。
明朝	朱棣	《普济方》	我国历史载方最多的一部方书，载方61739首。
清朝	汪昂	《汤头歌诀》	按方剂功效分类，实用性强，便于记诵方剂。
清代	张锡纯	《医学衷中参西录》	汇通中西医方剂的代表。

“君、臣、佐、使”——方剂配伍原则

药方组方原则最早源于《内经》。《素问·至真要大论》说：“主病之谓君，佐君之谓臣，应臣之谓使。”元代李杲在《脾胃论》中再次申明：“君药分量最多，臣药次之，使药又次之。不可令臣过于君，君臣有序，相与宣摄，则可以御邪除病矣。”药中有君、臣、佐、使，彼此相互配合、制约。一般的配置是君药一味、臣药两味、佐药三味、使药五味，也可以君药一味、臣药三味、佐使药九味。

药材有上、中、下三品共计三百六十五种，法三百六十五度，一度应一日，以成一年。把此数翻倍，合七百三十种。上药一百二十种为君，主养命以顺应上天，无毒，长期服用不伤人。想要轻身益气、延年益寿者以上经为本。中药一百二十种为臣，主养性以顺应人事，有的无毒，有的有毒，须斟酌服用。想要遏病、滋补，虚弱者以中经为本。下药一百二十五种，为佐、使，主治病以顺应土地，大多有毒，不能长期服用。想要除寒热邪气、破积聚疗疾病者以下经为本。

药有阴阳相配、母子兄弟，根、茎、花、实、苗、皮、骨、肉。不同药物之间，药性不同，有单行的、相须的、相使的、相畏的、相恶的、相反的、相杀的。医生对这七种情形，要从药性方面来观察。要用药性相须、相使的，不要用药性相恶、相反的。如果药物有毒但能相互制约，可以用相畏、相杀的；否则不能合用。

药物有酸、咸、甘、苦、辛五味，还有寒、热、温、凉四气以及有毒无毒。药物阴干、曝干，采收、炮制的时间，生熟，出于何种土壤，药物的真、伪、陈、新，都各有方法。药性有适宜制丸的，有适宜制散的，有适宜水煎煮的，有适宜用酒浸泡的。凡此种种，都要顺从药性，不能违反逾越。

李时珍说药有七情：独行的，指的是单方，不需辅药；相须的，指药物药性相同，配合使用，不可分离，如人参、甘草，黄檗、知母等；相使的，指主药的佐使；相恶的，指药物夺取彼此药效；相畏的，指药物彼此制约；相反的，指药物不相合；相杀的，指药物制约彼此的毒性。

药方组方原则

中药伍配“七情”

中药伍配中的“七情”其变化关系可以概括为三项：相须、相使同用的，是用药的帝道；相畏、相杀同用的，是用药的王道；相恶、相反同用的，是用药的霸道。

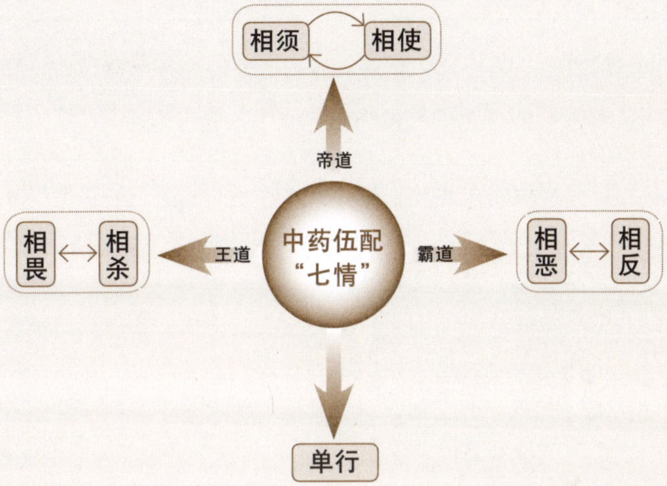

药味三品图

药中有上中下三品，分别对应君、臣、佐使，药物的功用各有所长，也各有所偏，通过合理的配伍，增强或改变其原有的功用，调其偏性，制其毒性，消除或减缓其对人体的不利因素，三品彼此相互配合、制约，以使药品发挥最大功效。

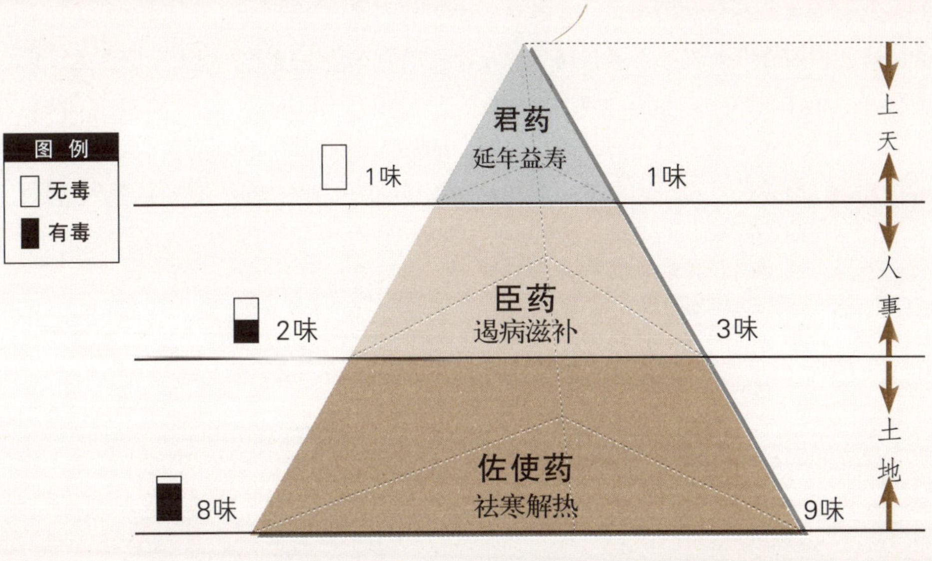

中药方剂的八种疗法

中药方剂在运用的时候，首先要考虑它的用途与用法，在不断地总结与改良过程中，古代医者发明了汗法、吐法、下法、和法、温法、清法、消法、补法，共计八种治疗方法。

一、汗法：也叫解表法，是通过药物使人体发汗，达到开泄腠理，将邪气排出体外的目的。本方法主要用于外感热病初期，对于麻疹、水肿、痹证亦有治疗作用，具有发汗解表、消痈散结、解肌透疹的作用。

二、吐法：是一种通过催吐药或其它能够引起呕吐的刺激，使积聚在身体内的痰饮宿食或者毒物排出体外的方法。这种疗法适用于各种紧急的病症，比如痰液阻塞喉咙，影响呼吸；食物中毒所致的脘腹胀痛、恶心头晕等。

三、下法：顾名思义，就是通过泻下通便的方法，使蓄积在体内的宿食、燥屎、淤血等有形实邪排出体外。下法主要是为里实证所设的，因病邪有积滞、水饮和淤血等不同，病性又有寒、热的差异，人体有强、弱之别，病势有急、缓之分，所以下法也有寒下、温下、润下、逐痰、逐水、逐淤以及攻补兼施的区别。

四、和法：是通过缓解和调和的作用，对脏腑功能进行调整的一种治疗方法。这种方法的最大特点就是作用缓和，应用范围较广，适应症也较为复杂。其代表方剂有：小柴胡汤、逍遥散、半夏泻心汤等。

五、温法：是通过温里、祛寒、回阳、通脉等方法，消除脏腑经络中寒邪的一种治疗方法。温法主要有温中散寒、回阳救逆和温经散寒三类。

六、清法：通过清泄气分、透营转气以及凉血散血、清火解毒等作用，以清除体内温热的火毒邪气。清法根据病症与患者体质的不同，可分为：清热泻火、清营凉血、清热解毒、清脏腑热、清热祛暑、清虚热等多种具体治疗方法。

七、补法：滋养补益人体的气血、阴阳，或增强脏腑功能，它主治因气、血、阴、阳不足或脏腑虚弱所致的虚证。

八、消法：通过消食导滞、消坚散结等作用，来清除体内气、血、痰、水、虫等久积而成的病症。消法的代表方剂有：二陈汤、五味消毒饮等。

方剂中八种疗法的代表药材

药材用法	典型中药	性味归经	攻效主治
汗法	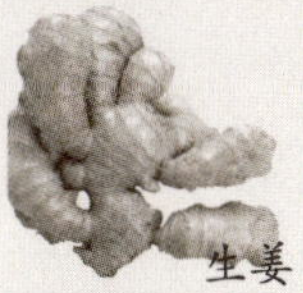 生姜	性温，味辛。 归脾、胃、肺经。	具有发汗解表、温中止呕、温肺止咳的功效，对于脾胃虚寒、食欲减退有疗效。
吐法	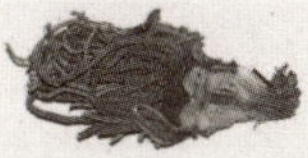 藜芦	性寒，味辛。 归肝、肺、胃经。	具有利尿通淋、清热解毒之功效，常用于治疗产后血虚发热，血淋，热淋之症。
下法	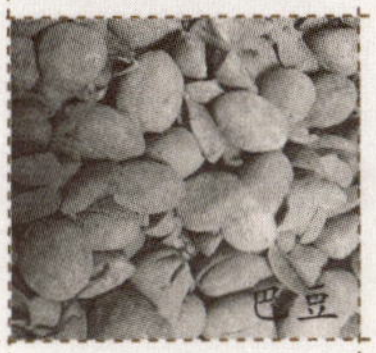 巴豆	性寒，味苦。 归脾、胃、大肠经。	具有攻坚消积、清热泻火、化淤解毒之功效，是最常用的泻下通便药物。
和法	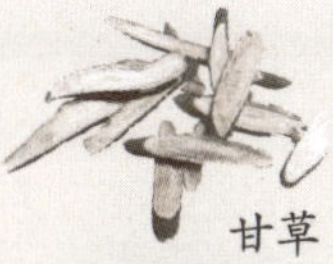 甘草	性平，味甘。 归十二经。	甘草具有调和药性以及缓和药性的作用，常用于和法中。现代医学认为，甘草能够解痉止痛、解毒化痰。
温法	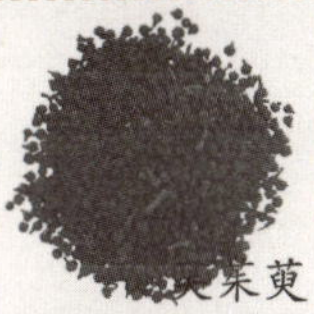 吴茱萸	性热，味辛、苦。 归肝、脾、胃经。	属于温里药，主要用于温法中，具有回阳救逆、趋寒通脉的作用，主治心冷腹痛、风寒湿痹等症。
清法	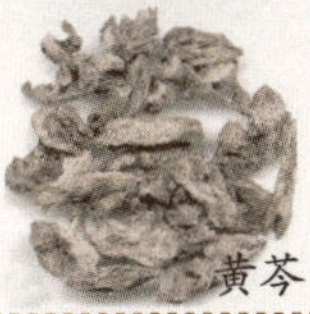 黄芩	苦，寒。 归肺、胆、脾、大肠、小肠经。	属于清热药，其性寒，味甘、苦，擅长清肺热，治消渴，现代医学研究发现，知母还有很好的降血糖作用。
补法	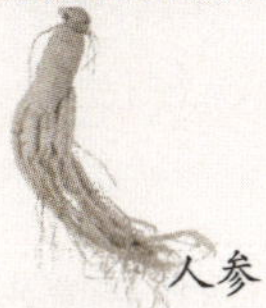 人参	性平、味甘、微苦，微温。 归脾、肺经。	也叫山参。性平，味甘，具有大补元气、生津止渴、健脾益肺之功效，是最具代表性的补益药材，为身体虚弱人群的首选中药。
消法	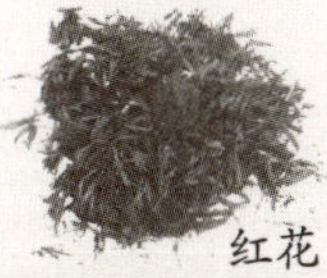 红花	性寒，味苦、辛。 归心、肝经。	本品有利尿消肿、活血调经的作用，主要用于治疗女性月经不调、痛经以及闭经之症。

方剂煎煮中的学问

煎药给药法已有2000多年的历史。汤剂是中医临床上应用最早、最广泛的剂型。煎药的目的，是把药物里的有效成分，经过物理、化学作用（如溶解、扩散、渗透等），转入到汤液里去。一般说来，在煎药时需要注意下面几个问题：

◉ 煎药器具

中药汤剂的质量与选用的煎药器具有密切的关系。现在仍是以沙锅为好，因为沙锅的材质稳定，不会与药物成分发生化学反应。此外，也可选用搪瓷锅、不锈钢锅和玻璃容器。

◉ 水

现在大都是用自来水、井水、泉水来熬药，只要水质洁净即可。自来水只要符合国家规定的饮用标准就可以了，如果考虑到残余氯的问题，将自来水在容器内放置数小时再用来煎药，即可明显减少氯的含量。

◉ 温度

温度是煎药时使中草药有效成分析出的重要因素。最好是在煎药前，先用冷水将中草药浸泡15分钟，用大火烧开，再用小火煎药，可使蛋白质慢慢析出，这样药性可不被破坏，水分也不会很快被煎干。

◉ 时间

因药性不同而长短不一，一般以30分钟左右为宜。但发汗药、挥发性药只要20分钟就够了。

◉ 次数

中草药汤剂，每剂一般需煎两次。头汁的加水量以盖过药面为宜；二汁的水量可适当减少一些。对一些较难煎出有效成分的药材则需煎三次。

◉ 服药方法有讲究

中药服用方法是否正确，直接影响着药物的治疗效果，因此服用中药应当注意以下几个方面的事项：一是要按照不同的剂型选择不同的服药时间；二是服药次数要遵循医嘱；三是服药冷热要讲究。

以上列举的只是一般情况下的注意事项，平时在看病拿药之后还应询问医生，按照医嘱煎药服用，不要因为煎药不慎或者服药时间不当而影响疗效。

中药的煎煮及服用

煎煮中药

平时在看病拿药之后还应询问医生，按照医嘱煎药服用，不要因为煎药不慎或者服药时间不当而影响疗效。

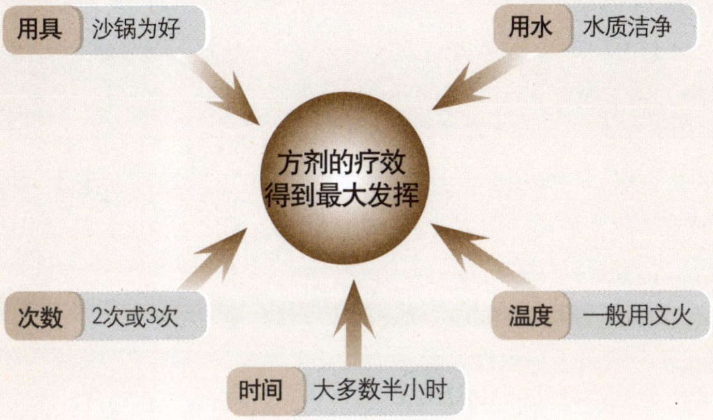

服药方法有讲究

- 服药方法
  - 服药时间
    - 一般药宜饭前服，对胃肠有刺激的药宜食后服。
    - 急性病不拘时服。
    - 滋补药宜空腹服。
    - 膏、丹、丸、散、酒宜每日定时服。
    - 安神药宜睡前服。
  - 服药次数
    - 汤剂一般1日1剂，每剂分2～3次服。
    - 膏、丹、丸、散、酒之类，每日服2～3次。
  - 服药冷热
    - 汤剂大多宜温服。
    - 解表剂宜乘热服。
    - 热症用凉药宜冷服，寒症用热药宜热服。
    - 真寒假热症，热药冷服；真热假寒症，寒药热服。
    - 服药注意：烈性或毒性药，宜从少量开始，逐渐加量。

草药气味有阴阳

阴阳的概念，源自于我国古代人民的自然观。古时候，人们观察到自然界中各种对立又相联的大自然现象，如天地、日月、昼夜、寒暑、男女、上下等，就以哲学的思维方式，归纳出“阴阳”的概念。早至春秋时代的《易经》以及老子的《道德经》都有提到“阴阳”。

如今阴阳理论已经渗透到中国传统文化的方方面面，如宗教，哲学，历法，中医，书法，建筑，占卜等。

《阴阳应象论》记载：阳气积聚在上为天，阴气积聚在下为地。阴性柔和而安静，阳性刚强而躁动，阳主蕴育，阴主成长；阳主肃杀，阴主收藏。阳化生清气，阴凝聚成形。饮食五味滋养了形体，形体又依赖于元气的充养。

五味之气生成阴精，阴精又靠气化生成。五味太过会损伤形体，元气太过则耗损阴精。阴精能化生人体的元气，饮食五味太过又耗伤人体的元气。阴性沉下，故味出于下窍；阳性升浮，故气出于上窍。清阳之气循行于肌肤腠理，浊阴之气向内归藏于五脏；清阳之气充实四肢肌肉，浊阴之气内走于六腑。味属阴，味厚者为纯阴，而味薄者为阴中之阳；气属阳，气厚者为纯阳，气薄者为阳中之阴。味厚者能泻下，味薄者则通利；气薄者能宣泄，气厚者则助阳。五味中，辛、甘味发散为阳，酸、苦涌泄为阴；咸味涌泄为阴，淡味渗泄为阳。六者或收或散，或缓或急，或润或燥，或软或坚，需根据各自功能而使用，从而调节机体平衡。

李杲说：味薄的能通利，像酸、苦、咸、平这些；味厚的能下泄，像咸、苦、酸、寒这些。气厚的能发热，像辛、甘、温、热这些；气薄的能渗泄，像甘、淡、平、凉这些。渗指微出汗，泄指通利小便。又说：药有温、凉、寒、热之气，辛、甘、淡、酸、苦、咸之味，还有升、降、沉、浮的区别，厚、薄、阴、阳之间的不同。

一种药物之内，气味兼有，理性具存。或气相同而味不同，或味相同而气有异。

气像天，温热的为天之阳，寒凉的为天之阴；天有阴、阳、风、寒、暑、湿、燥、火，三阴、三阳的规律与之对应。

味像地，辛、甘、淡的为地之阳，酸、苦、咸的为地之阴；地有阴、阳，金、木、水、火、土，生、长、化、收、藏与之呼应。

气味薄的，轻清上升而形成天象，因为它源于天而亲上。气味厚的，重浊下沉而形成地貌，因为它源于地而亲下。

中药气味有阴阳

气味阴阳生生不息

阴与阳是一个相对的概念，它的内涵极其丰富，无论是具体的还是抽象的，大的还是小的，都可以划分出阴与阳，药的五味也不例外：五味中，辛甘发散为阳，酸苦涌泄为阴，咸味涌泄为阴。

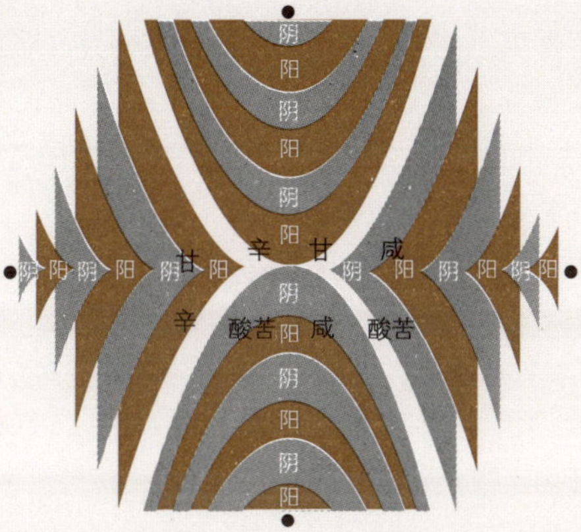

气味阴阳图

天为阳，阳主发散，天生四气，四气无形。地为阴，阴主聚集，地生六味，六味有形有阴阳。饮食五味滋养了形体，形体又依赖于元气的充养。五味之气生成阴精；阴精又靠气化生成。五味太过会损伤形体，元气太过则耗损阴精。阴精能化生人体的元气，饮食五味太过又耗伤人体的元气。

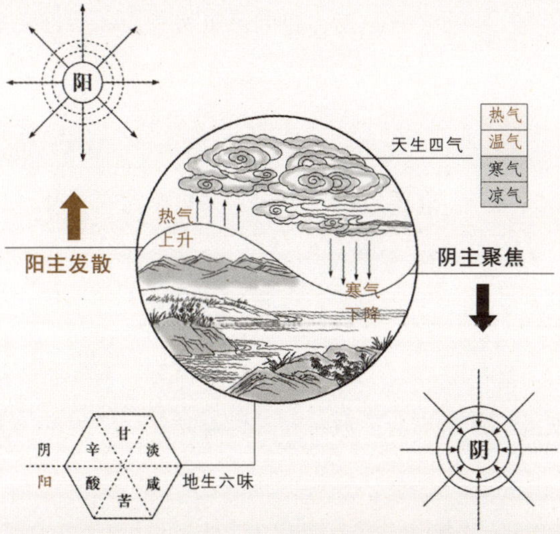

药材品质的简单鉴别

药材的真假、质量的好坏，会直接影响临床应用的效果和患者的生命安全，所以对于中药材的鉴别有着十分重要的意义。

一、眼观

看表面：不同种类的药材由于用药部位的不同，其外形特征会有所差异。如根类药材多为圆柱形或纺锤形，皮类药材则多为卷筒状。

看颜色：我们可以通过对药材外表颜色的观察，分辨出药材的品种、产地和质量的好坏。比如，黄连色要黄，丹参色要红，玄参色偏黑等。

看断面：很多药材的断面都具有明显的特征。比如黄耆的折断面纹理呈“菊花心”样，杜仲在折断时更有胶状的细丝相连等等。

二、手摸

手摸法：用手感受药材的软硬，例如：盐附子质软，而黑附子则质地坚硬。

手捏法：用手感受药材的干湿、黏附。例如：天仙子手捏有黏性。

手掂法：用手感受药材的轻重，疏松还是致密。如荆三棱坚实体重，而泡三棱则体轻。

三、鼻闻

直接鼻嗅法：将草药靠近鼻子闻它的气味。例如：薄荷的香、阿魏的臭等。

蒸汽鼻嗅法：将草药放入热水中浸泡，犀角有清香而不腥，水牛角略有腥气。

揉搓鼻嗅法：因有些草药的气味微弱，我们可以将它揉搓后再闻味。例如：鱼腥草的腥味，细辛的清香味等。

四、口尝

鉴别药材的意义不仅在于味道还包括“味感”，味分为辛、甘、酸、苦、咸五味，如山楂的酸、黄连的苦、甘草的甜等。

五、水试和火试

有些药材放在水中，或用火烧一下会产生特殊的现象。如熊胆的粉末放在水中，会先在水面上旋转，然后成黄线下沉而不会扩散。麝香燃烧时，会产生浓郁的香气，燃尽后留下白色的灰末。

中药的鉴别

姜黄的鉴别

根茎不规则卵圆形、圆柱形，常弯曲，长2～7厘米，直径1～3厘米，表面棕黄色，粗糙，有皱缩纹理和明显环节，并有须根，质坚实，断面棕黄色或金黄色。

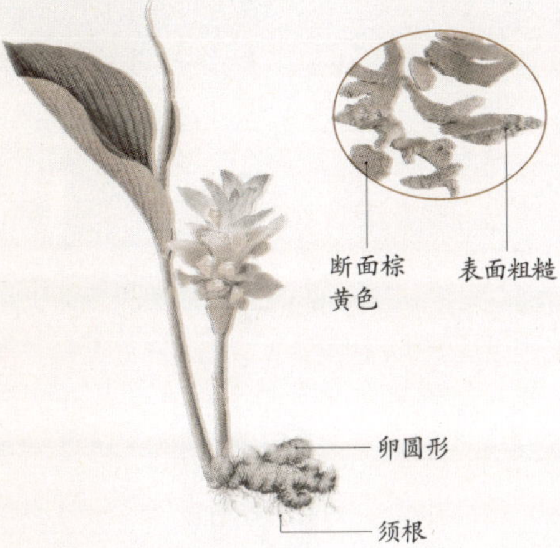

枸杞的鉴别

枸杞呈类纺锤形，略扁，表面鲜红色或暗红色。果皮柔韧、皱缩，果肉厚，柔润而有黏性，种子多于20粒，味甜微酸。

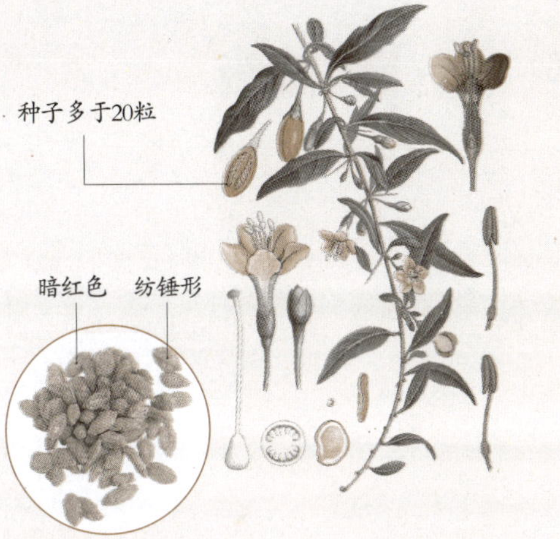

百合的鉴别

多年生球根草本植物。地下具茎阔卵形或披针形，白色或淡黄色，直径由6~8厘米的肉质鳞片抱合成球形，外有膜质层，多数须根生于球基部。

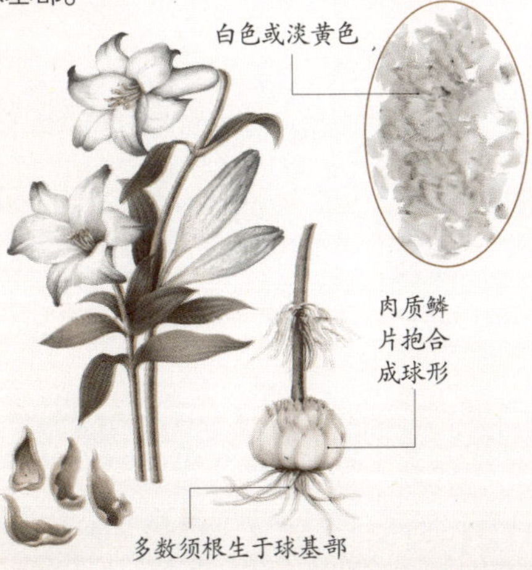

当归的鉴别

外皮细密，表面黄棕色至棕褐色，具纵皱纹及横长皮孔。根头具环纹，上端圆钝，上粗下细，多扭，有少数须根痕。

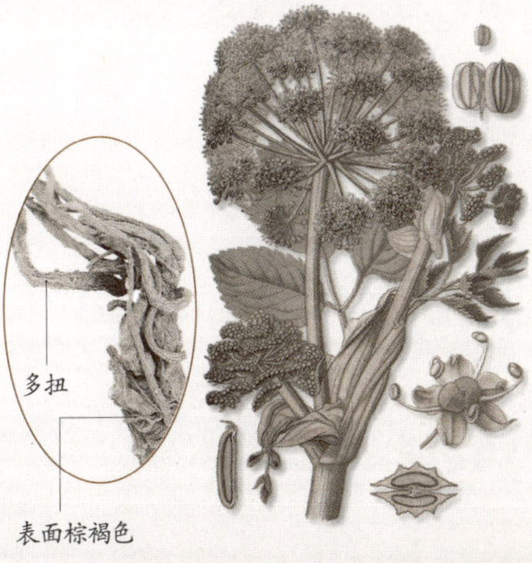

卷二 · 序例

【补胎汤方】

妊娠一月时受到了伤害，应预服此方：

干地黄、白术各三两，细辛一两，生姜四两，乌梅一升，大麦、吴茱萸各五合，防风二两。

以上八味药分别研细，用七升水，煮取两升半，饭前分成三次服。热多口渴的人，去除细辛、吴茱萸，加栝蒌根二两；体内寒多的人，细辛、茱萸加倍用；患者心绪不宁，去除大麦，加入柏子仁三合。一方有人参一两。

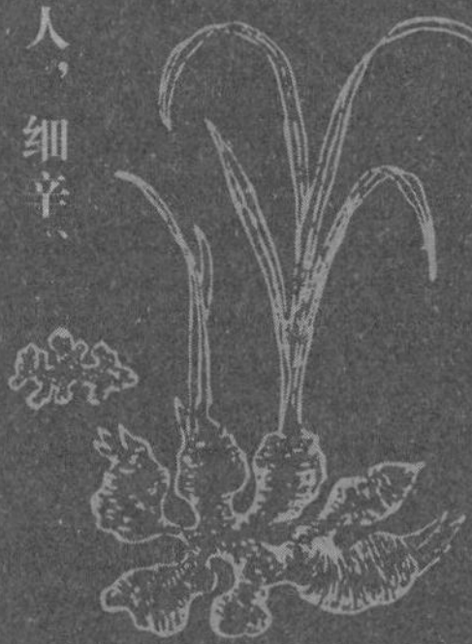

【黄连汤方】

如果怀孕两个月时受到伤害的，应当预服

黄连、人参各一两，生姜三两，吴茱萸五合，生地黄五两（一方用阿胶）。

以上五味药分别切细，加七升酢浆，煮取三升，分四次服，白天三次，夜间一次，十天一换。如果感到内心很不安，加乌梅一升。加乌梅的药，就直接用水不用浆。一方可用当归半两。

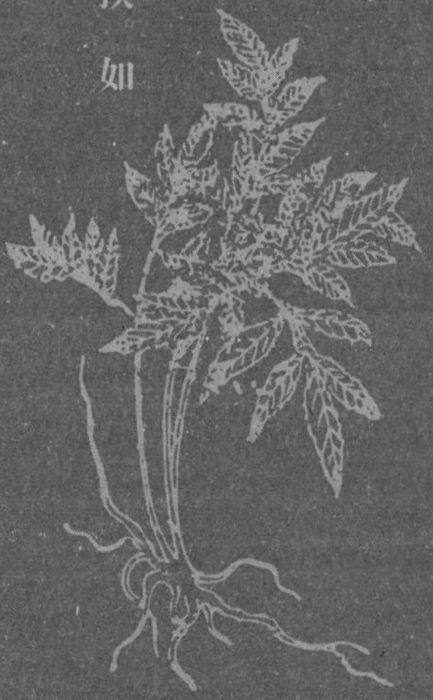

本章为原著中的第一卷，也是孙思邈对于医生医德，养生治病经验的概述。书中讲到了成为医者的必备条件，以及吃药、煎药、藏药的注意要点，对后世从医者影响极大。

本章目录

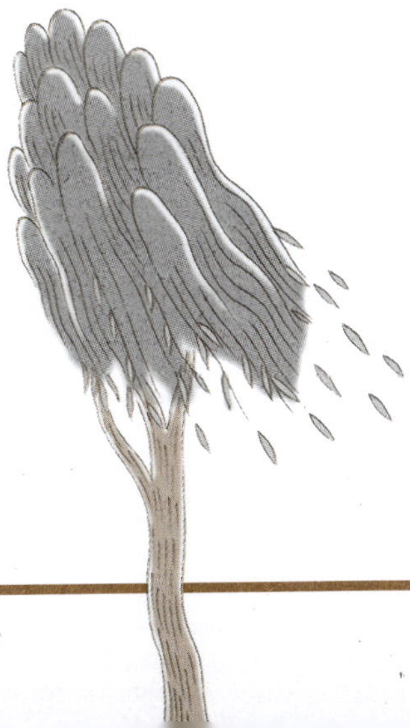

大医习业——合格医者的入门条件

如果要想成为一个医术高明品德高尚的医者，就必须熟悉《黄帝内经·素问》、《黄帝三部针灸甲乙经》、《明堂流注》、《黄帝针经》等医学巨著；十二经脉、五脏六腑、全身表里的穴位等人体生理特征；《神农本草经》等药物学专著；以及张仲景、王叔和、阮炳、范汪等历代著名医家；还需精通禄命学说、阴阳学说、诸家相法；以及灼龟五兆、《周易》、六壬占卜法等。这些是成为一个品德高尚医术精湛的医者所必须研读的。如果不认真的研读探究，必定不能在医学之道上走得很远。除此之外，还需精读《备急千金要方》，探究其中深奥的医理，精诚钻研，才有资格与他人谈论医学之道。

另外，还需博览群书。因为只有阅读《诗经》、《尚书》、《礼记》、《周易》、《春秋》这五部儒家经典，才能通晓仁义之道；通读秦汉诸子的百家学说，遇事时才能在心中默察辨识它；翻阅《史记》、《汉书》、《后汉书》这三部历史著作，才知道古今的史事；读过《内经》，才知道有慈悲喜舍之德行；读过《庄子》、《老子》，才能体会到天地自然运动变化的规律与真理，每当遇见任何事情时都会受到吉凶的拘束与顾忌；还有金木水火土五行的相生相克的规律；以及太阳、月亮与金星、木星、水星、火星、土星的天体运行规律，都需要医者潜心钻研。只有全面学习这些知识，才能帮助医者在医学之道上越走越远。

从医必须有严肃的态度

遇到一个好老师是一个人走向成功的助推器。从事医学必须态度严肃，认真将老师所教的知识学扎实，学精通。如果态度不严肃，还没将老师所教学精，就自以为掌握了医理的全部精髓，就去学习旁门杂术，将错误当做真理，将一说成二，胡乱治疗，在治疗时是很容易失败的。

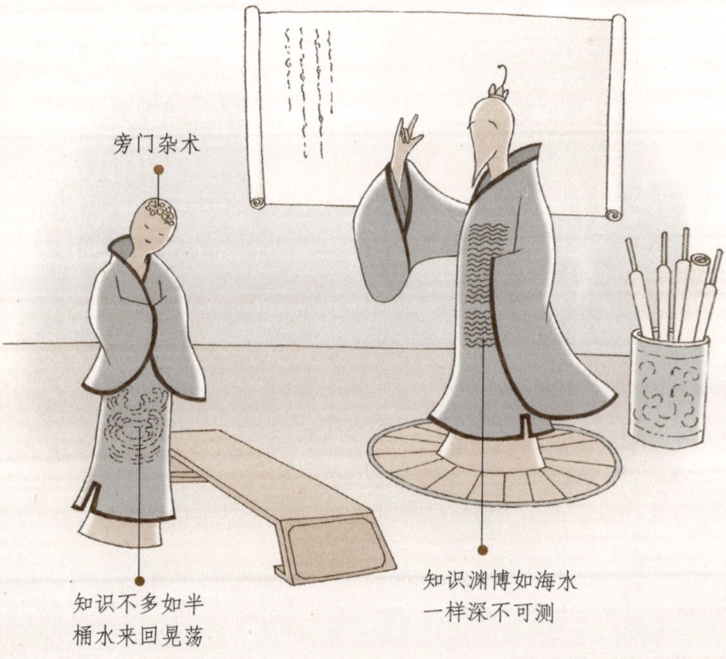
旁门杂术
知识不多如半桶水来回晃荡
知识渊博如海水一样深不可测

大医精诚——医德甚至要比医术更重要

德艺双馨的医生无欲无求，心怀恻隐之心，立誓愿意普救所有的病人。如果有病人来求救，不管富贵贫贱、老幼美丑，或与自己有无恩怨，或聪明与否，都不会思前想后，考虑吉凶祸福，而会像自己亲人一样同等对待，而且把病人的痛苦烦恼，都看作是自己的，全心全意地去救治他们。只有做到这样才可称为救命之医，反之则是害人之贼。

德艺双馨的医生，常要澄净心神、心胸宽广，如大海一样容纳万物。诊病时，须专注、详细地审察病人的形体状况，进而判定下处方或用针灸，一点差错也不能出。速效治病虽好，也须就事而论，须周密审察和深入思考，不能在病人的性命上掉以轻心，更不能以此博取名誉！另外，到了病人家之时，不左右顾盼满目的绮罗；不痴迷所喜好的音乐；不一味的只顾吃美食；不只盯着陈列的美酒。医生治病时，不能调笑，不能戏谑喧哗。因为病人时时刻刻在遭受痛苦，满屋子的人都因此而快乐不起来，若医生安然享乐、悠然自得，偶然治愈了一个病人，就摆出一副自以为然的样子，自我吹嘘。这是非常耻辱的事，高尚品德的医者绝不能这样做。

避免治疗中的过失

要避免疾病治疗中的过失，就要尽可能全面地了解病人的情况，除了切脉、察看病人的面色和听病人的声音之外，还要详细地了解病人的生活情况。此外，对于一些特殊的疾病，还要比类辨别，详细地分析。

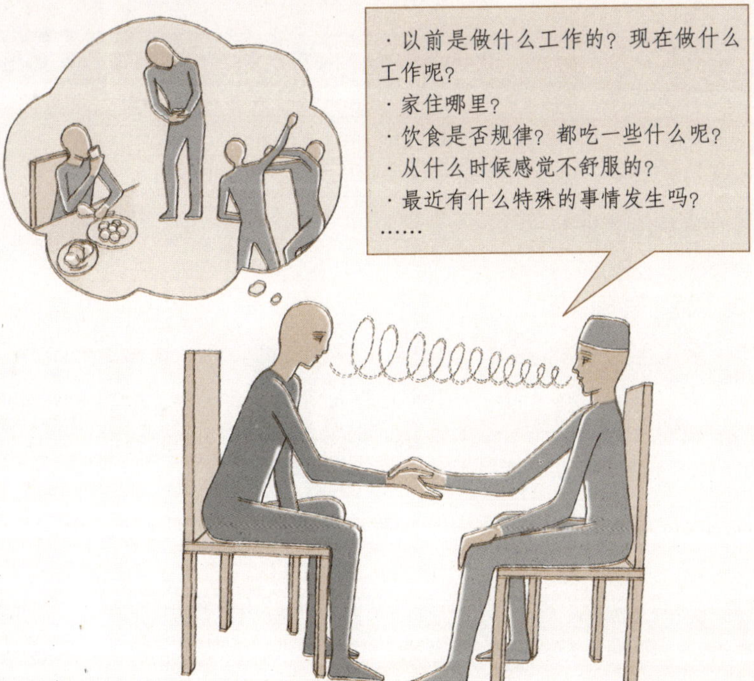

治病略例——最常见病症治疗原则综述

五行生万物，人的五脏又秉承五行的性情；经络与腧穴，是阴阳会通之处，阴阳二气的玄妙变化难以穷尽。现在的医生，却各自承袭家传技艺，因循守旧，想只凭一点浅陋的诊断来判别病人的死生。察病问疾时，只注重自己口才的灵活，与病人面对面一会儿，就开处方下药；捉脉经常不全，浅尝辄止而又不详加探究，以致既不能判定出潜伏的病症，也不能判断出病人离死期的长短；对于明堂、阙疑也如管中窥豹略知一二。这都是医家的大戒。

人是天地之内，阴阳之中最为高贵的。人刚刚生成时，真精最早生成，而脑髓生成；人的头是圆的，效法于天；足是方的，效法于地；六腑与六律相应；五脏与五星相应，而以心为中极。双眼与日月对应，大肠长一丈二尺，以与十二时辰相应；小肠长二丈四尺，以与二十四节气相应；全身有三百六十五条经络，以与一年相应；人有九窍，以与九州相应。自然规律有刑罚与奖励，人有爱与憎；自然规律有寒暑季节，人有虚证实证；月份有大小，人有高矮。自然界有阴与阳，人有男女；所以如果食用五谷不能适宜，冷热咸苦更相触犯，一起来攻击人身，久而成疾。

◉ 浅谈疾病

各种疾病的病根，有中恶霍乱、大腹水肿、中风伤寒、寒热温疟、贲豚上气、咳逆呕吐、黄疸消渴、肠澼下痢、血闭阴蚀，男子五劳七伤、虚乏羸瘦，以及虫蛇蛊毒所伤。除了这些大略的宗兆，还要关注其间的细微性的变动。有惊悸恐惧、忧患怵惕、冷热劳损、伤饱房劳；还有产乳堕胎、堕下淤血。这些都有可能使病根发展为各种枝叶性的复杂症状，因此要知道病的本与末。

◉ 用药原则

用药也要与其生长环境相适宜，对江南岭外的人用药宜轻宜少，因其暑热多湿，人的肌肤脆薄，腠理开疏；而对关中河北的人用药宜重宜多，因其土地刚硬干燥，人的皮肤坚硬，腠理闭塞。现在有年少体壮的人，不避风湿禁忌，暴竭精液，即使患小病，也不能轻易使用猛药下泻，一旦过度致其精液枯竭，就会导致气血壅滞而卧床不起，需经年累月才能痊愈。凡是年龄较大又有宿疾的，不需服完整剂药，只要服有通利作用的汤药，就能达到停止病症，病源，等以后再与其它病一起治；稍有气力能服完整剂时可区别对待。

地理环境不同，治病方法也不同

不同地区的人，由于其生活习惯不同，所处环境不同，引起疾病的原因也是不同的，必须区别对待，采取不同的方法进行治疗。

南方阳气旺盛，地势低凹潮湿。人们喜吃酸味及发酵食品，腠理致密而带红色，多发生筋脉拘急、肢体麻痹疾病，宜用小针微刺（九针疗法）。

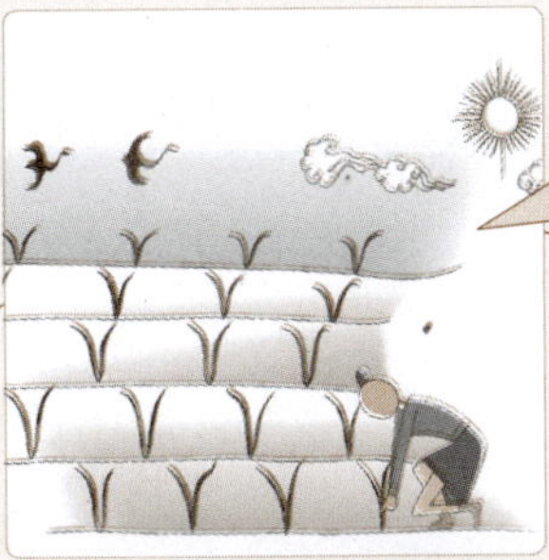

东方气候温和，人们生活安定，以鱼盐为美食，肌腠疏松。易发痈疡一类的疾病，宜用砭石疗法。

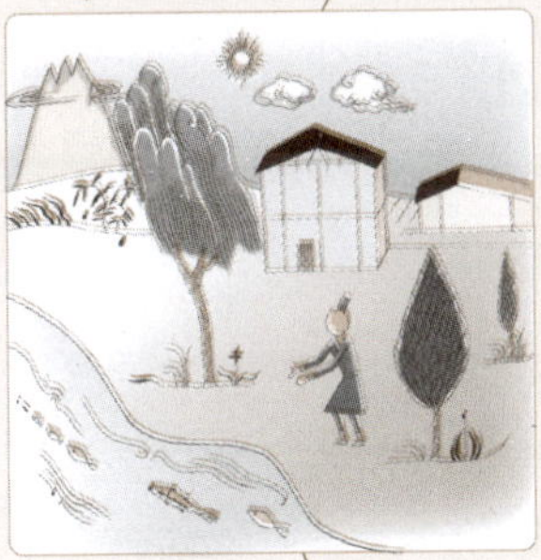

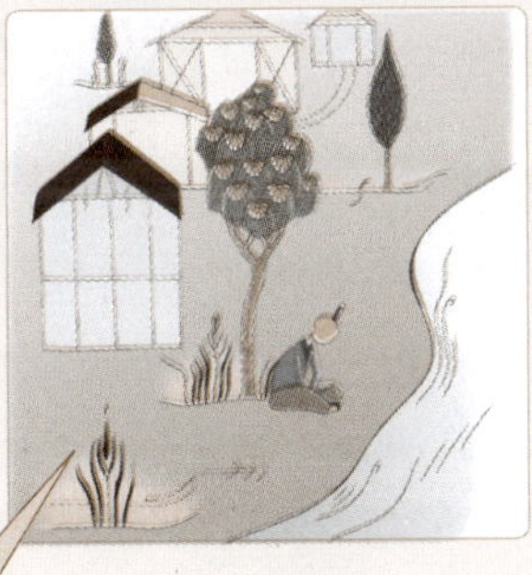

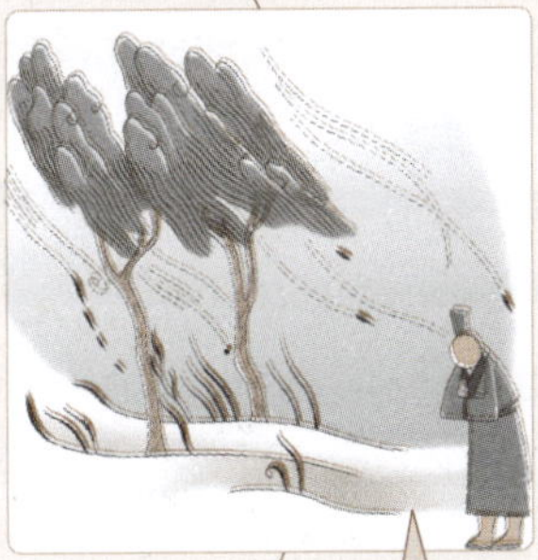

西方多沙石，风沙多，水土之性刚强，人们食的是肥美多脂的肉类，他们肌肤致密，疾病多是从体内而生，宜用药物治疗。

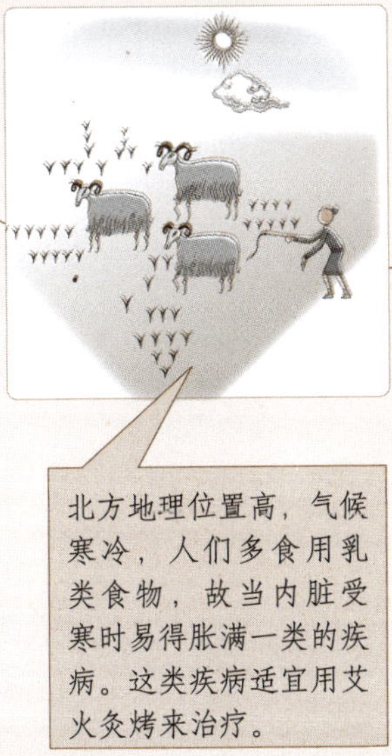

中部地区地势平坦湿润，物产丰富，生活比较安逸，多患四肢痿弱、厥逆、寒热一类疾病。宜用导引按摩的方法，活动肢体，使气血流畅。

北方地理位置高，气候寒冷，人们多食用乳类食物，故当内脏受寒时易得胀满一类的疾病。这类疾病适宜用艾火灸烤来治疗。

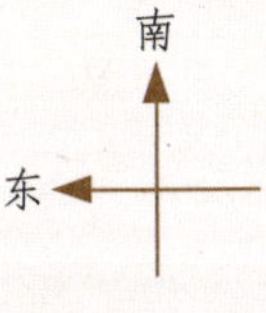

注：古代的方位图和我们现在的地图坐标是相反的。

诊候第四——诊治疾病的原则所在

治病首先要找病根，诊察病的关键和原理。诊病最好在天刚亮时，精细地审察病人的脉象，就可知道病状的逆与顺。因为此时阴气未动，阳气未散，没有进饮食，脉络调和均匀，气血没有错乱。

黄帝问道：“淫邪之气流散充溢怎么办？”岐伯回答说：“各种有害身心健康的因素，从外进攻入内，而没有固定的处所，就流散到五脏，与营卫同行而与魂魄一齐飞扬，使人睡卧不得安宁而多梦。凡是邪气侵蚀到六腑，就有余于外而不足于内；凡是邪气侵蚀到五脏，就有余于内而不足于外。”

黄帝问道：“这有余与不足各有什么表现呢？”岐伯回答说：“阳气盛，就会梦见赴大火之中而被焚烧；阴气盛，就会梦见涉渡大水，惊恐万状；阴气阳气都旺盛，就会梦见互相厮杀。下部气盛，就会梦见向下坠落；上部气盛，就会梦见向上飞扬。心气盛就会梦见喜笑；肝气盛就会梦见自己发怒；脾气盛就会梦见唱歌欢乐；肺气盛就会梦见自己哭泣；肾气盛就会梦见腰脊向两边分开。若其气逆行，侵驻于心，就会梦见烟火；气逆侵驻于肝，就会梦见向上飞扬；气逆侵驻于肺，就会梦见山林树木；气逆侵驻于脾，就梦见丘陵深潭，以及在风雨中倒塌的墙壁；气逆侵驻于肾，就会梦见没入水中；气逆侵驻于胃，就会梦见饮食；气逆侵驻于大肠，就会梦见田野；气逆侵驻于小肠，就会梦见聚集的街道；气逆侵驻于胆，就会梦见与人相打斗；气逆侵驻于生殖器，就会梦见交合；气逆侵驻于颈项，就会梦见斩首；气逆侵驻于胯，就会梦见行走而不能前进；气逆侵驻于大腿，就会梦见跪拜；气逆侵驻于膀胱，就会梦见小便。凡是这十五种不足的情况，发生时就采取补益的治法，立即就能治愈。医者必须铭记于心。”

《史记》中提到：有六种病人是无法救治的：骄纵恣肆不讲道理；轻视身体而看重钱财；吃饭穿衣都不能适应；阴阳混杂，五脏之气不能定位；身体羸瘦不能服药；信任巫婆而不信医生。只要脉候还存在，身体与面色还没有发生大的改变，病邪还没有侵入腠理，这时如能及时用针用药，能好好地自己将息调理，那么病就一定有治愈的可能。

梦与阴阳

中医认为，人体阴阳之气的变化会在梦境中有所体现，通过分析梦境可以了解自己的身体状况。下图所示为身体的不同变化导致的不同梦境。

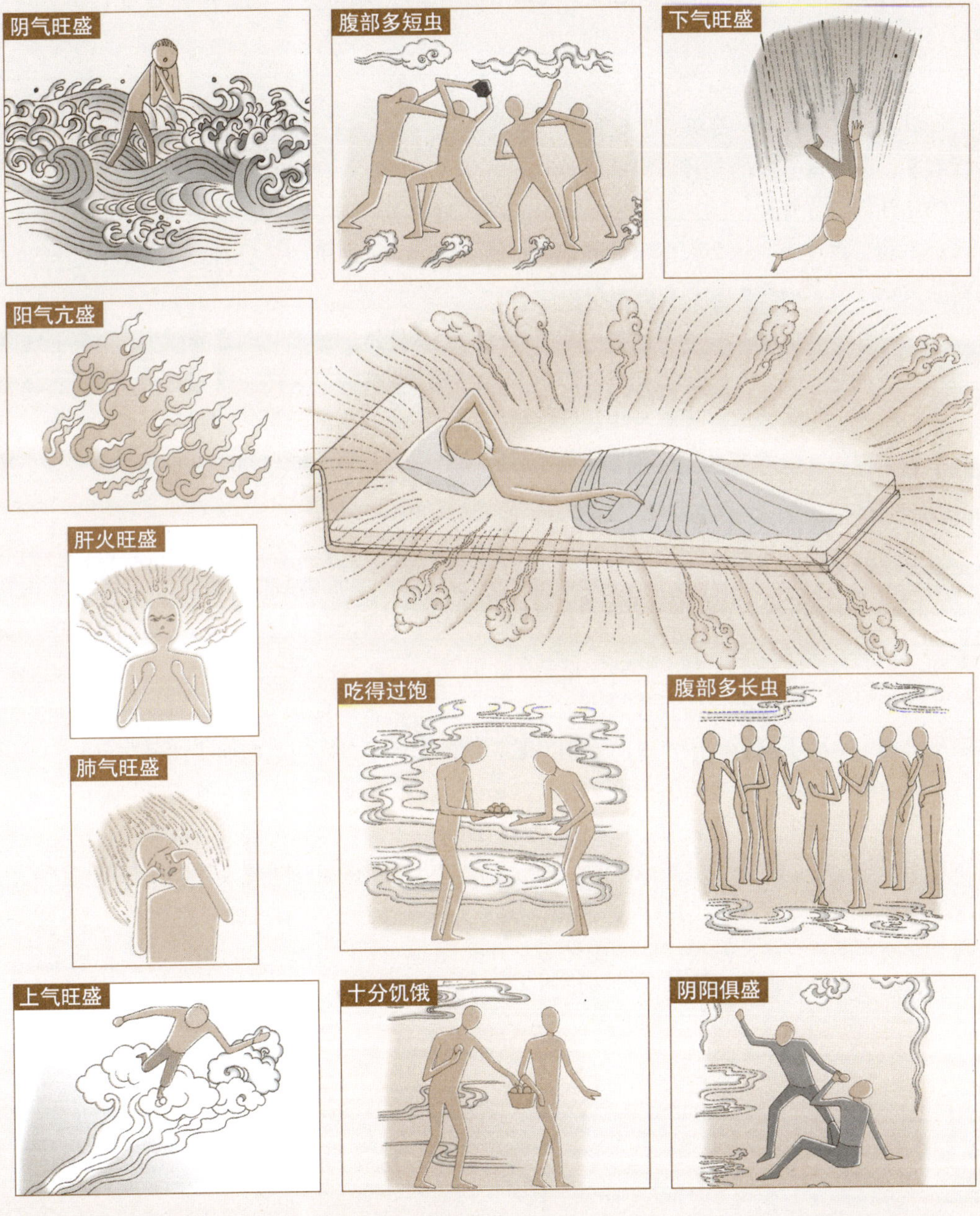

处方第五——处方要对症而下

在治疗时，热症用寒药，寒症用热药，风湿用风湿药，不消化用吐下的药，痈肿疮瘤用疮瘤药，鬼疰蛊毒之类传染病用蛊毒药，风、劳、气、冷等病症，都应对症下药。

雷公说：药有三个等级，在质地与性味上有甘、苦、轻、重的区别；病分三个阶段，症候有新、久、寒、温的差异。风病的治法在于重、热、腻、滑、咸、酸、石药、饮食等；热症的治法则是轻、冷、粗、涩、甘、苦、草药、饮食等。而冷病的治法是轻、热、辛、苦、淡、木药、饮食等。这个大纲只简略地显现出其源流，其余的还要针对具体病情，通过察视病状灵活运用，而这也是用药的概要。

《药对》说：许多疾病的积聚，都因虚亏而起，身体一旦虚亏则百病滋生。积，指五脏积累；聚，指五腑汇聚。对于虚亏的病人，医生不应遵从旧方，而应该视病情而在旧方基础上灵活增减。古代的良医自己采药，仔细审察药物的药性及其分类，按照时节早晚取用，如果采早了则药势尚未生成，采晚了则其盛势已经衰竭。否则不顾药性的差别和份量多少，徒有治病之心却达不到治愈的效果。

根据药物的冷热属性，再来说一下旧方增减所针对的疾病。对病人而言，虚劳而头痛发热的，加萎蕤、枸杞；虚而想吐或不安的，都加人参；虚而劳损的，加钟乳、棘刺、肉苁蓉、巴戟天；虚而大热的，加黄芩、天门冬；虚而健忘的，加茯神、远志；虚而多梦的，加龙骨；虚而多热的，加地黄、牡蛎、地肤子、甘草；虚而发冷的，加当归、芎䓖、干姜；虚而惊悸不安的，加龙齿、紫石英、沙参、小草，发冷就用紫石英与小草，有热邪侵入就用沙参与龙齿，不冷不热则不用；虚而小肠不泄利的，加茯苓、泽泻；虚而小便呈白色的，加厚朴。虚而多冷的，加桂心、吴茱萸、附子、乌头；虚而小便呈赤色的，加黄芩；虚而有热邪侵入的，加地骨皮、白水黄耆；虚而口干的，加麦门冬、知母；虚而气息缓弱的，加胡麻、覆盆子、柏子仁；虚而多气兼微咳的，加五味子、大枣；虚而身体僵直、腰中部不灵活的，加磁石、杜仲；虚而发冷的病人，用陇西黄耆；虚而生痰、复有气的，加生姜、半夏、枳实；虚而小肠泄利的，加桑螵蛸、龙骨、鸡月比月至；以上药物我并没有一一亲自使用过，只是对应病情再根据药物的分类与冷热属性，暂时添加在这里，医生应当依此用药入处方。

五脏积病

邪气侵入人体后滞留不去，或邪气与气血相互凝结，时间长了，就会形成积块，也就是积病。人体五脏都可以发生积病。

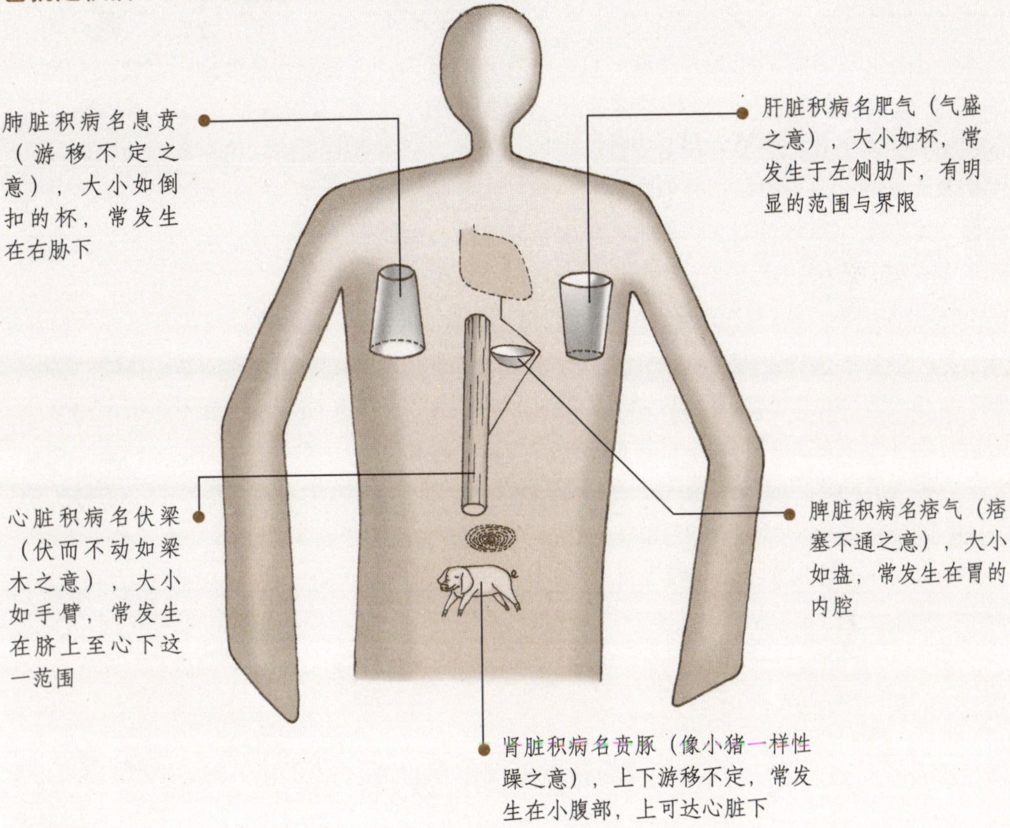

中医常识问与答

中药比起西药来，是不是绝对的没有毒副作用？

与西药相比，中草药的毒副作用相对来说确实是比较小的，但这也不一定绝对。古代中医认为，中草药可以分为上、中、下三个等级，上等的药物注重养命，基本没有毒性，具有增补元气、延年益寿的作用；中等药物注重养性，有的有毒，有的没有毒；下等药大多还是有一定毒性的，正所谓“是药三分毒”。

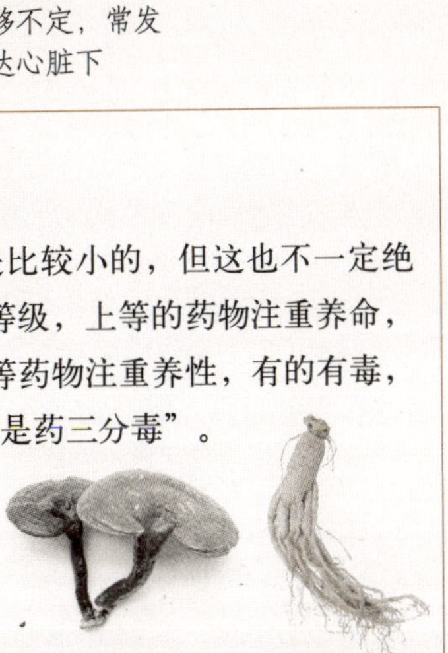

用药第六——草药配伍禁忌

雷公说：药有三个等级，在质地与性味上有甘、苦、轻、重的区别；病分三个阶段，症候有新、久、寒、温的差异。风病的治法在于重、热、腻、滑、咸、酸、石药、饮食等；热症的治法则是轻、冷、粗、涩、甘、苦、草药、饮食等。而冷病的治法是轻、热、辛、苦、淡、木药、饮食等。上等药物有一百二十种，为君药，主要功用是养命，以顺应天德，无毒，多服或久服不伤人，能让身体轻快、增益和气，长生不老延长寿命；中等药物有一百二十种，为臣药，主要功用是养性，以顺应人德，分有毒与无毒，需斟酌使用，能够抑制住病势的发展以及补虚羸；下等药物有一百二十五种，为佐使药，主要功能是治病，以顺应地德，多有毒，不可长期服，能够祛除寒热邪气以及破除积聚而治愈疾病。三等药物共有三百六十五种，效法三百六十五度，每一度与一天对应，而成为一年，其倍数为七百三十。

药物之间有君、臣、佐、使的关系，以相互宣散与收摄，合用的宜用一君二臣三佐五使、一君三臣九佐使等。药物有单行的，有相畏的，有相恶的，有相须的，有相使的，有相反的，有相杀的，这七种关系，在合用药物时须审视慎用。需要相须相使就不能用相恶相反的药物。如果有毒需要制约，可用相畏相杀的药物。药物有酸、咸、甘、苦、辛五味，又有寒、热、温、凉四气以及有毒与无毒、阴干与暴干，采造时月、生、熟土地所出、真与伪和陈与新的区别，都应按照一定的方法使用。

现将药物的相畏相使等七种情况排列如下，开处方时应深入研究：

药物的相畏相使

与玉石相畏相使之药材

玉石上部

云母以泽泻为使药，畏怔甲及流水，恶徐长卿。

钟乳以菟丝子、蛇床子为使药，恶牡丹、牡蒙、玄石，畏紫蘘草、石英。

朴硝畏麦句姜。

太一余粮以杜仲为使药，畏铁落、贝母、菖蒲。

玉石中部

水银畏磁石。

凝水石畏地榆，解巴豆毒。

玄石恶松脂、柏子仁、菌桂。

理石以滑石为使药，畏麻黄。

玉石下部

青琅玕得水银效果更好，畏鸡骨，杀锡毒。

方解石恶巴豆；代赭畏天雄。

矾石得火效果更好，以棘针为使药，恶虎掌、鹜屎、毒公、细辛，畏水。

大盐以漏芦为使药。

与草药相畏相使之药材

草药上部

菖蒲以秦艽、秦皮为使药，恶地胆、麻黄；干地黄得麦门冬、清酒效果更好，恶贝母，畏芜荑；甘草以术、干漆、苦参为使药，恶远志，反甘遂、芫花、大戟、海藻；人参以茯苓为使药，恶溲疏，反藜芦；丹参畏咸水，反藜芦。

草药中部

秦艽以菖蒲为使药；麻黄以厚朴为使药，恶辛夷、石韦；前胡以半夏为使药，恶皂角，畏藜芦；贝母以厚朴、白薇为使药，恶干姜，畏干漆、牛膝，反乌头。

草药下部

桔梗以节皮为使药，畏龙胆、白芨、龙眼；泽漆以小豆为使药，恶薯蓣；甘遂以瓜蒂为使药，恶远志，反甘草。

与木药相畏相使之药材

木药上部

五加皮以远志为使药，畏玄参、蛇蜕；黄柏恶干漆；杜仲恶蛇蜕、玄参。

木药中部

山茱萸以蓼实为使药，恶防风、桔梗、防己；秦皮以大戟为使药，恶吴茱萸；吴茱萸以蓼实为使药，恶硝石、丹参、白垩，畏紫石英；桑根白皮以桂心、续断、麻子为使药。

木药下部

黄环以鸢尾为使药，恶茯苓、防己；石南以五加皮为使药；雷丸以厚朴、荔实为使药，恶葛根；溲疏以漏芦为使药。

与兽类药材相畏相使草药

兽上部

龙骨得牛黄、人参效果更好，畏石膏；牛黄以人参为使药，恶地黄、龙骨、蜚蠊、龙胆，畏牛膝；龙角畏蜀椒、干漆、理石。

兽中部

犀角以松脂为使药，恶雷丸、雚菌；鹿角以杜仲为使药。

兽下部

麋脂畏大黄，恶甘草。

与鱼虫类药材相畏相使草药

虫鱼上部

龟甲恶蜚蠊、沙参。

虫鱼中部

猬皮得酒效果更好，畏麦门冬、桔梗；蛴螬以蜚虫为使药，恶附子；鳖甲恶矾石。

虫鱼下部

地胆恶甘草；蜣螂畏石膏、羊角；马刀得水效果更好。

药物的君、臣、佐、使

君、臣、佐、使是《内经》提出的中医药处方原则，是对处方用药规律的高度概括，是从众多方剂的用药方法、主次配伍关系等因素中总结出来的带有普遍意义的处方指南。

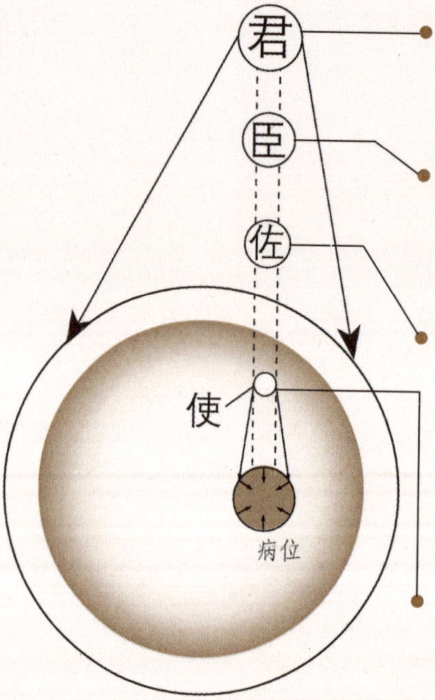

君药就是在治疗疾病时起主要作用的药。其药力居方中之首，用量也较多。在一个方剂中，君药是首要的，不可缺少的药物。

臣药有两种含义

1.辅助君药发挥治疗作用的药物。
2.针对兼病或兼症起治疗作用的药物。

佐药有三种含义

1.佐助药：协助君臣药加强治疗作用，或直接治疗次要兼症。
2.佐制药：消除或减缓君臣药的毒性和烈性。
3.反佐药：与君药性味相反而又能在治疗中起相成作用。

使药有两种含义

1.为引经药，将各药的药力引导至患病部位。
2.为调和药，调和各药的作用。

中医常识问与答

什么是药物“十八反”？什么又叫“十九畏”？

十八反：明确指出了相反的18种药物，即乌头反贝母、栝楼、半夏、白蔹、白及；藜芦反人参、丹参、玄参、沙参、芍药、细辛；甘草反甘遂、大戟、海藻、芫花。

十九畏：指出了共19个彼此相畏的药物，即硫黄畏朴硝，狼毒畏密陀僧，水银畏砒霜，巴豆畏牵牛，丁香畏郁金，牙硝畏三棱，官桂畏赤石脂，人参畏五灵脂，川乌、草乌畏犀角。

代表药物相恶相畏图

药物之间彼此有着制约关系，在草药配伍时，一定要遵循药物使用原则，下面的图例可以帮助大家更好的识别草药之间的相互关系。

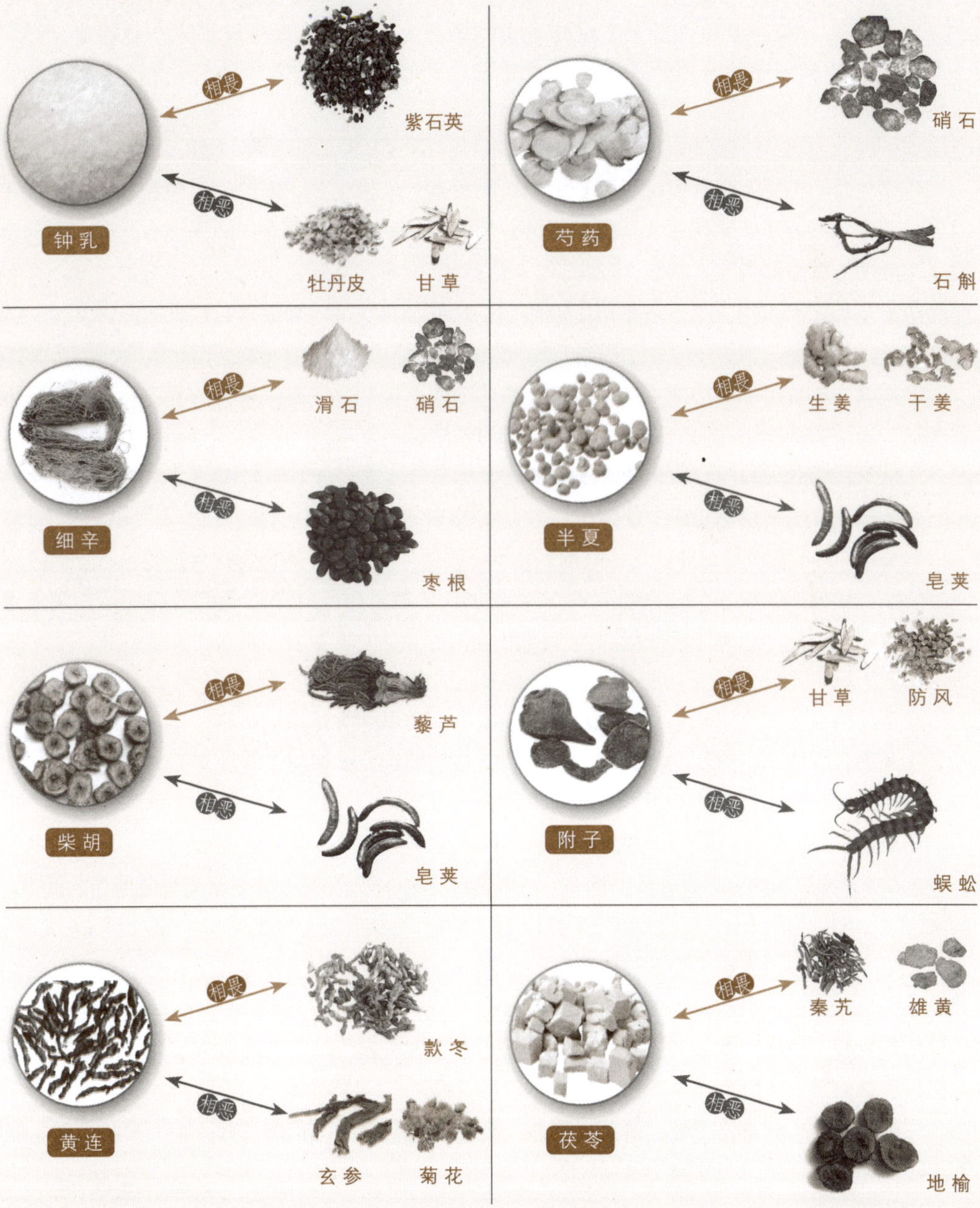

合和第七——几药合煎的注意事项

有人问："和合汤药时，治各种虫、草、石、兽药时，用水的升数及其消杀法则。"回答说："有根、茎、枝、叶、骨、皮、花、果实的草药，有毛、翅、甲、皮、头、足、尾、骨的虫药，需烧炼炮炙，掌握生熟限度，依照以下方法趋利避害。有的去肉要皮；有的要肉去皮；有的要根茎，有的要花与果实，不得有半点差错，都要依照处方炼治，使它清洁干净，最后升合秤两。

药物之间的药力有强有弱，也有相生相杀的关系，应使其君、臣、佐、使相互扶助。需精通各种医家经典著作，才能知晓药物之间的好恶关系。如果调和得当，即使没有达到治病的目的，也能使五脏安和通利，不会加剧病情。但有的医生不遵从处方上的份量任意加减，使各种草石药物强弱相欺，病人服入后不但不能治病，反而加重病情，如果草石药性相反，甚至会使人迷乱。

比如说：各种经书上的处方的用药，在熬炼节度上都加有注脚。现在的处方则没有，所以我在这一篇详细地列出它们，提请注意处方下的别注。

凡是钟乳等各种石药，用玉槌加水研细、漂炼三日三夜，务必使其极细。

凡是银屑，用水银调和成如泥状。

凡是药物，需先经过选择、煎炒、炮制完毕，然后才能用来作为药物秤其重量，不能生秤。

凡是朴硝矾石，都要烧之使其汁尽，才能加入丸散药中。朴硝芒硝都要绞汁后，放入汤中，再放到火上煎两三沸，熔化尽后才能服用。

凡是汤药中用雄黄、丹砂的，其熟末需如粉，临服用时纳入汤药中，搅拌使其调和后服用。

凡是汤药中用整个的药物，都须剖开，如栀子、干枣之类。用细核物，也需打碎，如五味子、山茱萸、决明子、蕤核之类。用细花子物，整个地用，如菊花、地肤子、旋复花、葵子之类。麦、米、豆类，也可整个用。

凡是吴茱萸、橘皮、椒等，加入汤药时不用碎成小块。

凡是菟丝子，用热水淘去泥沙，漉干，再用温酒浸泡一晚上，漉出，暴晒干使其微白，捣碎。如捣不尽，就再用酒浸泡三五天，取出晒得微干，再捣，一会儿就全都捣尽了，非常容易碎。

凡是各种果仁、果实都需去掉尖，以及双仁的，用热水浸泡使其柔软，拍打去皮，仍然切开。用栀子时去皮，用蒲黄需待汤药已成后再加入。凡是麦门冬，都需微微润湿后抽去心。

凡是石斛、牛膝等加入汤药或酒中时，需拍碎使用；石斛加入丸药散药中时，先用石槌极力槌打使之破碎，然后入臼，不然就捣不熟。加入酒时也应这样做。

凡是用枳实、甘草、厚朴、藜芦、石南、茵芋、皂荚之类，都需炙烤。枳实须除去穰，藜芦须除去头，皂荚须除去皮与子实。

药材入方的特别注意事项

药材图例	性味	功效	特别处理方法
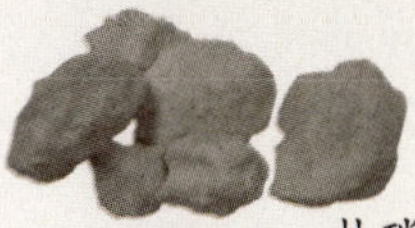 朴硝	性大寒，味辛、苦。	软坚润燥，消食泻下。	朴硝要绞汁后，放入汤中，再放到火上煎两三沸，熔化尽后才能服用。
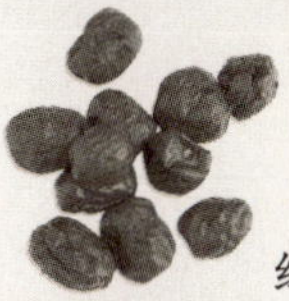 红枣	性温，味甘。	补中益气，养血安神。	红枣入药时一定要将其掰开，以更好地发挥药效。
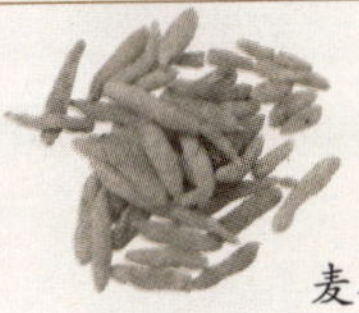 麦冬	性微寒，味甘、微苦。	滋阴润肺，生津益胃。	麦门冬加入汤药时需切开，反复地捣绞多次取汁，在汤药已成、去渣后才加入，煮五六沸，而取得处方上要求的汤药升数，不可与药一起煮。
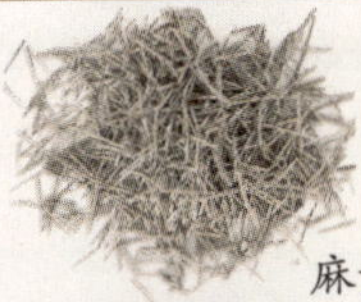 麻黄	性温，味辛、微苦。	发汗解表，利水消肿。	麻黄，需去节，先单独熬两三沸，去泡沫，然后加水还复到原来的升数，再加入其它药。不经过这样制作而入药的，会使人烦懑。
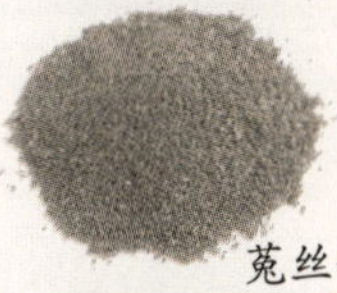 菟丝子	性平，味甘、辛。	养肝明目，补肾益精。	菟丝子用热水淘去泥沙，漉干，再用温酒浸泡一晚上，漉出，暴晒干使其微白，捣碎。
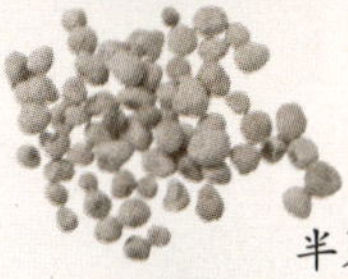 半夏	性温，味辛。	燥湿化痰，降逆止呕。	用热水洗去表皮上的滑腻，一种说法是洗十次剖作四片，再秤，用来加入汤药中。
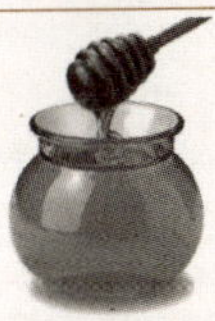 蜂蜜	性平，味甘。	润燥补中，解毒止痛。	凡是用蜜，先用火熬，掠去泡沫，使其颜色微黄，那么丸药就能经久不坏。至于掠去的泡沫多少，应随蜜的精与粗，直到很浓稠时，制成的丸药才更好。
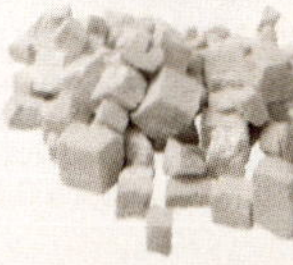 茯苓	性平，味甘。	利水渗湿，安心健脾。	茯苓如果用作补药，需要白色的；用作泻药，则只用红色的，芍药亦是如此。

凡是厚朴、桂、秦皮、杜仲、木兰之类，都需削去虚软、粗糙的表皮，取里面有味的来秤。对葱白、薤白，除尽其青色部分。对茵芋、莽草、石南、泽兰，剔取叶及嫩茎，除去大枝。茯苓、猪苓，需削除黑皮。远志、牡丹、巴戟天、野葛等，都需槌破去心，对紫菀先洗去泥土，暴干后再秤。对鬼臼、黄连，都除去根毛。石韦、辛荑，拭擦掉其毛，辛荑另外去心。对蜀椒，除去闭口者及目。用大枣、乌梅，都除去核。用鬼箭，削取羽皮。

凡是麻黄，需去节，先单独熬两三沸，掠去泡沫，然后加水还复到原来的升数，再加入其它药。不经过这样制作而入药的，会使人烦懑。斩成每段一寸，瞿麦、小草斩成每段五分，白前、细辛斩成每段三分，用于膏药中时要细搓。

凡是茯苓、芍药，如果用作补药，需要白色的；用作泻药，则只用红色的。

凡是半夏，用热水洗去表皮上的滑腻，一种说法是洗十次剖作四片，再秤，用来加入汤药中。如果是加入丸、膏、酒、散中，则都用　灰炮制。

凡是巴豆，需除去皮、心、膜，炒成紫色。葶苈、桃仁、杏仁、胡麻等各种有脂膏的药，都炒成黄黑色。单独捣成膏状，用指头击之，击到看上去模样紊乱后，才将以前制好的散药稍稍加入臼中，一起研捣使其消散，再全都用轻绢筛尽，又纳入臼中，依法捣几百杵。汤药膏药中即使有生用的，也要一起捣破。

凡是用椒实，需微炒，使其出汁，则有药势药力。

凡是丸、汤、散药中用乌头、天雄、乌喙、附子、侧子，都需经过煻灰炮制，使其微微裂开，削去黑皮，然后再秤。只有在姜附汤及膏酒中才生用，也削去皮再秤，沿着直条纹理，剖成七八片。

凡是用斑蝥等各种虫，都除去足、翅，微炒。用桑螵蛸，从中剖开，炙。用牡蛎，炒成黄色。用僵蚕、蜂房，都微炒。

凡是汤药中用麝香、羚羊角、犀角、鹿角、牛黄，需研成粉末，临服用时再加入汤药中，搅拌，使其调和，然后服用。

凡是大豆、麦芽、曲末、泽兰、黄卷、芜荑，都微炒。干漆需炒到无烟的程度。用乌梅加入丸药散药的需煎，用熟艾时先炒再掰细，与各种药一起捣细成散，不可筛的，纳入散药中和匀。

凡是用各种毛、羽、齿、牙、蹄、甲，以及鲮鱼、鲤鱼、龟、鳖等的甲、皮、肉、骨、筋、角，以及鹿茸等，都需炙。蛇蜕皮微炙。

凡是丸、散药剂中用胶，先炙，使其通体沸起，燥热后，才能捣。有不沸起的部位，再炙烤。在断下汤中直接用，不炙。各种汤药中用阿胶，都是待汤药成后，加入汁中，再放到火上经两三沸，使其溶化。

凡是丸药中用蜡，熔化后投入少许蜜中，搅拌调匀用来和药。

凡是用蜜，先用火熬，掠去泡沫，使其颜色微黄，那么丸药就能经久不坏。至于掠去的泡沫的多少，应随蜜的精与粗，直到很浓稠时，制成的丸药才更好。

凡是汤药中用饴糖，都在汤药已成后再加入。各种汤药中用酒的，都宜在临熟时加入。

药材入方的特别注意事项

药材图例	性味	功效	特别处理方法
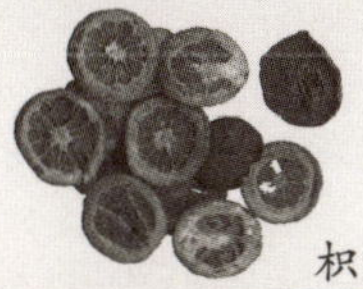 枳实	性温，味苦、辛、酸。	破气消积，化痰除痞。	凡是用枳实、甘草、厚朴、藜芦、石南、茵芋、皂荚之类，都需炙烤。枳实需除去穰，藜芦需除去头，皂荚需除去皮与子实。
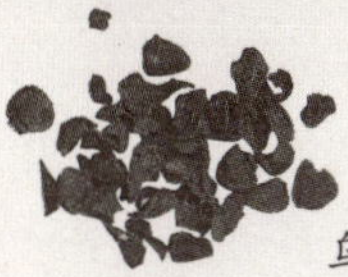 乌头	性温，味辛。	行气止痛、温肾散寒。	凡是丸、汤、散药中用乌头都须经过灰炮制，使其微微裂开，削去黑皮，然后再秤。只有在姜附汤及膏酒中才生用，削去皮再秤，沿着直条纹理，剖成七八片。
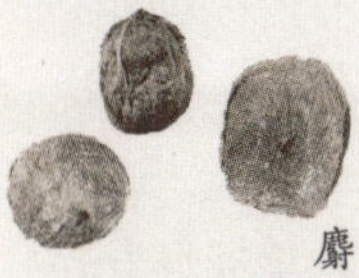 麝香	性温，味辛。	开窍醒神，活血通经，消肿止痛。	凡是汤药中用麝香，需研成粉末，临服用时再加入汤药中，搅拌，使其调和，然后服用。
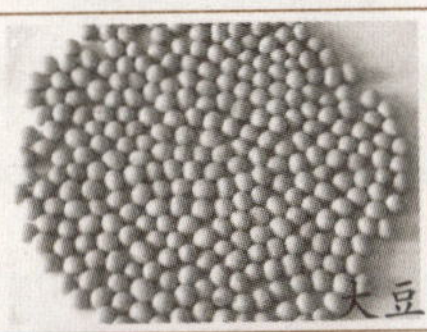 大豆	性平，味甘。	健脾宽中，清热解毒。	凡是大豆、麦芽、曲末、泽兰、黄卷、芜荑，都微炒。
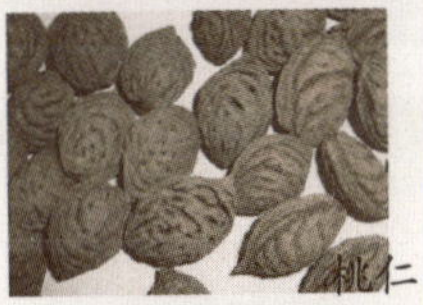 桃仁	性平，味甘、苦。	活血化淤，润肠通便。	桃仁、杏仁等各种有脂膏的药，都炒成黄黑色。汤药、膏药中即使有生用的，也要一起捣破。
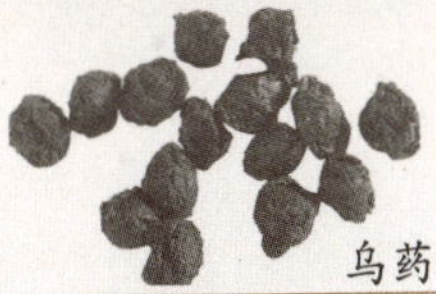 乌药	性平，味酸、涩。	敛肺止咳，涩肠止泻，安蛔止痛。	用乌梅加入丸药、散药的需先煎。
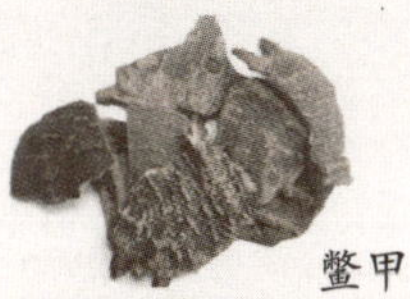 鳖甲	性寒，味甘、咸。	滋阴潜阳，软坚散结。	凡是用各种毛、羽、齿、牙、蹄、甲，以及鳖的甲、皮、肉、骨、筋、角，以及鹿茸等，都需炙。
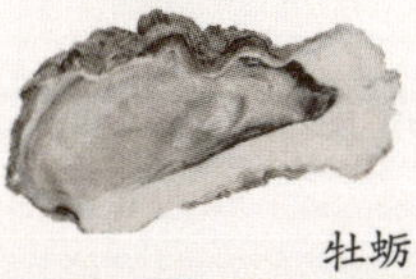 牡蛎	性微寒，味咸。	软坚散结，镇静安神。	凡是用牡蛎，均炒成黄色。

服饵第八——服药期间的诸多禁忌

凡是服汤药，因为汤药忌酒的缘故，要保持三天之内忌酒。凡是服治疗风症的汤药，第一服之后要盖上厚厚的被子来发汗。如果出汗后，就要减薄被子，避免过度出汗。服药中间也需以饮食来间隔，不然会使人变得更加虚弱。

凡是服汤药的方法，大约都分为三服，取三升，然后乘病人饮食之气充盛后再服药。第一服最多，第二服渐少，最末一服最少，因为病人在后来气力渐渐恢复，所以汤药要逐渐减少，像这样服法就很安稳。凡是服汤药，不能太慢也不能太急。只需左右仰覆而卧各一顿饭的时间，汤药的药势就行遍腹中。

凡是丸药，都像梧桐子一般大，滋补的丸药第一服从十丸起始，渐渐增加，不超过四十丸，太多对人有损。说一天服三次，是想让药力贯透整天，药气渐渐浸渍，熏蒸五脏，中间不断缺，积久为好。不必为早点服完而猛快地服，这样只会白白地浪费名贵的药材，而没有好处。凡是四十岁以下的人，有病不是很需要服补药，可服泻药，当然确实受损的不在此限。

四十岁以上则需服补药而不可服泻药。五十岁以上，则一年四季都不要缺补药，这样才可以延年益寿。《素问》说："若是虚证就用补法，若是实证就用泻法，既不是虚证也不是实证就通过经脉来调治，这是大概的治法。"凡是有虚损，不管年幼年长，需补就补；凡是脏腑有积聚的，不论年少或年长，需泻就泻，通过用心衡量后采用不同的治法。

服用各类型方剂的要点

服用药剂类型	服药注意事项
服用含有有毒药材的方剂	如果用毒药治病，开始只能用黍粟那么少一点，病一除去就停止用药；如果没有除去病邪，就加倍用药，仍然没有除去的就十倍用药，以除去病邪为限。
泻下的方剂	凡是服泻药，以不超过通利效果为限度，千万不要服得过多，如果过多，会特别损害人，使人没有节制地下痢。
服用药酒	凡是服药酒，要使酒气相连不断，如果酒气间断就得不到药力了。药酒的多或少都以有感觉为限度，不要喝到醉与吐，否则会对人有严重损伤。
服用泻下功效的散、丸	到了吃饭的时间想要吃饭的，都可先给病人一口冷醋饭，隔一会儿后再进食才好。
服用有通利作用的方剂	凡是服通利的汤药，在凌晨为好。凡是服汤药，稍热后再服，就容易消下不吐。如果太热，就会破人咽喉；如果冰冷，就会吐呕不下，务必要用心留意。汤药必须澄清，如果混浊，服后会使病人心闷不解。

药藏第九——储备药材有讲究

大圣贤的最高教导：安居乐业时不要忘记了流离失所时，有所积存时不要忘记了一无所有时。所讲的即是提醒大家，凡事都要有所准备，尤其对于身体安康来说，做一些预备是非常有必要的。作预备的方法很多：比如神农氏汇集百药，黄帝编纂著作《针经》等。疾病不会事先和你约定，当它突然而至，我们该如何应对呢？所以需要贮藏一些药物，以备不时之需，即所谓起心很微，而所救很广。那些善于养马的大富人家里，往往贮存几十斤马药，却没准备一锱铢人药，以畜为贵而以身为贱，真是非常惭愧啊！如果有的人因公私任务而远行边疆，那种不毛之地，不出产药物，如果平常没有作好贮备，忽然遇到瘴疠，就只有拱手待毙，以致于夭折死亡，这也是咎由自取。防范胜于未然，所以编一章药藏法，用来防备患疾的危险。

各种药物不是立刻要使用的，最好在晴好的天气里晒一下，使其特别干燥，用新瓦器贮藏，外用泥密封，用时开取，用后立即封上，不要让风湿之气沾染它，即使用过了若干年，也会像新的一样。要保持丸、散药三十年不变质，就需用瓷器贮藏，用蜜蜡来封住防止泄气。但凡是药物，都不要太多地暴晒，多见了风与阳光，药气药力就容易损耗。各种杏仁以及杏子等药，用瓦器来贮存，防止老鼠侵害。凡是贮药的方法，都需离地三四尺，避免土湿之气侵害。

储备药物注意事项

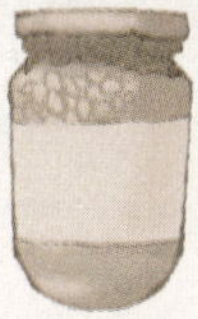

2.干燥药物要放置于新的器皿中，外面用泥土密封，用的时候打开，用完再封上。

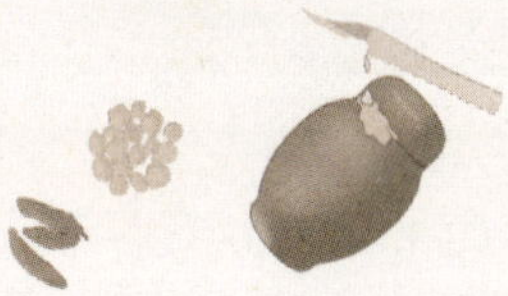

3.各种药丸以及散药，应该放到瓷瓶里贮藏，用蜜蜡封住，防止泄气。

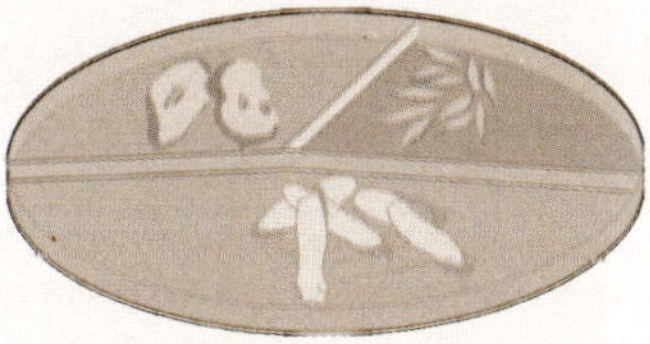

1.各种药物，如果不需要立刻使用，最好在太阳下再晒一晒，以便彻底干燥更好保存。

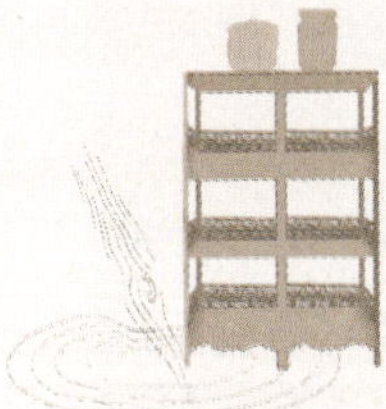

4.存放药材的器皿，要放在距离地面三四尺高的地方，以免受潮。

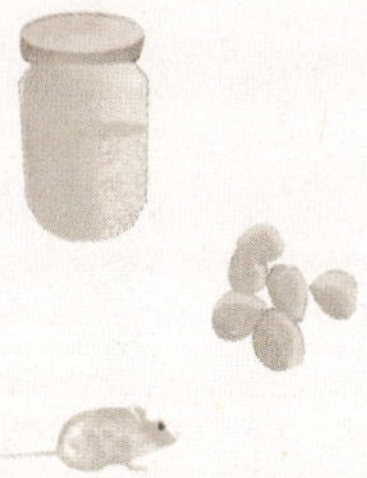

5.杏仁、桃仁等药物，要密封保存，严防老鼠。

卷三 · 妇女幼儿疾病

【胶艾汤】

治妊娠从两个月到八个月，孕妇忽然失去依靠而跌倒，孕妇受到损伤，胎动不安，腰腹疼痛得快要死了，以及胎儿向上顶撞心下，气短。

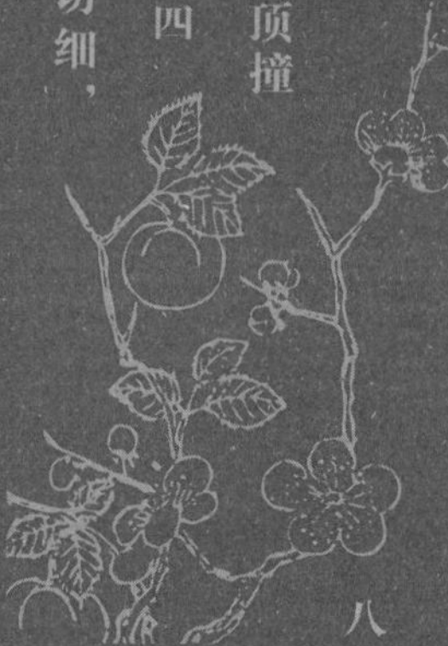

艾叶三两，干地黄四两，芍药、甘草、芎䓖、当归、阿胶各二两。

以上七味药分别切细，用三升酒、五升水合煮取三升，去渣后加入阿胶，使阿胶烊化尽，每天三次服用，不愈再作一剂。

【鲤鱼汤】

治妊娠期间腹部肿大，胎儿浮肿，

鲤鱼一头，重二斤，生姜三两，芍药、当归各三两，白术五两，茯苓四两。

以上六味药分别研细，用一斗两升水将鱼煮熟，澄清后取八升，加入其它的药，煎为三升，分五次服。

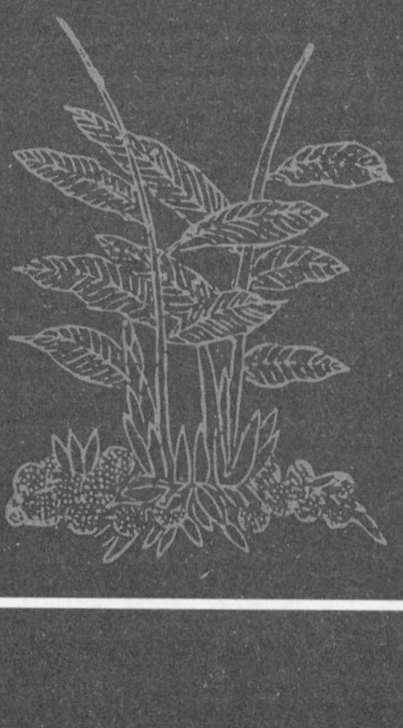

孙思邈首先提出妇女和儿童应独立设科，故对妇、儿科形成专科有促进作用。他也率先提出妇女孕期前后注意事项，同时对婴儿生长及护理方法亦有完善的总结。下面本章中就将妇幼疾病进行归纳总结，以供读者学习运用。

本章目录

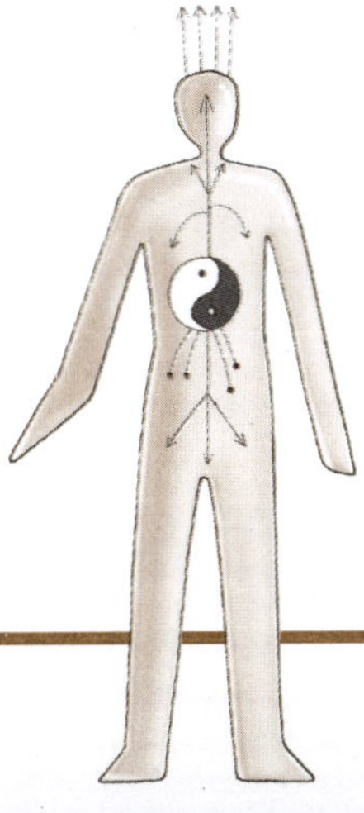

求子方——治疗女性不孕的处方

因为妇女有胎妊、生产和崩伤这些与男性、老人及幼儿不同的特殊情况，所以妇女与其他人用药也不同，而且妇女的疾病比男子的疾病难治十倍。经中说：众阴会聚于一身的妇女，常常与湿相联系，十四岁以后，阴气就浮溢于外，加上百般烦心，则外损容颜，内伤五脏，而且月经开始去留，若前后时间交错，还会出现淤血凝结、停顿，使中道断绝，其中受到伤害而堕下的情况。在妇女的各种疾病中，又以生育问题较为引人关注。

生育，是妇女生命中的首要任务，只有通晓这些道理，才能够免除夭亡。而且像古代那些保育、辅导富贵人家子女的老妇、老翁，也学习这些道理，顺手抄写一本，随身携带，以备不测之用。

【白薇丸】

主治使妇女有孩子的处方：

以下三十二味药研为末，用蜜调和成如梧桐子大的丸，每天两次，每次用酒送服下十五丸，渐渐加到三十丸，至泻下恶物，稍微感到有异样则停服。

白薇、防风、人参、细辛、秦椒、白蔹（一说白芷）、牛膝、秦艽、桂心、沙参、芍药、五味子、白僵蚕、牡丹、蛴螬各一两，柏子仁、干姜、干漆、卷柏、附子、芎䓖各二十铢，紫石英、桃仁各一两半，干地黄、钟乳、白石英各二两，鼠妇半两，水蛭、虻虫各十五枚，吴茱萸十八铢，麻布叩巾复头一尺，烧。

【大黄丸】

主治各种带下病导致的无子，服药十天后就会使人下血，二十天就会泄下蛔虫及阴部流出清黄汁，三十天就会除去疾病，五十天就使人长得肥白。

以下七味药研为粉末，用蜜调和成如梧桐子大的药丸。饭后用米汤送服七丸，逐渐增加到十丸，直至显药效为止，五天就会稍有好转。

大黄（破如米豆）、柴胡（熬黑）、朴硝各一升，芎䓖五两，蜀椒二两，干姜一升，茯苓如鸡子大，一枚。

【吉祥丸方】

主要治疗妇女多年不孕。

将以下十四味药研为粉末，用蜜调和成如豆大的丸，每次空腹用酒送服下五丸，中午和晚上各一服。

菟丝子、楮实子、覆盆子各一升，五味子、桃花、白术、芎䓖各二两，牡丹、茯苓、天麻、干地黄、桂心、柳絮各一两，桃仁一百枚。

大黄丸

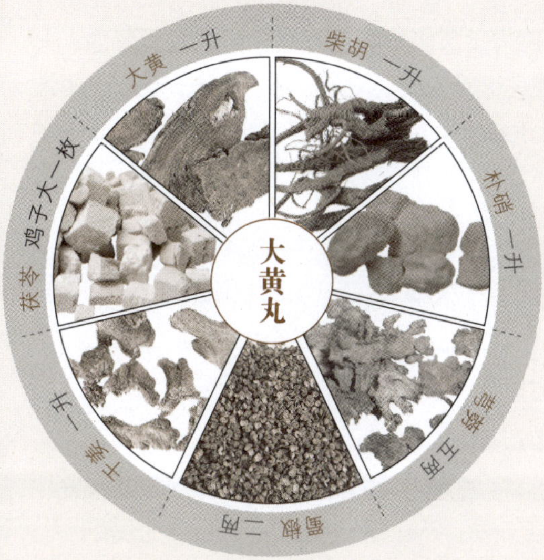

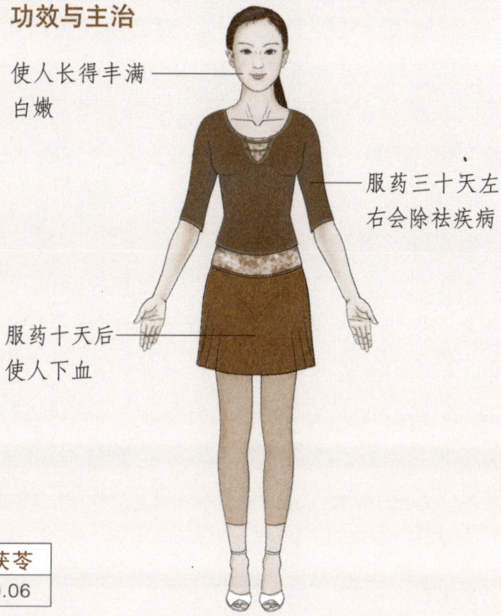

大黄	柴胡	朴硝	芎䓖	蜀椒	干姜	茯苓
0.03	0.14	0.30	0.08	0.06	0.006	0.06

煎服方法： 将七味药研为粉末，用蜜调和成如梧桐子大的药丸。饭后用米汤送服七丸，逐渐增加到十丸，直至显药效为止，五天就会稍有好转。

服药禁忌： 阴虚阳亢，阴虚火旺者慎用；用药期间避免饮酒，忌食刺激性食物。

现代应用： 本方主治女性因月经不调，经闭引起的不孕之症。

大黄

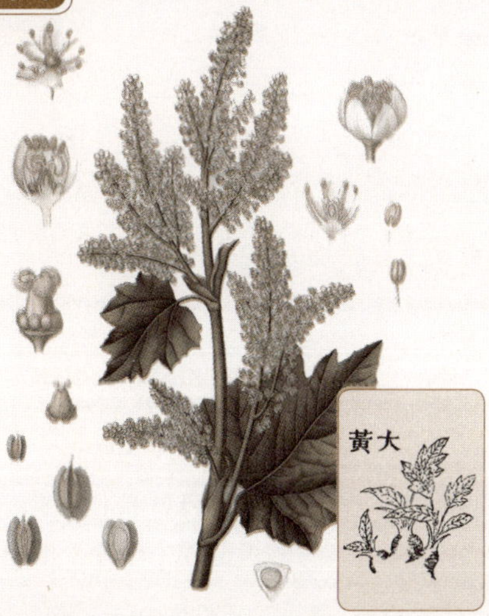

大黄歌诀

大黄苦寒，实热积聚，
蠲痰逐水，疏便通闭。

性味与归经： 性寒，味苦。归脾、胃、大肠经。

功效与主治： 泻下攻积，清热泻火，凉血解毒。主治积滞便秘、目赤咽肿，对湿热痢疾和黄疸亦有疗效。

建议用量： 5～15g。

养胎方——养胎期间可服的调理药物

旧时说大凡怀孕三个月，因为胎儿秉质尚未确定，所以会随事物变化，去观看犀牛、大象、猛兽等，就会有一个刚猛的孩子；想要一个盛德大师、贤人君子一样的孩子，就去观看钟鼓、宴客、祭祀用的礼器、军旅等陈设；口中朗诵古今箴言以及诗书，焚烧名香，居处在安静、简朴的地方，不吃割得不正的肉，不坐摆得不正的席，弹琴瑟，调节心神，平和性情；节制嗜欲，凡事清净，这样就会生下很好的孩子，能够长寿没有疾病而且仁义聪慧、忠诚孝顺，这大概就是文王胎教吧。

从刚刚怀孕到即将生产，饮食起居都应有所禁忌，因为孩子在胎儿期间，阴阳还未俱备，日月尚未满，骨节及五脏六腑都未形成。所以在妊娠期间，吃骡肉，会造成孕妇难产；吃兔肉、狗肉，会使孩子无声音、耳聋并成缺嘴；吃羊肝会使孩子多厄运；吃山羊肉，会使孩子多病；吃驴马肉，孩子会延长月份娩出；吃鸡蛋及干鲤鱼，会使孩子多疮；吃鸡肉、糯米，会使孩子长寸白虫；吃桑椹及鸭子，会使孩子倒出、心寒；吃鳖，使孩子颈项短；吃冰浆，会造成绝胎。以下就为妊娠妇女介绍一些养胎方。

【补胎汤方】

妊娠一月时受到了伤害，应预服此方：

干地黄、白术各三两，细辛一两，生姜四两，乌梅一升，大麦、吴茱萸各五合，防风二两。

以上八味药分别研细，用七升水，煮取两升半，饭前分成三次服。热多口渴的人，去除细辛、吴茱萸，加栝蒌根二两；体内寒多的人，细辛、茱萸加倍用；患者心绪不宁，去除大麦，加入柏子仁三合。一方有人参一两。

【黄连汤方】

如果怀孕两个月时受到伤害的，应当预服。

黄连、人参各一两，生姜三两，吴茱萸五合，生地黄五两（一方用阿胶）。

以上五味药分别切细，加七升酢浆，煮取三升，分四次服，白天三次，夜间一次，十天一换。如果感到内心很不安，加乌梅一升。加乌梅的药，就直接用水不用浆。一方可用当归半两。

【雄鸡汤方】

妊娠第三个月为胎儿定形之时，有寒的人大便是青色的，有热的人小便艰难，不是黄就是赤，忽然忧愁、惊恐、发怒，容易困顿跌倒，惊动经脉，脐周疼痛，或腰背疼，腹胀满，忽有下坠感，此时服用本方：

雄鸡一只，治如平常吃法，黄芩、白术各一两，人参、茯苓、甘草、阿胶各二两，大枣十二枚，麦门冬五合，芍药四两，生姜一两。

以上十一味药分别切细，用一斗五升水煮鸡，煮到水减半，取出鸡加入药再煮取一半，加入清酒三升和阿胶，煎到三升，一日分三次服完，睡在温暖之处。一方不用黄芩、生姜，用当归、芎䓖各二两。

黄连汤方

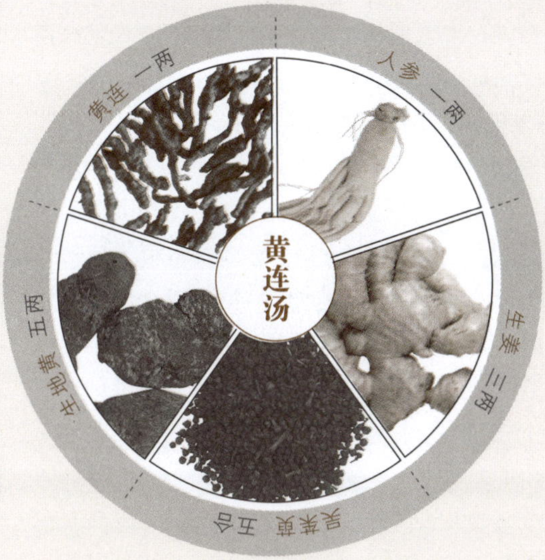
黄连汤
黄连 一两
人参 一两
生姜 三两
吴茱萸 五合
生地黄 五两

功效与主治

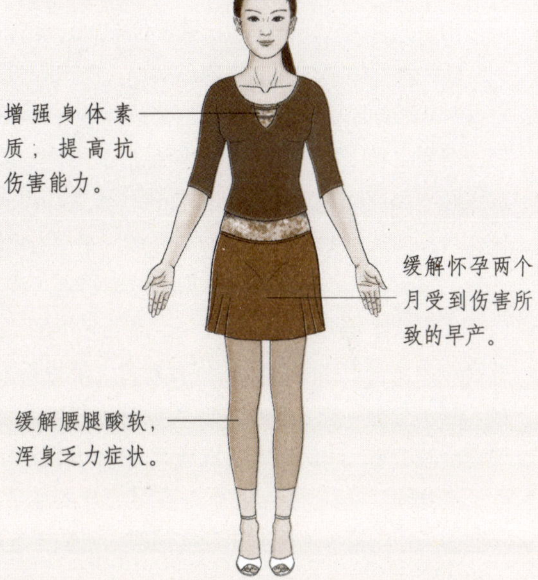

黄连	人参	吴茱萸	生地黄	生姜
0.15	0.33	0.13	0.09	0.006

煎服方法：以上五味药分别切细，加七升酢浆，煮取三升，分四次服，白天三次，夜间一次，十天一换。

服药禁忌：服药期间避免饮茶、酒，少吃辛辣食物。

现代应用：对妊娠妇女预防流产具有很好的药效。

黄连

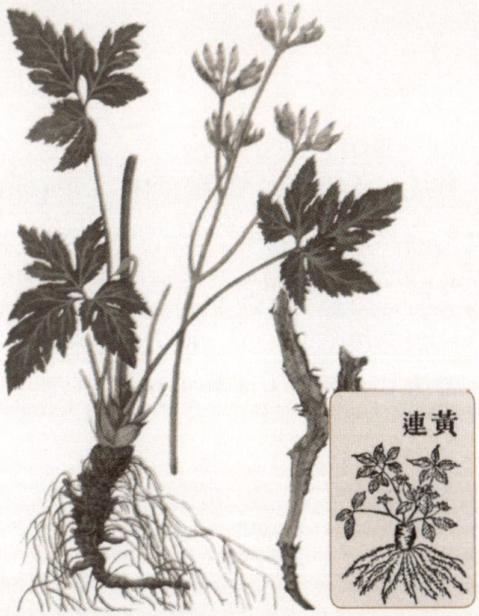

黄连歌诀

黄连味苦，泻心除痞，
清热明眸，厚肠止痢。

性味与归经：性寒，味苦。归心、脾、胃、胆经。

功效与主治：清热燥湿，解毒泻火。本品主治气机不畅所致的恶心呕吐、脘腹痞满，以及腹痛泻痢等症。

建议用量：2～5g，外用适量。

妊娠恶阻方——缓解孕期不良反应的处方

从妇人平而虚的脉象，即可辨明是否有妊娠。经说：血气调和，男女精气相结合。尺部脉搏动在指下，大于寸口脉，阴阳两部位的脉有显著差别，是妇人受孕的脉象，因而叫有子。

妊娠刚开始时，寸部脉象微而小，一次呼吸心跳五次；妊娠三个月时，尺部脉象数；妊娠四个月时，想知道怀的是女孩还是男孩，右手脉象疾是女孩，左手脉象疾的是男孩，左右手脉象都疾的则要生双胞胎。其他辨别方法：右手脉象浮而大的是女孩，左手脉象沉而实的是男孩，左、右手脉象都沉而实则是双胞胎男孩，反之都浮而大的，就是双胞胎女孩。右手脉象偏大的是女孩，尺部如果左手脉象偏大的是男孩，左、右手脉象都大的，则是双胞胎孩子，与脉象实的状况一样。除此以外，右手尺部脉象沉而细的是女孩，左手尺部脉象浮而大的是男孩。

大凡身体虚羸瘦，肾气虚弱，血气又不足，或者饮用冷水太多、当风，心下有痰饮的妇女，若将怀孕必易患阻病。所谓将有妊娠，是说妇人的月经仍然再来，颜色肌肤并无异样，不思饮食，只是全身沉重、昏闷，脉理顺时平和，又不知病患之所在。像这样月经在两个月后便会停掉，开始结胎。得阻病即是说患者心中烦乱不安，头重眼花，四肢沉重，软弱的不能抬举，恶食而不喜欢闻到饮食的气味，只想吃酸、盐的果子，少起多睡，往往达三四个月以上，剧烈呕逆，不能做任何事情。原因在于经血闭塞，水积于五脏，使脏气不能渲通，因此心中烦闷不安，气逆而形成呕吐。经络阻塞不畅，血脉不通，就会四肢沉重无力，若同时受了风邪就会头昏目眩。一旦出现这种症状，适宜服半夏茯苓汤，数剂后服用茯苓丸，消除痰饮，就可以饮食了。能够饮食，使气盛体强，足够养胎，母体就健康。古今有数十种治疗恶阻病的处方，大多不问冷、热、虚、实、年少、年长，差点病死的人多被这服处方救活。

【半夏茯苓汤】

治妊娠恶阻，心中昏闷，空烦呕吐，恶闻饮食的气味，四肢和全身关节疼痛沉重，头昏重，少起多睡，恶寒，出汗，极度黄瘦、疲倦的处方：

干地黄、茯苓各十铢，半夏三十铢，人参、芍药、橘皮、细辛、芎䓖、旋覆花、桔梗、甘草各十二铢，生姜三十铢。

以上十二味药分别研细，加一斗水熬成三升药液，分成三次服。如果患恶阻病，积有一月多未治愈，以及服药冷热失候，客热烦渴等病变，口中生疮的，去橘皮细辛，加前胡、知母各十二铢；如遇冷下痢的，去干地黄，加入桂心十二铢，如果量减小，胃中虚惫，生热，大便不通，小便赤少的，适宜加大黄十八铢，去地黄，加黄芩六铢。其余的依方服一剂，取下后，根据气力及冷热情况减少或增加，处方调定，再服一剂，紧接着服茯苓丸，使患者能够饮食，身体便能够强健。忌滑物、油腻、生冷、菘菜、醋、海藻等物。

孕妇行为对胎儿的影响

孕妇的行为会影响到胎儿出生后的状况，这是有的人患有先天性疾病最主要的原因。下图所示为孕妇在孕期的不同行为可能会造成胎儿的不同结果。

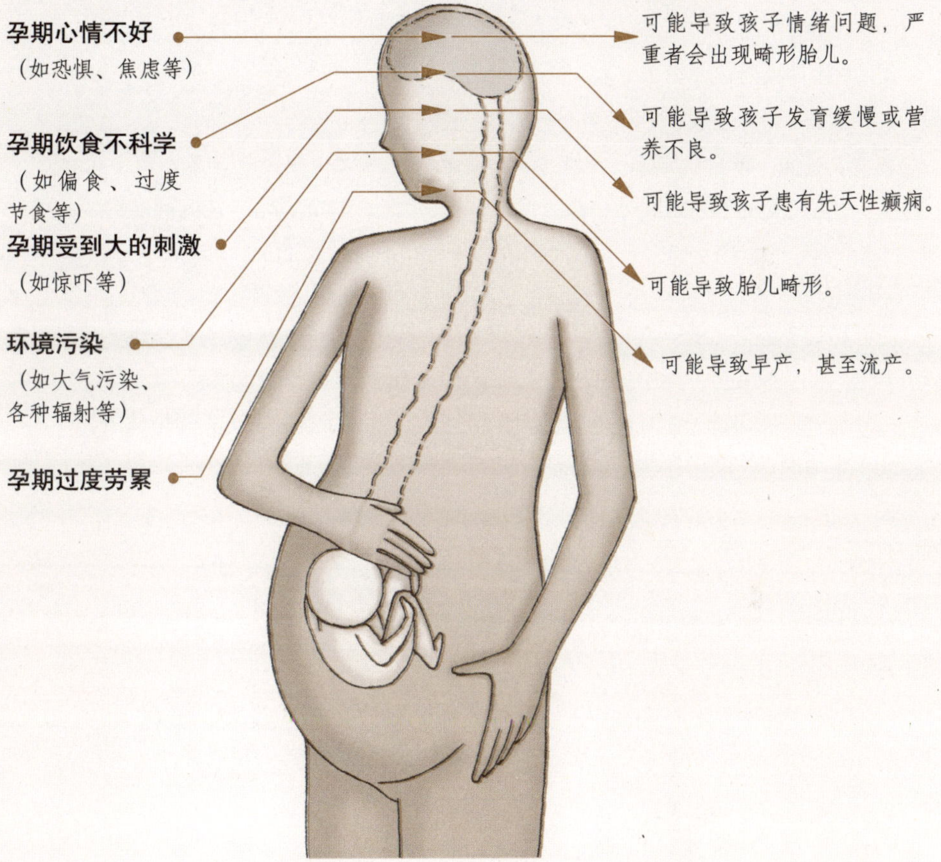

中医常识问与答

孕期女性如何应对妊娠反应?

怀孕早期由于妊娠反应，女性的消化功能发生改变，多数都会出现恶心、呕吐、食欲下降等症状，这时妊娠妇女就要在饮食方面稍加注意，与以前的饮食习惯也会出现不一样的情况，这时女性应该遵循少食多餐的饮食原则，不能强制进食，可根据自己的爱好进食，这时就不要一味的追求食物营养价值了，保证进食量即可。另外，清淡的饮食也可以增进食欲，减少妊娠反应，使孕妇尽可能的多吃食物，新鲜的蔬菜、水果、豆制品都是孕期食物的首选。

妊娠诸病方——调治妊娠期的各种不适

妊娠时期，母体会产生一系列变化，女性此时也更容易生病，以下药方可调理妊娠期的种种不适，利于产妇康健。

◉ 胎动及数堕胎第一

【旋覆花汤】

治妊娠六、七个月，胎动不安。

旋覆花一两，芍药、半夏、生姜各二两，白术、黄芩、厚朴、茯苓、枳实各三两。

以上九味药分别研细，用水一斗煮取两升半，白天三次饭前服，夜间两次，共五次。

◉ 漏胞第二

治妊娠后月经仍然如平常一样来，这叫漏胞，胞干便会死。用药方：生地黄半斤切细，用清酒两升煮三沸，绞去渣，能够多服最好，不定时服用。

治妊娠时仍然血流不止，名叫漏胞，血流完胎儿就死了。用药方：干地黄捣为末，用三指取一撮药末，用酒送服下，不要超过三服。

◉ 子烦第三

【竹沥汤方】

子烦即治妊娠期间常常觉得烦闷。

竹沥一升，茯苓四两，黄芩、防己、麦门冬各三两。

以上五味药分别切细，用四升水合竹沥，煮到两升，分三次服，不愈再作一剂。

◉ 心腹腰痛及胀满第四

治妊娠期间腹中胀满疼痛、恶心，不能饮食的处方：

芍药四两，白术六两，黄芩三两。

以上三味药分别切细，用六升水煮取三升，半天内分三次将药服完，微微下水，使孩子容易出生，一月饮一剂为好。

◉ 伤寒第五

治妊娠期间伤寒，发热，头痛，肢节烦疼的处方：

石膏八两，大青、黄芩各三两，栀子仁、前胡、知母各四两，葱白切，一升。

将以上七味药分别研细，用七升水，煮取两升半，去渣，分成五次服，共服两帖，间隔时长如人走了七八里路。

旋覆花汤

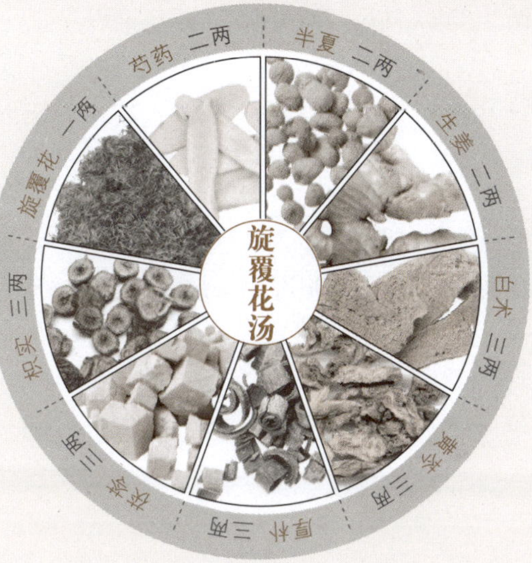

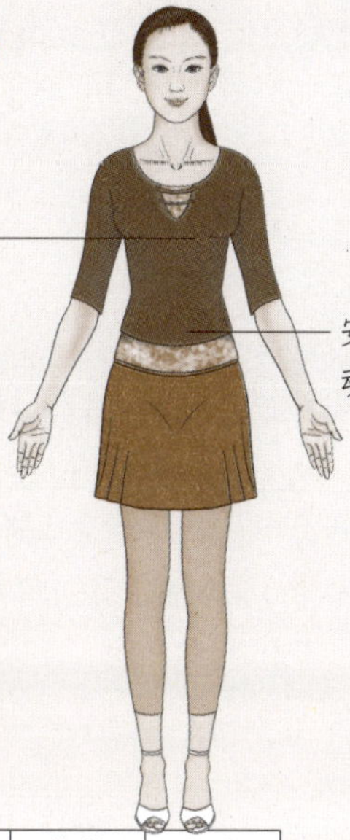

旋覆花	芍药	半夏	生姜	白术	黄芩	厚朴	茯苓	枳实
0.07元/g	0.07元/g	0.12元/g	0.006元/g	0.16元/g	0.04元/g	0.05元/g	0.06元/g	0.04元/g

煎服方法：以上九味药分别研细，用水一斗，煮取两升半，白天三次饭前服，夜间两次，共五次。

服药禁忌：忌食生冷辛辣食物，服药期间忌酒。

现代应用：本药具有安胎的作用，对于女性怀孕三个月之内的胎动不安具有疗效。

旋覆花

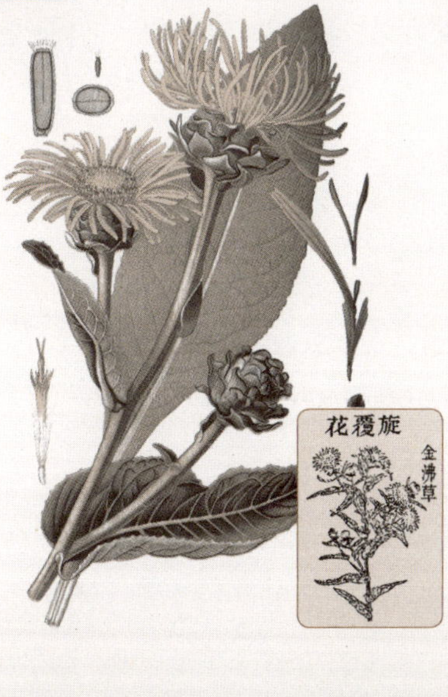

旋覆花歌诀

旋覆花温，消痰止嗽，
明目祛风，逐水尤妙。

性味与归经：性微温，味苦、辛，归肺、胃经。

功效与主治：降气化痰，降逆止呕。对咳嗽痰多，胃气上逆所致的恶心呕吐具有一定疗效。

建议用量：3～10g。

疟疾第六

治妊娠期间患疟疾的汤方：黄芩三两，恒山二两，甘草一两，石膏八两，乌梅十四枚。

以上五味药分别研细，用水、酒各一升半合，浸药一夜后，煮药三四沸，去渣，分别以六合、四合、二合，分三次服用。

下血第七

【胶艾汤】

治妊娠从两个月到八个月，孕妇忽然失去依靠而跌倒，孕妇受到损伤，胎动不安，腰腹疼痛得快要死了，以及胎儿向上顶撞心下，气短。

艾叶三两，干地黄四两，芍药、甘草、芎䓖、当归、阿胶各二两。

以上七味药分别切细，用三升酒、五升水合煮取三升，去渣后加入阿胶，使阿胶烊化尽，每天三次服用，不愈再作一剂。

小便病第八

治妊娠期间小便不利的药方：葵子一升，榆白皮一把，切，以上两味药，用五升水煮五沸，每天三次，每次一升。

治妇人无缘无故地尿中带血的药方：大豆黄卷、鹿角屑、桂心各一两，以上三味药治择捣筛后制成散药。每天三次用酒送服下方寸匙。

下痢第九

治妊娠期间及产后下痢、寒热的处方：栀子二十枚、黄连一升、黄柏一斤，以上三味药分别切细，用五升水浸药一夜，煮三沸，服一升，一天一夜服完。如出现呕吐症状，可加生姜二两、橘皮一两。也可以治男子平常的痢疾。

水肿第十

【鲤鱼汤】

治妊娠期间腹部肿大，胎儿浮肿，

鲤鱼一头，重二斤，生姜三两，芍药、当归各三两，白术五两，茯苓四两。

以上六味药分别研细，用一斗两升水将鱼煮熟，澄清后取八升，加入其它的药，煎为三升，分五次服。

胶艾汤

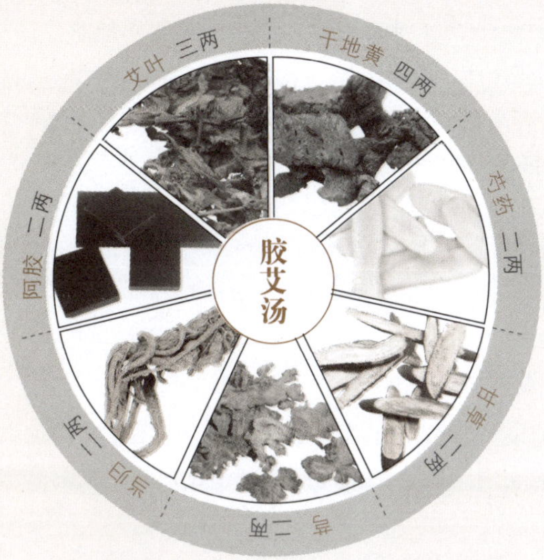

功效与主治

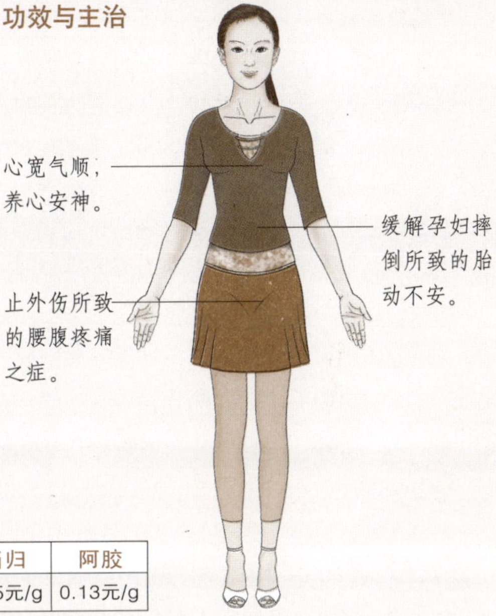

艾叶	干地黄	芍药	甘草	芎䓖	当归	阿胶
0.02元/g	0.09元/g	0.07元/g	0.11元/g	0.08元/g	0.05元/g	0.13元/g

煎服方法：以上七味药分别研细，用三升酒、五升水合煮取三升，去渣后加入阿胶，使阿胶烊化尽，每天三次服用，不愈再作一剂。

服药禁忌：服药期间忌食生冷、辛辣食物。

现代应用：本方能增强机体免疫能力，强健身体，增强凝血能力，抑制病菌，对产妇安胎具有显著疗效。

艾叶

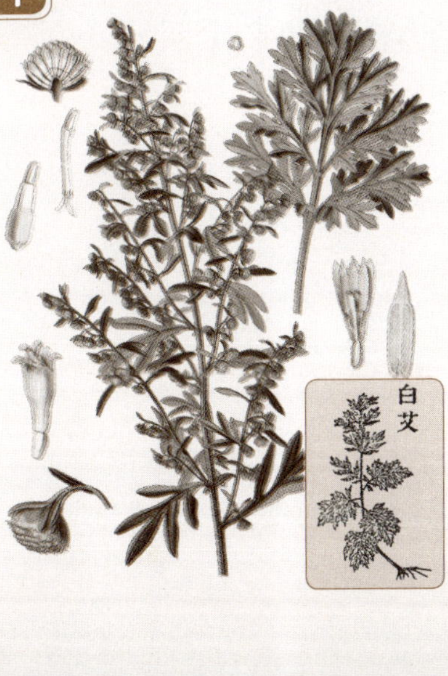

艾歌诀

艾叶温平，温经散寒，
漏血安胎，心痛即安。

性味与归经：性温，味辛、苦。

功效与主治：温经止血，安胎散寒。

建议用量：3～10g。

产难方——突发难产的处理方法

虽然产妇被世人视为秽恶，但是在产前疼痛发作、未生产或正在生产的时候，都不能够让产妇受到惊吓，否则会引起难产，而且如果产妇正在生产，会伤害到婴儿。

妇人生产时，最好只有两三人在旁边侍候，产完后再告诉其他人。忌多人围观，容易导致难产。为避免难产，产妇不要急迫、紧张，旁边的人也极需平静仔细，不要催促、预缓、预急、忧愁和郁闷。如果腹中疼痛，眼冒金星，这是胎儿在肚中回转，不是要出生。孩子刚刚落地，不要让母亲看见这些污秽之物，一切人以及母亲都忌问是男孩还是女孩，忌给他暖而烫的东西，让他吞下五口新汲水。产妇饮食的温度应当如人的肌肤温度差不多，慎吃热药、热面。

治妇人难产，或者半生，或子死腹中，或胎衣不下，或附着在脊背上，几天都产不下来，血气上抢心下，母亲脸无血色，气欲断绝的处方：白蜜、煎猪膏各一升，醇酒两升。

将以上三味药一起煎取两升，分两次服，两次服不完的，可以随其所能而服下。治产后恶血不除，上抢心痛、烦急的，用地黄汁代替醇酒。

【治难产方】

通草五两，牛膝四两，槐枝（切）两升，瞿麦、榆白皮（切）、大麻仁各一升，

以上六味药分别研细，用一斗两升水煮取三升半，分五次服。

治难产，以及日月不足而将生产的处方：取知母一两研为末，用蜜调和成如兔屎一样大的丸，服一丸，如果痛未停止，再服一丸。

治难产方：吞下皂荚子两枚。

难产：针刺两肩井穴，针入一寸，泻后，一会儿就会分娩。

治难产多日，气力用尽而仍然不能产下，这是原先就有疾病，用药方：阿胶二两，赤小豆两升。

以上两味药，先用水九升煮到赤小豆熟后去渣，加入阿胶烊化，一服五合，不超过三服胎儿即可娩出。

治产后血晕方：取半夏一两，捣细过筛后制成散药。和成如大豆一样大的药丸，纳入鼻孔中即愈。这是扁鹊的治疗方法。

难产方

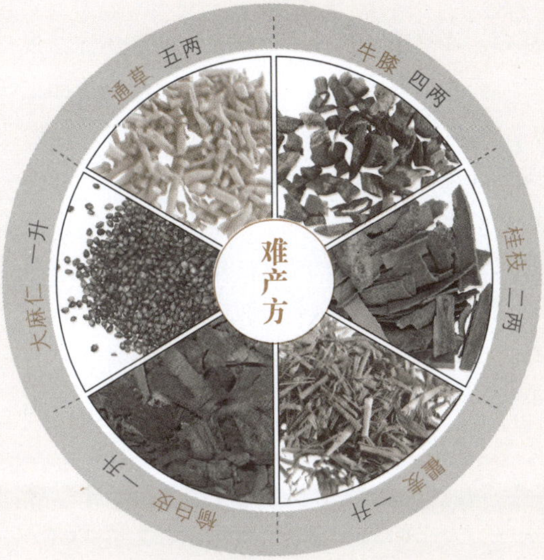

功效与主治

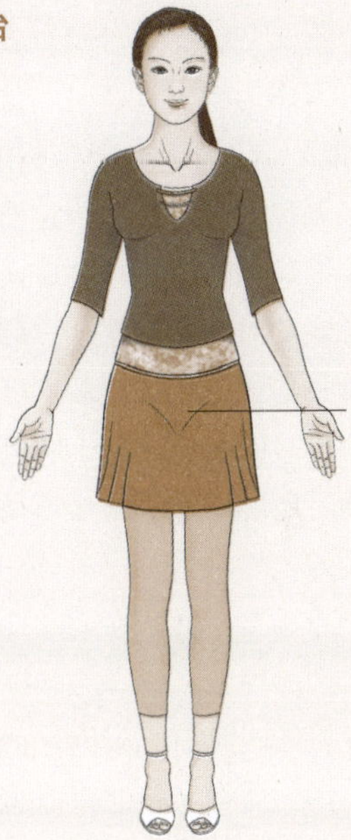

通草	牛膝	桂枝	瞿麦	榆白皮	大麻仁
0.05元/g	0.44元/g	0.03元/g	0.01元/g	0.02元/g	0.03元/g

煎服方法：六味药分别切细，用一斗两升水，煮取三升半，分五次服。

服药禁忌：避免食用辛辣刺激食物，忌食生冷。

现代应用：本方具有通利的作用，不仅能促进生产，缓解难产，还有利尿下乳的功效。

桂枝

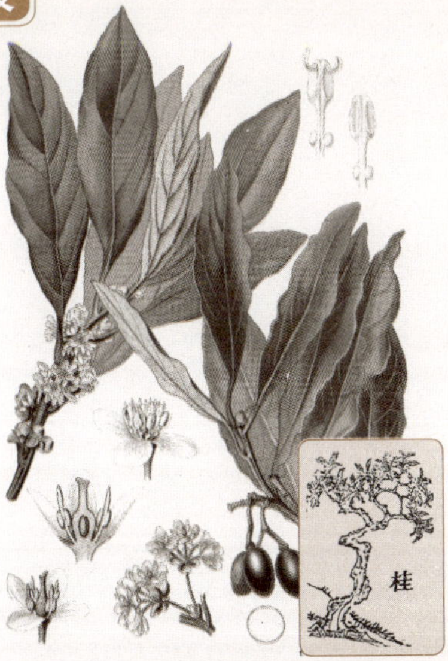

桂枝歌诀

桂枝小梗，横行手臂，
止汗舒筋，治手足痹。

性味与归经：性温，味甘、辛。归心、肺、膀胱经。

功效与主治：温通经脉，助阳化气，发汗解表。主治风寒感冒，对痰饮，寒凝血滞引起的疼痛亦有缓解治疗作用。

建议用量：3～9g。

产后虚损、虚烦方——缓解产后虚弱和烦闷

女性，不仅在怀孕的时候，还是到了产后都应当小心谨慎，因为那些危及生命的病症，常在此时侵入人体。特别是产时，就算没有什么不适，也不能纵心肆意，无所不犯。要知道冲犯的时候虽然微如秋毫，感染的病患却要相当严重。因为产后遗留的病，往往难以根除。女性生产以后，五脏十分虚弱，一定要适度的进补。如果此刻产妇有病，一定不能用药性猛烈的泻药。因为药性猛烈的泻药，会虚上加虚，致使五脏更加虚弱，而且可能加重病情，所以妇女产后百日，一定要对其关爱有加，避免忧郁恐惧，不要立即行房事。如果在此期间有所疏忽，身体必强直（强直就是颈项、肢体挺直活动不便），这就叫蓐风，也就是冲犯的症候。假若不小心因为轻微小事而有所冲犯，嬉笑致病，这就会给自己带来不必要的痛苦。就算付以重金，遍求良医，这时所落下的病一般都很难根治。学医的人对于产妇的药方，务必精熟地了解，不能像平常的药方一样对待。

产妇千万不要上厕所便溺，以在室内盆中便溺为好。凡是产后满了百日，夫妇才能行房事。否则，产妇将会百病滋生，终身虚弱，难以痊愈！大凡如果产后过早行房，必会造成妇女脐下虚冷，风气。产后七天内，如果恶血未尽，一定不能服汤，只有等到脐下块状消散后，才能进食羊肉汤。痛得厉害的可以另当别论。产后三两天，可进服泽兰丸。到满月的时候，可以停止吃泽兰丸，否则，虚损就不能恢复。身体极度消瘦虚弱的产妇，可服用五石泽兰丸。未满月期间，必须服用泽兰丸来补益，而且须在生产七日以后开始服用。妇女在夏季生产，着凉而患上风冷病，以致腹中积聚，百病缠身，这种情况可用桃仁煎来治疗，产后月满就可服用。妇女要想身体健康，最好每到秋冬季节，就服上一两剂。

【四顺理中丸】

人参、白术、姜各一两，甘草二两。

将以上四味药研细，加蜜制成像梧桐子一般大小的药丸，每天服食十丸，以后逐步地增加到二十丸。此药丸可以滋养产妇的脏气。

【桃仁煎】

治疗妇女产后百病，泽悦容颜，补益诸气。将一千二百枚桃仁捣成粉末，用烧酒一斗五升研滤三四遍，装入长颈瓷瓶中，用麦面封实瓶口，用温火慢煮二十四小时。火不能太猛，不要让瓶口淹在水中，要将瓶口一直露在水面。煮熟后将药取出，用温酒送服，一日两次，男性也可服用。

【地黄羊脂煎】

调理产妇产后的饮食。

羊脂二斤，生姜汁五升，生地黄汁一斗，白蜜五升。

先将生地黄汁煎至五升，接着放入羊脂合煎减去一半，加入姜汁再次煎减一次，与白蜜一道放入铜器中，煎成饴糖状即成。每次取鸡蛋大小一枚，投入热酒中服用，一日三次。

四顺理中丸

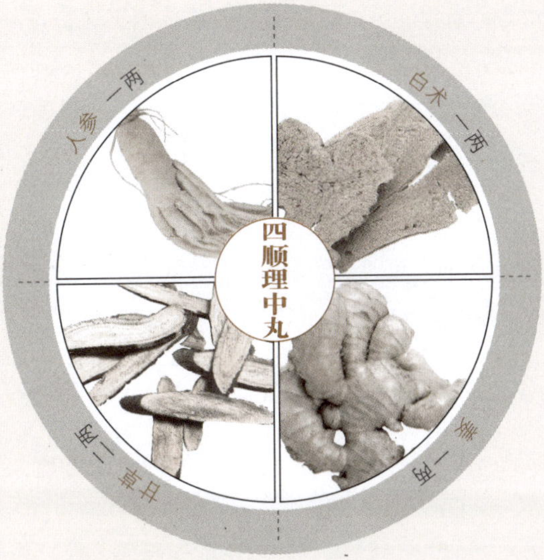

功效与主治

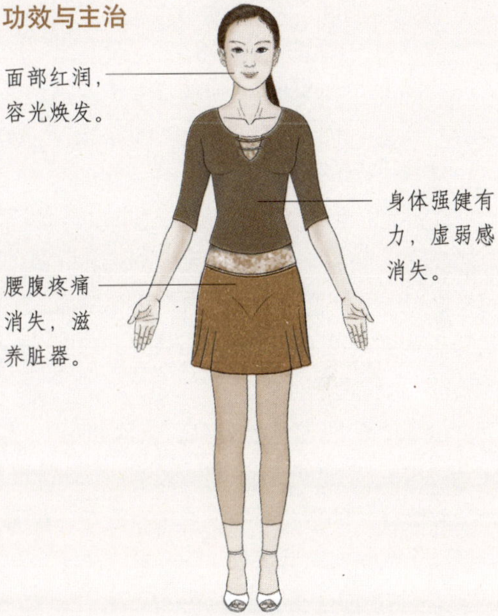

人参	白术	姜	甘草
0.33元/g	0.16元/g	0.006元/g	0.11元/g

煎服方法：将以上四味药研成粉末，加蜜制成像梧桐子一般大小的药丸，每天服食十丸，以后逐步地增加到二十丸。

服药禁忌：阴虚燥渴者须少量服用；用药期间忌食辛辣食物。

现代应用：本方具有强壮身体的功效，能增强细胞免疫功能，对白细胞升高具有促进作用，同时亦能镇定。

人参

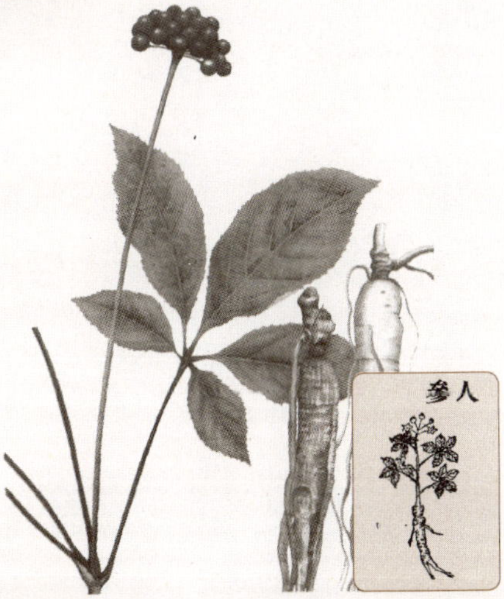

人参歌诀

人参味甘，大补元气，
止渴生津，调营养卫。

性味与归经：性微温，味甘、微苦。归肺、脾、心经。

功效与主治：大补元气，健脾益肺，生津止渴，安神益智。本品能够大补元气，复脉固脱，是拯救危重症的要药，对大病初愈有疗效。

建议用量：3～9g。

【羊肉黄耆汤】

治疗产后虚乏，补益身体。

羊肉三斤，黄耆三两，大枣三十枚，茯苓、甘草、当归、桂心、芍药、麦门冬、干地黄各一两。

将以上十味药研细，加二斗水煮羊肉，得汤汁一斗，去掉羊肉，加入其余药物，煎取汁水三升，去渣。分作三次服用，一日三次。

【薤白汤】

主治产后胸中烦热逆气。

薤白、甘草、人参、半夏、知母各二两，栝楼根三两，石膏四两，麦门冬半升。

将以上八味药研细，加入一斗三升水，煮取汁水四升后去渣。白天三次，晚上两次，分五次服。如果热得厉害，再加石膏、知母各一两。

【蜀漆汤】

治疗产后虚热，骨节疼痛，心胸烦满，头痛壮热（发热时热势壮盛，类似疟疾症状，申时尤其厉害）。

蜀漆叶、甘草、桂心、黄芩各一两，黄耆五两，生地黄一斤，知母、芍药各二两。

以上八味药切后加水一斗，煮取药汁三升，分三次服，能治寒邪热疾，不伤人。

【知母汤】

治疗产后忽冷忽热，通身温壮热（与壮热相似，温温然不是很热），心胸烦闷。

知母三两，桂心、甘草各一两，黄芩、芍药各二两。

以上五味药研细，加五升水，取汁水两升半，分三次服。另一方中加生地黄，不用桂心。

【芍药汤】

治疗产后头痛虚热。

白芍药、牡蛎、干地黄各五两，桂心三两。

将以上四味药研细后，加水一斗，煮取汁水两升半，去渣之后，一日内分三次服下。此汤药无毒不伤人，还能治疗腹中拘急疼痛。如果通体发热另加黄芩二两。

【羊肉汤】

治疗产后虚弱喘乏，腹中绞痛，自汗。

肥羊肉三斤，去脂，当归一两，桂心、甘草各二两，生姜、芍药各四两，芎䓖三两，干地黄五两。

将八味药咀细。加一斗半水煮羊肉，取汤七升，去掉羊肉后，放入其余几味药，煮取药汁三升，去掉药渣。分作三次服，病未全愈重做再服。

知母汤

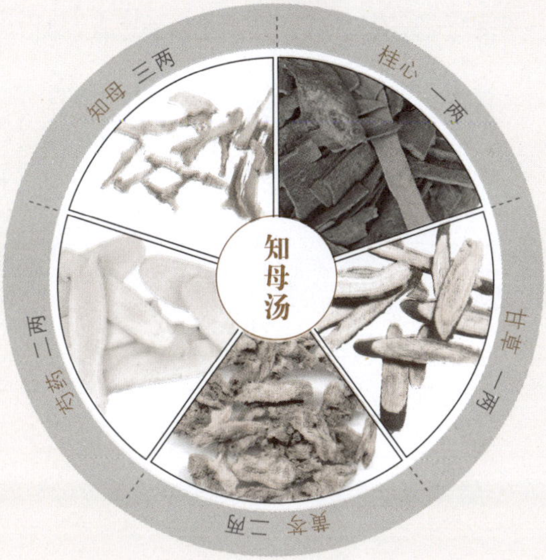

功效与主治

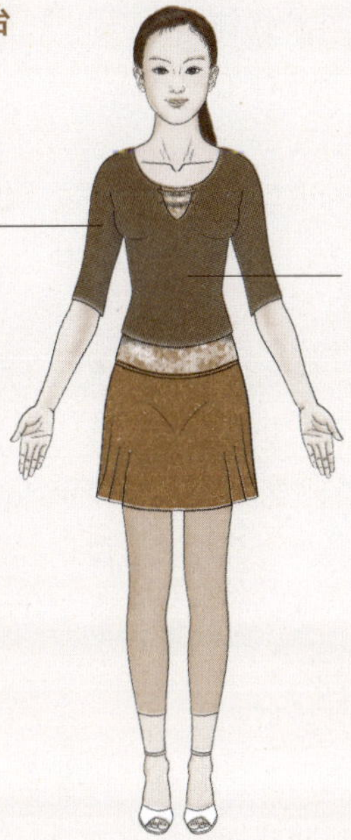

知母	桂心	甘草	黄芩	芍药
0.09元/g	0.1元/g	0.11元/g	0.04元/g	0.07元/g

煎服方法：以上五味药研细，加五升水，取汁水两升半，分三次服。另一方中加生地黄，不用桂心。

服药禁忌：用药期间忌食辛辣、刺激食物；本方有少许滑肠功效，脾虚便溏者慎用。

现代应用：本方具有强烈的杀菌作用，对女性产后月子期间，忽冷忽热等不适感亦有疗效。

知母

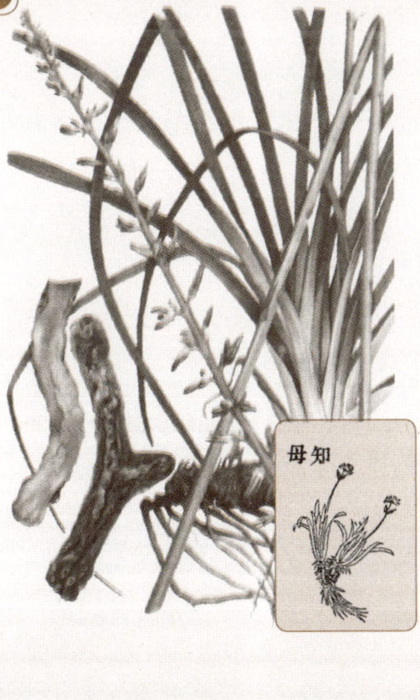

知母歌诀

知母味苦，热渴能除，
骨蒸有汗，痰咳皆舒。

性味与归经：性寒，味苦，甘。归肺、胃、肾经。

功效与主治：清热泻火，滋阴润燥。本品对热病烦渴，肺热燥咳均有疗效，对肠燥便秘也有很好的治疗作用。

建议用量：6～12g。

产后中风方——祛除产后外感风寒

凡是产后患各种风症，以及身体像角弓反张，用的药物忌药性毒，只适宜单独进食一两味，不能大发汗，尤其忌转用泻药、吐痢的药，否则病人必死无疑。

【独活汤】

治产后外感风邪，口噤不能言语。

独活五两，防风、白术、甘草、秦艽、桂心、当归、附子各二两，生姜五两，葛根三两，防己一两。

将上十一味药研细，加水一斗两升，煮取药汁三升，去渣后分三次服。

【防风汤】

治疗产后外感风邪，背急短气。

防风、葛根、独活各五两，人参、甘草、当归、芍药、干姜各二两。

将以上八味药研细，加水九升后，煮取药汁三升，去渣分三次服，一日三次。

【独活酒】

治产后外感风邪。

独活一两，秦艽五两，桂心三两。

将以上三味药切细后，加酒一斗半浸泡三天，最先饮用五合，后加至一升，随性服用，不可多喝。

【三物黄芩汤】

黄芩、苦参各二两，干地黄四两。

将以上三味药研细，加入八升水，煮取药汁两升后去渣。等温度适宜后进服一升，一日两次，吃后多会下虫或吐。

【葛根汤】

治疗产后中风、麻木不仁、气息迫急、口不能言、痉挛、眩晕困顿以及产后各种疾病。

葛根、生姜各六两，当归三两，独活四两，甘草、茯苓、芎䓖、石膏、桂心、人参、白术、防风各二两。

以上十二味药研细，加水一斗两升，煮取三升药汁，一天分三次服用。

【甘草汤】

治疗蓐风，背部强硬僵直而不能转动，又名风痉。

甘草、麦门冬、干地黄、麻黄各二两，杏仁五十枚，黄芩、芎䓖、栝楼根各三两，葛根半斤。

将以上九味药切细后用一斗五升水、五升酒合煮葛根，去渣取汁水八升，放入其余药物后煮取药汁三升，去渣分两次服用。一剂不愈，再服一剂更好。

防风汤

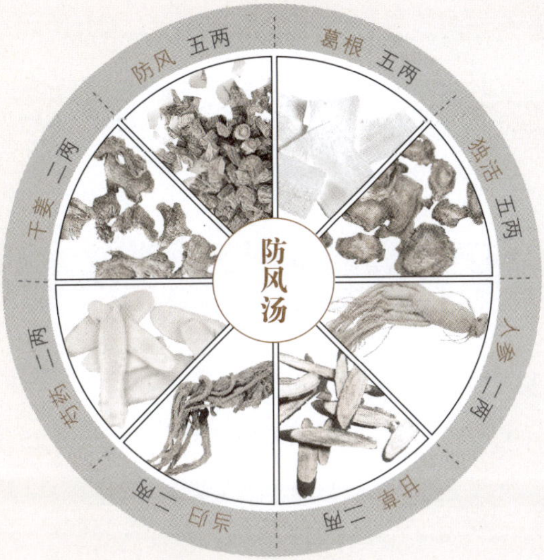

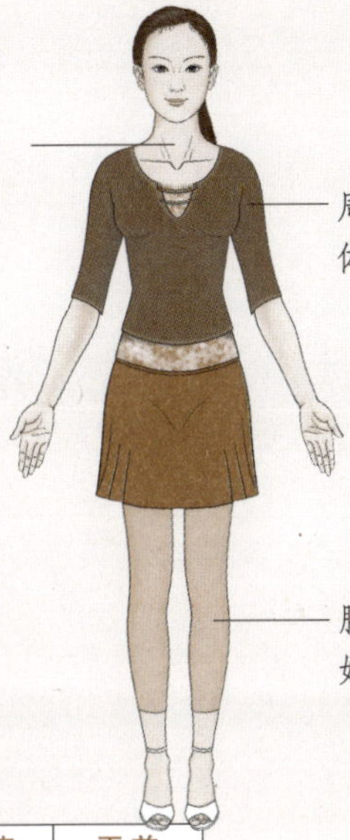
功效与主治
气机顺畅，
咽门畅通。
周身有力，身
体恢复健康。
腰膝软弱状况
好转。

防风	葛根	独活	人参	甘草	当归	芍药	干姜
0.24元/g	0.09元/g	0.05元/g	0.33元/g	0.11元/g	0.05元/g	0.07元/g	0.006元/g

煎服方法： 将以上八味药研细，加水九升后，煮取药汁三升，去渣分三次服，一日三次。

服药禁忌： 本药性略微偏温，热病风动者慎用，用药期间忌食生冷、辛辣食物。

现代应用： 本药方具有解热消炎的作用，对感冒风寒具有疗效。

防风

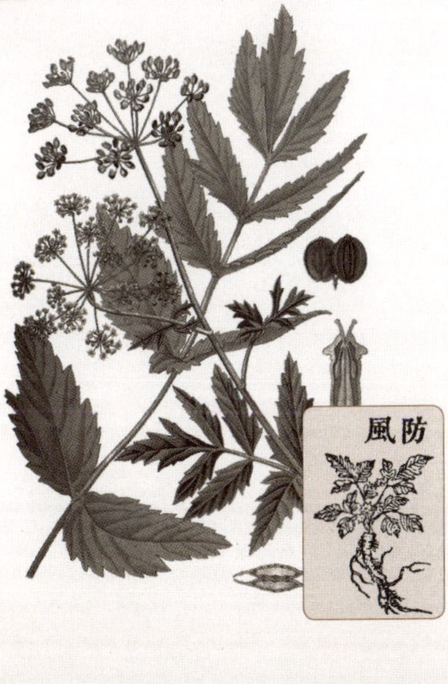

防风歌诀

防风甘温，能除头晕，
骨节痹疼，诸风口噤。

性味与归经： 性微温，味甘、辛。归膀胱、肝、脾经。

功效与主治： 祛风解表、胜湿止痛。主治外感风寒，对风湿痹痛、风疹瘙痒以及破伤风亦有较好的治疗功效。

建议用量： 4.5～9g。

产后心腹痛方——治疗产后心腹痛的良方

产后心腹痛多与淤阻有关，本篇主要介绍可缓解产后妇女心痛、腹痛的方剂。

【当归汤】

治疗妇女寒疝，症见腹中拘急疼痛，恶寒肢冷，出冷汗，甚至手足麻木、遍体疼痛、虚劳不足，类似产后腹绞痛。

当归、芍药各二两，羊肉一斤，生姜五两。

以上四味药，切细后加八升水煮熟羊肉，用汁煎药取药汁两升，进服七合，每天三次。

【芍药汤】

治疗产后小腹疼痛难忍。

芍药六两，甘草二两，胶饴八两，桂心、生姜各三两，大枣十二枚。

以上六味药研细，加七升水煮取四升汁水，去渣后放进胶饴并让其烊化，一天分三次服。

【蜀椒汤】

治由于过度寒冷造成的产后心痛。

蜀椒二合，甘草、桂心、当归、半夏、人参、茯苓各二两，蜜一升，芍药一两，生姜汁五合。

以上十味药研细，先加九升水煮蜀椒，煮沸后放入除蜜、姜汁外的其余七味药，取药汁两升半去渣，然后倒入姜汁和蜜煎取三升。禁吃冷食，一次服五合，后渐渐加至六合。

【吴茱萸汤】

治疗妇女先有寒冷，呕吐或饭量小、心腹刺痛、胸中满痛、发肿、发冷或下痢、呼吸软弱欲绝，产后更加严重等。

吴茱萸二两，干地黄十八铢，防风、甘草、细辛、干姜、桔梗、当归各十二铢。

将以上八味药研细，加四升水煮取一升半药汁，去渣后，分两次服。

【蒲黄汤】

治疗产后杂病：头疼、胸中少气、余血未尽、腹痛以及腹中极度胀满。

蒲黄五两，芒硝、芎䓖、桂心各一两，生姜、生地黄各五两，桃仁二十枚，大枣十五枚。

将以上八味药研细，加九升水，煮取两升半汁水，去渣再放入芒硝。一天分三次服用，效果良好。

【内补芎䓖汤】

治疗妇女产后虚弱、腹中绞痛、崩伤过多、身体虚竭。

芎䓖、干地黄各四两，甘草、干姜各三两，桂心二两，芍药五两，大枣四十枚。

将七味药切细，加一斗两升水煮取三升药汁，去渣后，一天分三次服用，不愈可再服一、二剂。如果体内有寒，有微泻，再加附子三两。

吴茱萸汤

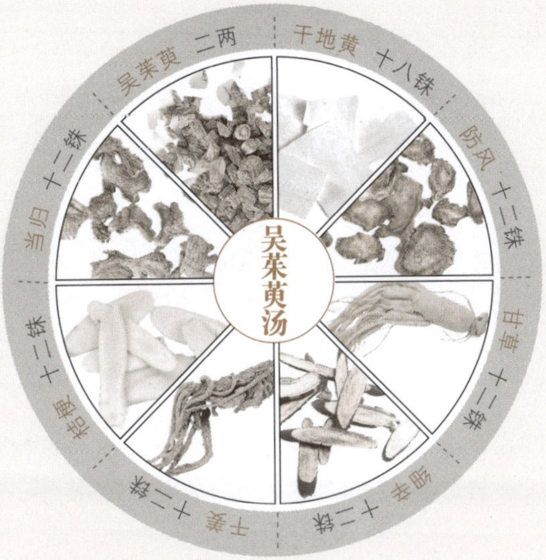

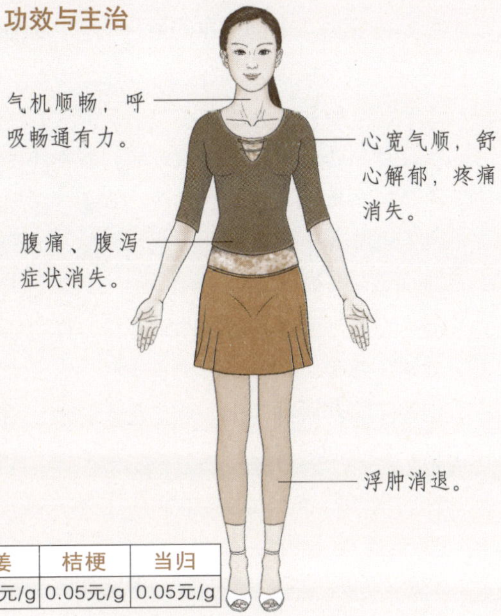

吴茱萸	干地黄	防风	甘草	细辛	干姜	桔梗	当归
0.13元/g	0.05元/g	0.24元/g	0.11元/g	0.26元/g	0.006元/g	0.05元/g	0.05元/g

煎服方法：将以上八味药研细，加四升水，煮取一升半药汁，去渣后，分两次服。

服药禁忌：本方偏辛热，阴虚有热者应遵医嘱服。

现代应用：本方有明显镇痛作用，尤其对胃溃疡所致的胃痛具有明显疗效。

吴茱萸

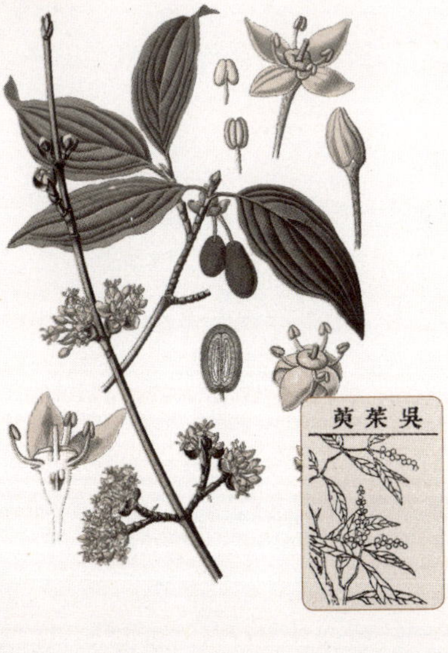

吴茱萸歌诀

吴萸辛热，能调疝气，
脐腹寒疼，酸水能治。

性味与归经：性热，味辛、苦。归肝、脾、胃、肾经。

功效与主治：散寒止痛、降逆止呕。本品辛散苦泄，擅长散寒止痛，对于胃寒所致的疼痛、呕吐具有疗效。

建议用量：1.5～4.5g。

产后恶露不尽、下痢、淋渴方——产后恢复清爽身体

产妇分娩后，由于气血的运行失常，血淤气滞，易引起腹痛、下痢等种种不适，以下介绍一些治疗产后不适的方剂。

【泽兰汤】

治疗产后恶露不尽，小腹急痛，腹痛不除，少气力，疼痛牵引至腰背。

泽兰、生地黄、当归各二两，生姜三两，芍药一两，甘草一两半，大枣十枚。

以上七味药研细，加九升水，煮取三升药汁，一天分三次服。也可治愈下坠不堪。

【甘草汤】

治疗产乳期余血不尽，手脚逆冷，逆抢心胸，腹胀，唇干，气短力弱。

甘草、桂心、芍药、阿胶各三两，大黄四两。

上述五味药研细，用一斗东流水煮取三升药汁，去渣再放入阿胶并烊化，分三次服。首次服下后，脸立即变得红润。一天一夜吃完三升药，即会下一、两升恶血，病可痊愈。妇女应像刚刚生产那样调养。

【桂蜜汤】

治产后余寒下痢，一天数十次便赤血、脓血，腹中时时疼痛且下血。

蜜一升，干姜、桂心、甘草、当归各二两，附子一两，赤石脂十两。

以上七味药切细，加六升水，煮取三升药汁，去渣后再放入蜂蜜煎一两沸。一天分三次服。

【生地黄汤】

治疗产后忽然感受寒热邪，下痢。

生地黄五两，淡竹叶两升（一作竹皮），大枣二十枚，黄连、甘草、桂心各一两，赤石脂二两。

以上七味药切细，加一斗水煮竹叶，取七升汁水，去渣并放入余药后，煮取两升半。一天分三次服。

【阿胶丸】

治疗产后心腹绞痛，泄泻不止，虚冷，上吐下泻。

阿胶四两，人参、龙骨、桂心、甘草、黄连、当归、干地黄、白术、附子各二两。

以上十味药捣成末，加蜜制成梧桐子大小的丸。一日三次，用温酒送服二十丸。

【滑石散 】

治疗产后淋。

滑石五两，车前子、通草、葵子各四两。

以上四味，捣制过筛取末。酢浆水送服一方寸匙，后稍加至二匙。

生地黄汤

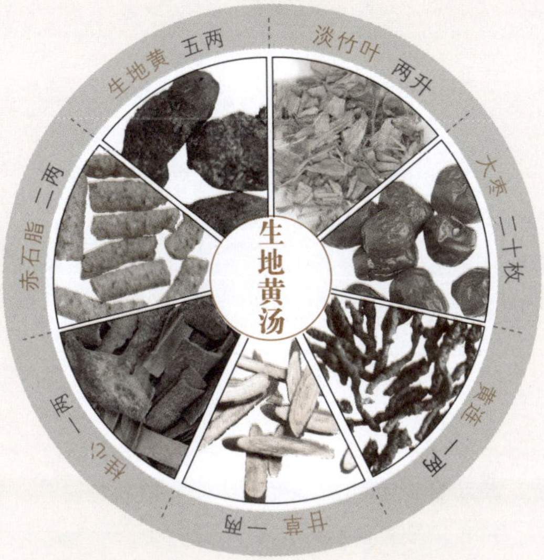

功效与主治

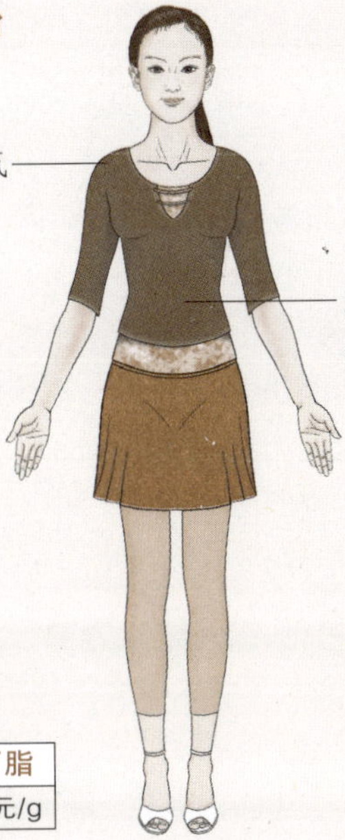

生地黄	淡竹叶	大枣	黄连	甘草	桂心	赤石脂
0.09元/g	0.03元/g	0.02元/g	0.15元/g	0.06元/g	0.03元/g	0.03元/g

煎服方法： 以上七味研细，加一斗水煮竹叶，取七升汁水，去渣并放入余药后，煮取两升半。一天分三次服。

服药禁忌： 服药期间忌食生冷、辛辣、油腻食物。

现代应用： 本方有较强的抗炎、止泻功效，对多种腹泻均有疗效。

生地黄

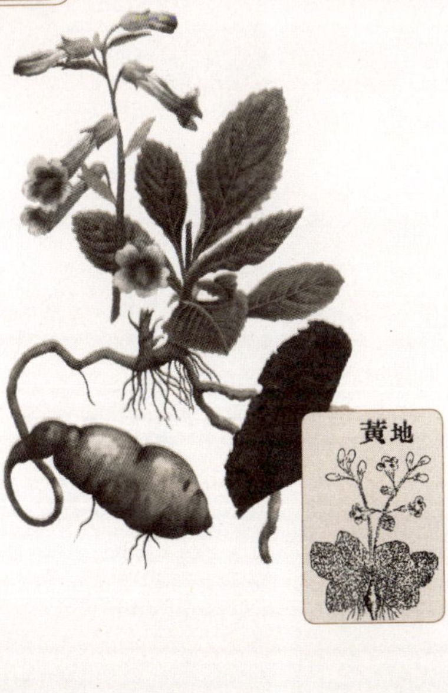

生地黄歌诀

生地微寒，能消温热，
骨蒸烦劳，养阴凉血。

性味与归经： 性寒，味甘、苦。归心、肝、肾经。

功效与主治： 清热凉血，滋阴生津。本品主治阴虚内热，肠燥便秘。

建议用量： 10～15g。

产后补益方——产妇身体虚弱的调理方法

【小五石泽兰丸】

治疗妇人饮食减少，面无光泽、血色，劳冷虚损，腹中发冷、疼痛，呼吸少气、无力，经候不调，补益温中的处方：

龙骨、苁蓉、桂心、紫石英、钟乳、矾石各一两半，当归、甘草、白石英、赤石脂各四十二铢，石膏、阳起石各二两，藁本、柏子仁各一两，泽兰二两六铢，干姜二两，白术、人参、蜀椒、芍药、厚朴、山茱萸各三十铢，芜荑十八铢。

以上二十三味药研成末，用蜜调成如梧桐子大的丸。每天三次，每次用酒送服二十丸，逐渐加至三十丸。

【增损泽兰丸】

治疗产后百病，补益虚劳，调理血气。

泽兰、当归、甘草、芎䓖各四十二铢，干地黄、柏子仁、石斛各三十六铢，白术、桂心、麦门冬、白芷、附子、干姜、细辛各一两，藁本、厚朴、芜荑各半两，人参、防风、牛膝各三十铢。

以上二十味药研成末，加蜜调成如梧桐子大的丸。空腹用酒服下十五丸至二十丸。

【白芷丸】

治疗产后流血过多，面目脱色，崩中伤损，虚竭少气，腹中疼痛的处方：

白芷五两，干姜、当归、续断、阿胶各三两，干地黄四两，附子一两。

以上七味药研成末，加蜜调成如梧桐子大的丸，每天四、五次，每次用酒送服二十丸。当归可用芎䓖代替；加蒲黄一两，效果更好；续断，可用大蓟根代替。

【大补益当归丸】

治疗产后虚弱、胸中少气，腹中拘急疼痛，有时引至腰背疼，或下血过多甚至血流不止，昼夜不能入眠，虚竭乏气，以及崩中，口唇干燥，面目无颜色。也治男子伤绝，或从高处堕下，内脏虚弱引起吐血、内伤，以及金疮伤及皮肉等。

当归、干姜、续断、阿胶、芎䓖、甘草各四两，桂心、芍药各二两，附子、白术、吴茱萸、白芷各三两，干地黄十两。

以上十三味药研成末，加蜜调成如梧桐子大的丸。白天三次，夜间一次，每次用酒送服二十丸。如药效不明显，加到五十丸。如有真蒲黄，最好加一升。

白芷丸

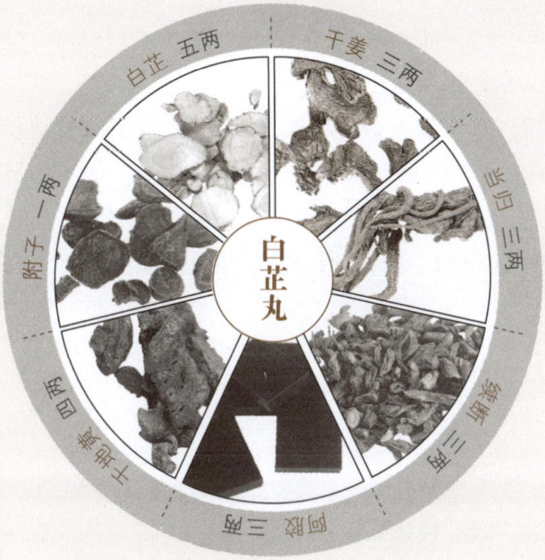

功效与主治

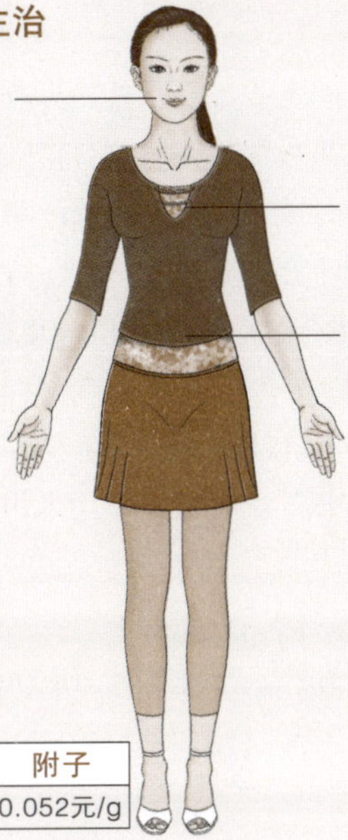

白芷	干姜	当归	续断	阿胶	干地黄	附子
0.09元/g	0.006元/g	0.05元/g	0.04元/g	0.13元/g	0.09元/g	0.052元/g

煎服方法：以上七味药研成末，加蜜调成如梧桐子大的丸，每天四、五次，每次用酒送服二十丸。

服药禁忌：阴虚血热、大便泄泻者慎用。

现代应用：本方中当归所含的挥发油可以使子宫收缩加强，因此有很好的止血作用，对产后妇女流血不止有疗效。

干姜

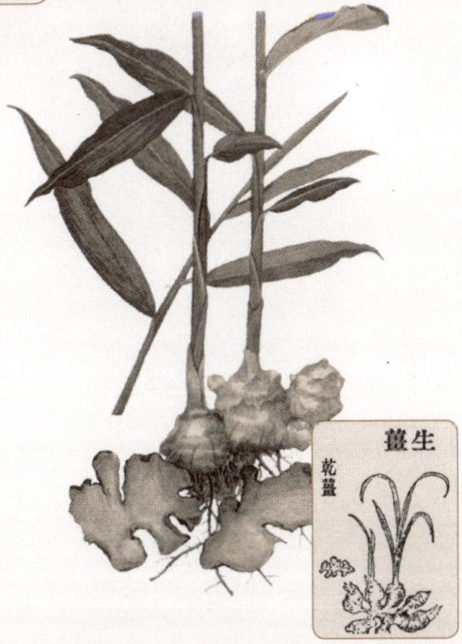

干姜歌诀

干姜味辛，表解风寒，
炮苦逐冷，虚寒尤堪。

性味与归经：性热，味辛。归心、脾、肺、肾经。

功效与主治：温中散寒，回阳通脉。本品主治脾胃寒凉所致的腹泻、呕吐、腹痛等症，对于寒饮咳喘亦有疗效。

建议用量：3～10g。

下乳方——治疗产后母乳不通

【鲫鱼汤】

下乳汁。鲫鱼长七寸，漏芦八两，猪肪半斤，石钟乳八两。

以上四味药分别切细，鱼、猪肪不需要洗，用一斗两升清酒一起煮，鱼熟后去渣药即成，温度适宜时，分成五次送服，乳汁即下。饮药后间隔一会儿还可饮一次，使药力相连。

治乳中无汁方：石钟乳四两，漏芦三两，通草、栝楼根各五两，甘草二两（一方不用）。

以上五味药分别切细，用一升水煮取三升，分三次服。一说用栝楼实一枚。

【漏芦汤】

治产妇没有乳汁。漏芦、通草各二两，黍米一升，石钟乳一两。

以上四味药分别切细，用米泔浸一夜，打碎磨细取汁三升，煮药三沸后去渣，慢慢服下，一天饮完。

【石膏汤】

治妇人无乳汁。石膏四两，研为末，用两升水煮三沸，慢慢服，一天服完。

漏芦汤

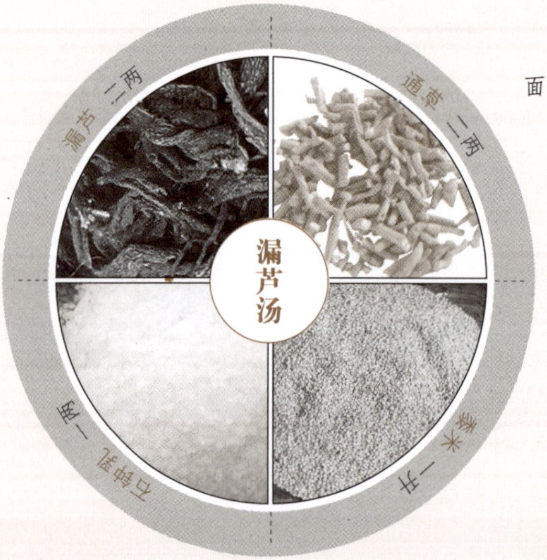

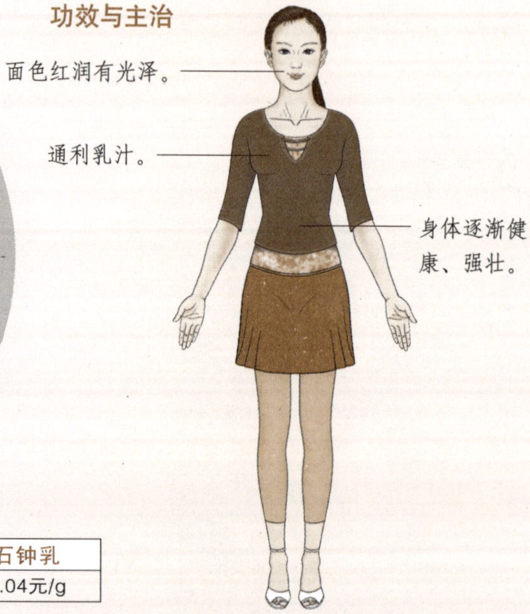

漏芦	通草	黍米	石钟乳
0.03元/g	0.11元/g	0.007元/g	0.04元/g

煎服方法：以上四味药分别研细，用米泔浸一夜，打碎磨细取汁三升，煮药三沸后去渣，慢慢服下，一天饮完。

服药禁忌：服药期间忌食辛辣、油腻食物。

现代应用：本方对女性产后乳汁不下具有很好的作用。

赤白带下崩中漏下方——解决妇科疾病的妙药

诸方提到过妇人的三十六种疾病，包括三种痼疾不通、五种伤病、七种害病、九种痛症、和十二种症瘕。三种痼疾不通：一是绝产乳，二是羸瘦不生肌肤，三是月经闭塞；五种伤病：一是心痛牵引到脊背痛，二是两肋支撑胀满痛，三是邪恶泄利，四是气郁结不通，五是前后痼寒；七种害病：一是小腹急坚痛，二是感受了寒热痛，三是阴道疼痛不通利，四是月经时多时少，五是子门不端引起背痛，六是脏不仁，七是呕吐不已；九种痛症：一是寒冷痛，二是阴中淋沥痛，三是气满痛，四是阴中伤痛，五是胁下皮肤痛，六是小便作痛，七是汁从阴中流出如有虫啮痛，八是经来时腹中痛，九是腰胯痛；十二种症瘕：即流下的恶物，一是如膏的形状，二是如凝血，三是如同米泔，四是如赤色的肉，五是如月经时前时后，六是如水一样的清血，七是如葵羹，八是如黑色的血，九是如豆汁，十是如紫色的汁，十一是如脓痂，十二是月经周期不对应。然而，病有异同，要根据具体的情况来治疗。

【白石脂丸】

治疗妇人三十六疾，胞中疼痛，漏下赤白。

白石脂、禹馀粮、乌贼骨、牡蛎各十八铢，赤石脂、芍药、黄连、干姜、龙骨、干地黄、桂心、石韦、黄芩、细辛、钟乳、白蔹、附子、当归、白芷、芎䓖、蜀椒、甘草各半两。

以上二十二味药研末，加蜜调成如梧桐子大的丸。每天两次，空腹用酒送服十五丸。一方可加黄柏半两。

白芍

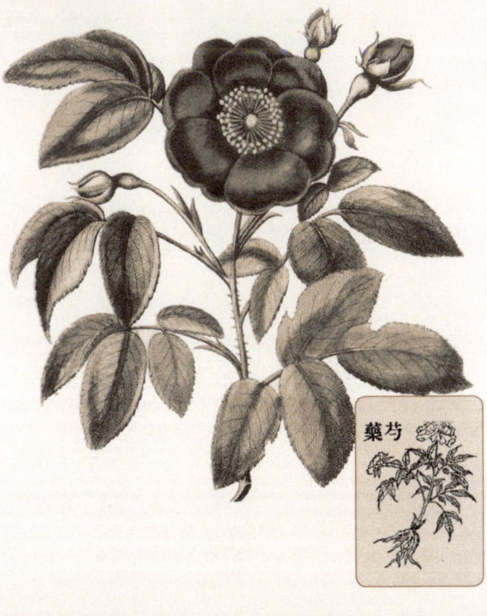

白芍歌诀

白芍酸寒，能收能补，
泻痢腹痛，虚寒勿与。

性味与归经：性微寒，味苦、酸。归肝、脾经。

功效与主治：养血敛阴，柔肝止痛，平抑肝阳。主治肝血亏虚、月经不调，以及肝阳上亢所致的头痛眩晕之症。

建议用量：5～15g。

月经不通方——调经止痛的常用方剂

【桃仁汤】

治疗妇女月经不通。

桃仁、射干、土瓜根、朴硝、牡丹皮、黄芩各三两，牛膝、桂心各二两，大黄、芍药、柴胡各四两，水蛭、虻虫各七十枚。

以上十三味药分别切细，用水九升煮取两升半，去渣后分成三次服。

【芒硝汤】

治疗月经不通。

芒硝、芍药、当归、土瓜根、丹砂末、水蛭各二两，大黄三两，桃仁一升。

以上八味药分别研细，用水九升熬取三升，去渣后加入丹砂、芒硝，分三次服。

治疗心腹绞痛欲死，月经不通，通血止痛的处方：

大黄、当归、芍药各三两，栀子十四枚，干地黄、吴茱萸、芎䓖、虻虫、干姜、水蛭各二两，甘草、细辛、桂心各一两，桃仁一升。

以上十四味药分别研细，用水一斗五升，熬取五升汁水，分五次服。一方中另有麻子仁、牛膝各三两。

【鸡鸣紫丸】

治疗妇人症瘕积聚。

皂荚一分，阿胶六分，藜芦、杏仁、乌喙、干姜、桂心、甘草、矾石、巴豆各二分，前胡、人参各四分，代赭五分，大黄八分。

以上十四味药研末，加蜜调成如梧桐子大的丸。每次在鸡鸣时服一丸，每天加服一丸共五丸，完成后又从一丸开始，循环往复。流下呈白色的恶物，是有风；呈青微黄的，是有心腹病；呈赤色的，是有症瘕。

【牡蛎丸】

治疗经闭不通，不思饮食。

牡蛎四两，干姜三两，大黄一斤，蜀椒十两，柴胡五两，水蛭、虻虫各半两，芎䓖、茯苓各二两半，葶苈子、芒硝、杏仁各五合，桃仁七十枚。

以上十三味药研末，加蜜调成如梧桐子大的丸。每天三次，每次七丸。

【当归丸】

治疗腰腹痛，月经不通利。

当归、芎䓖各四两，人参、土瓜根、牡蛎、水蛭各二两，丹参、虻虫、乌头、干漆各一两，桃仁五十枚。

以上十一味药研末，加白蜜调成如梧桐子大的丸。每天三次，每次用酒送服三丸。

芒硝汤

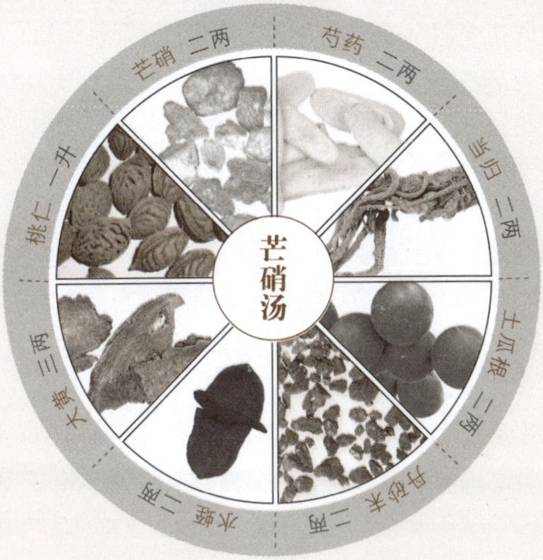

功效与主治

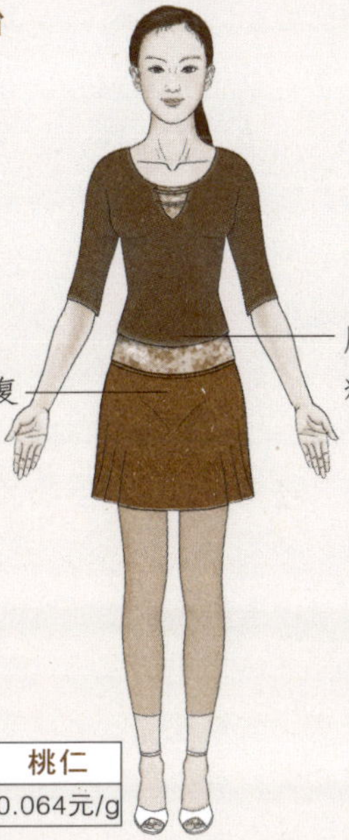

芒硝	芍药	当归	土瓜根	丹砂末	水蛭	大黄	桃仁
0.01元/g	0.07元/g	0.05元/g	0.02元/g	1.00元/g	0.75元/g	0.03元/g	0.064元/g

煎服方法：以上八味药分别研细，用水九升熬取三升，去渣后加入丹砂、芒硝，分三次服。

服药禁忌：方剂中的丹砂有毒，内服时一定要限量，且不可长期服用，孕妇及肝功能不全者忌用。

现代应用：对女性月经不调具有改善治疗作用。

当归

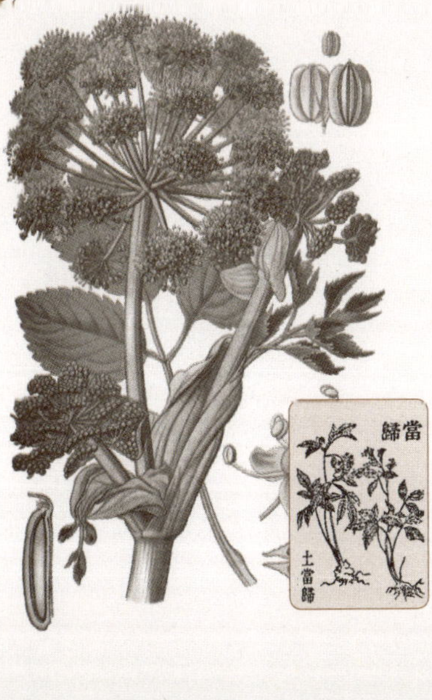

当归歌诀

当归甘温，生血补心，
扶虚益损，逐淤生新。

性味与归经：性温，味甘、辛。归心、脾经。

功效与主治：补血调经，活血止痛。主治各种血症，对女性月经不调、痛经、经闭以及跌打损伤、疮疡痈肿均有疗效。

建议用量：5～15g。

幼儿初生出腹——怎样对待刚出腹的新生儿

小儿刚生下来，在发啼声之前，赶紧用绵布缠住手指，拭去他口中和舌上如青泥样的恶血，称为玉衡；如不赶紧拭去，等啼声一发，便会吞入腹中而滋生百病。由于难产少气的原因，如果小儿生下来不作声，可在他身上向后捋捋脐带，让气吸入腹内并呵他百多次，或用葱白慢慢鞭打他，便立即会有啼声。另外也可取热水少量灌进去，一会儿便哭出声来；小儿一生下来应立即举起，否则会使他感受寒邪，以致于腹中如雷鸣。同时要先洗，然后才能断脐带。反之如果先断脐带后洗身，会脐中中水即水毒，就会腹痛。小儿要及时断脐，因为如果捋汁不尽，会让暖气慢慢衰微而寒气自生，而患脐风。断脐带须让人隔着单衣咬断，不能用刀子割断，同时向它呵七遍暖气后打结，至于所留脐带的长度，应长约六七寸，达到小儿足背即可，过短会伤脏，容易感受寒邪，使其腹中不调而经常下痢；过长会伤肌。小儿脐带断后，应赶紧剔除多有虫的连脐一节，否则，虫进入腹中会滋生疾病。新生小儿最好不用新帛布来包裹，生男孩用他父亲的旧衣服包裹，反之则用母亲的旧衣服包裹。婴儿穿绵帛衣物，最忌又厚又热，如果衣物过厚，则会伤及婴儿皮肤和血脉，以致患杂疮发黄；他的肌肤还未生长坚实，如果过暖就会使筋骨缓弱。凡是小儿初生，皆应穿上旧棉衣，时常接受阳光照射和微风吹抚，避免肌肤脆弱和中伤。风和日丽的日子母亲和孩子到阳光下嬉戏，接受风吹日晒，孩子就会血凝气刚、肌肉坚实，同时不容易生病。反之，如果经常将孩子藏在帏帐之中，穿厚重的衣物，不见风日，则会软脆不堪，不能抵抗风寒的侵袭。

裹脐的方法：关闭窗户，放下帐子，燃起炉火让帐中温暖，然后用半寸厚新绵布或帛布等抱在四寸见方、柔和、捶治过的白练上，松紧合适的裹住，因为过紧小儿会呕吐。如果裹脐十多日见小儿怒啼，像衣服中有刺，那或许就是脐带干燥刺在腹上了，此时应当解开，换上衣物另行包裹，冬天寒冷时换衣服也要注意保暖防风，再用温粉扑身。小儿生后二十天，便可解开白练看一下脐带，如果脐未痊愈，可烧绛帛灰擦拭。如果过一月不愈，并且脐处有液状分泌物，应烧蛤蟆灰扑在上面，一天三、四次。如果肚脐中水或中冷，小儿腹中绞痛，啼哭不止，屈曲拘急，面目青黑，或大便很清，应当炙粉絮来熨。如果不及时护治而肚脐发肿的，灵活施治：轻的只有液态分泌物流出，脐处肿得不大，时常啼叫的用捣成末的胡粉和当归敷，天天炙絮熨脐，到第一百天即可痊愈，或以小儿停止啼哭为痊愈标志；重的用艾灸，可灸八九十壮。

艾灸法治疗小儿腹泻

由于初生的宝宝消化器官未完全发育成熟，消化能力较弱，因此极容易发生腹泻。在此我们特别介绍治疗小儿腹泻症状的艾灸疗法，父母可以据此为生病的宝宝进行简单治疗。

精确取穴

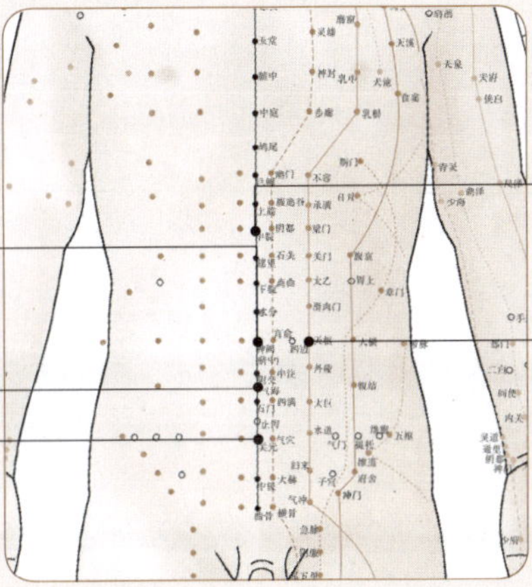

神阙 在人体的腹中部，肚脐中央。

气海

关元

中脘 在上腹部，前正中线，据脐中上4寸处。

天枢 在中腹部，肚脐左右两侧3指宽处。

胃腧 在背部，第12胸椎棘突下，旁开1.5寸。

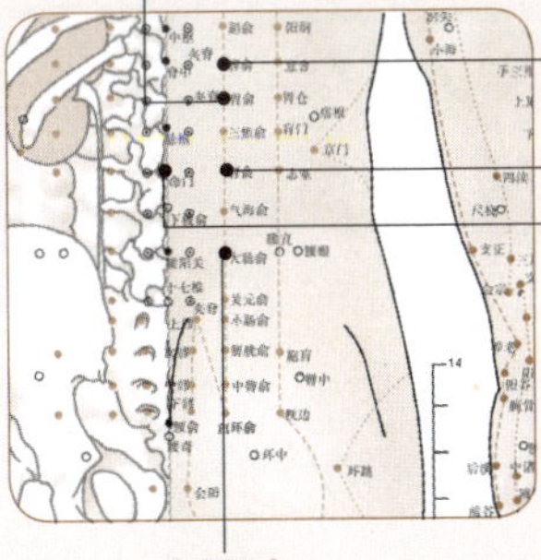

脾腧

肾腧

命门

大肠腧 在腰部，第4腰椎棘突下，旁开1.5寸。

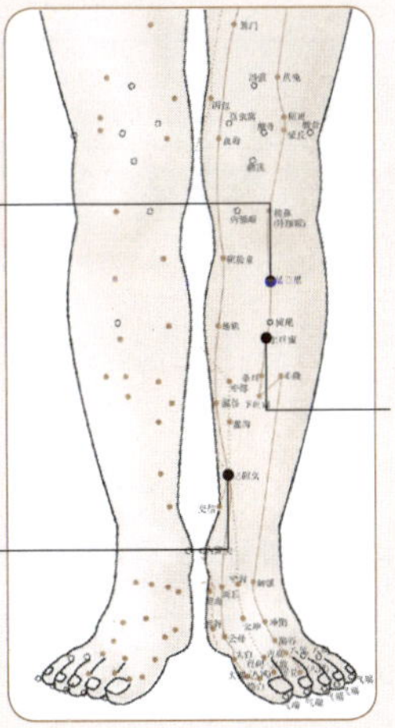

足三里 位于小腿前外侧，当犊鼻穴下3寸，距胫骨前嵴外一横指（中指）处。

三阴交

上巨虚 在小腿前外侧，当犊鼻下6寸。

艾灸顺序：	俯卧 ➞	侧卧 ➞	仰卧
风寒腹泻	大肠腧	中脘→神阙→天枢→足三里→上巨虚	中极→子宫
脾虚腹泻	脾腧→胃腧→大肠腧	中脘→天枢→足三里→上巨虚→三阴交	章门→关元→中极→子宫
肾阳虚腹泻	命门→肾腧→大肠腧	天枢→气海→关元→足三里→上巨虚	

小儿惊痫方——治疗小儿癫痫病

痫病，是小儿的恶病，如果医治不及时易导致困厄。然而气发于体内，任何病前期都会有征兆，想要捕捉到，就应经常观察小儿的精神。

痫病的症候有：眼睛不明，眼睛上视；口鼻干燥，大小便不利；手白肉鱼际脉黑的；鱼际脉呈赤色的，受热；脉象青大的，受寒；脉象青细的，为平脉。身体发热，目视不明；吐痢不止，厥痛时起；爱打呵欠，眼睛上视；身体发热，小便困难；睡梦发笑，手足摇动；身体发热，睛睛不时直视；咽乳不利。

见到以上各种痫病初发时的症状，就用力掐小儿阳脉中那些应当艾灸的地方，包括脚上绝脉，使小儿突然啼哭，同时配合服用汤药。

【大黄汤】

治小儿风痫，屈曲腹痛，积聚，二十五痫。

大黄、干姜、人参、当归、甘皮、细辛各三铢。

以上六味药研细，加一升水煮取四合药汁，一日三次，每次服如枣子大小。

【龙胆汤】

治婴儿初生，四肢惊厥，寒热温壮，血脉盛实，大呕吐及发热的；如果已能进食，害食实不消，壮热及变蒸不消和各种惊痫。小儿龙胆汤是婴儿的药方，十岁以下皆可服用。

龙胆、黄芩、茯苓一方作茯神、桔梗、钓藤皮、芍药、柴胡、甘草各六铢，大黄一两，蜣螂二枚。

以上十味药研细，加一升水煮取五合药汁。药有虚有实，虚药宜饮足合数的药水。初生一天到七天的小儿，分三次服用一合；初生八天到十五天的小儿，分三次服用一合半。

【五物甘草生摩膏】

治疗新生儿及少小儿中风，手足惊厥，或因肌肤幼弱，易中风邪，身体壮热。

防风、甘草各一两，雷丸二两半，白术、桔梗各二十铢。

将以上药切细，将未沾水的一斤猪脂煎成膏，在微火上煎成稠浊状药膏，去渣后取一枚如弹丸大，炙后再用手抹儿百遍，热者转寒，寒者转热。即使无病的小儿，早起常在手足心及囟上抹上膏，也能避寒风。

◉ 灸法

新生小儿没有疾病，最好不要用针灸，因为如果用针灸，定会惊动小儿的五脉，容易生成痫病。如确有惊痫症，可用以下方法：痫病在夜半时发作的，病在足少阴；在夜深人定时发作的，病在足阳明经；在黄昏发作的，病在足太阴；在日中发作的，病在足太阳；在晨朝发作的，病在足厥阴；在早旦发作的，病在足厥阴；在早晨发作的，病在足少阳。

大黄汤

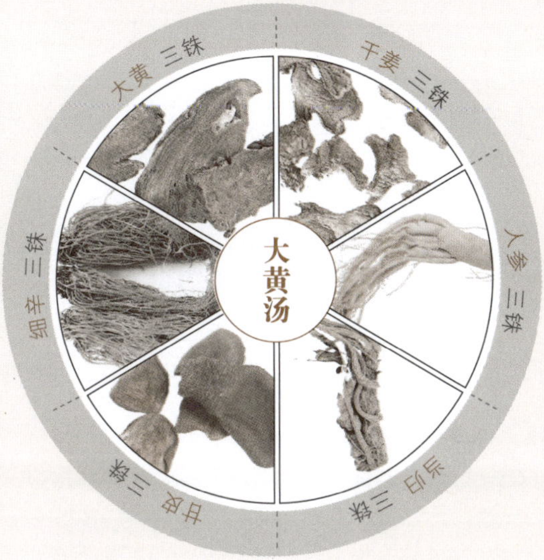

功效与主治

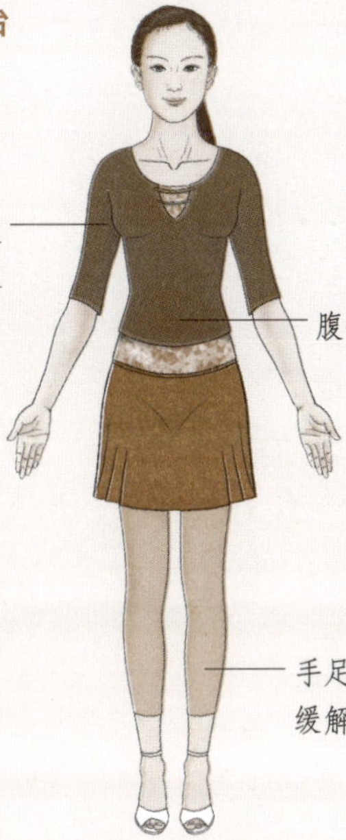

大黄	干姜	人参	当归	甘皮	细辛
0.03元/g	0.006元/g	0.33元/g	0.05元/g	0.03元/g	0.26元/g

煎服方法：以上六味药研细，加一升水煮取四合药汁，一日服三次。

服药禁忌：用药期间忌食生冷食物。

现代应用：本药方具有较强的杀菌抗炎作用，对流感病毒亦有抑制功效。

细辛

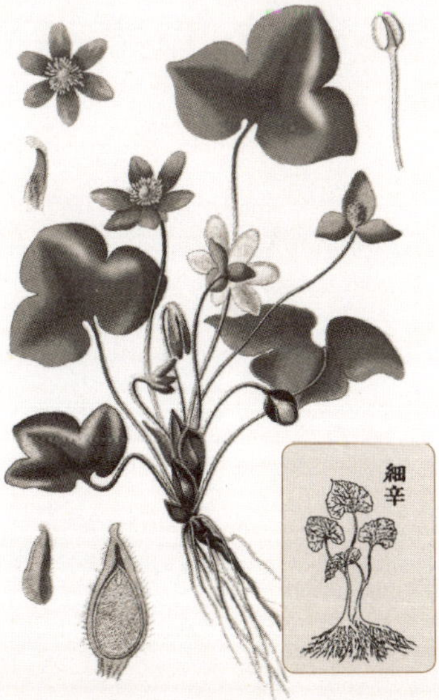

细辛歌诀

细辛辛温，少阴头痛，
利窍通关，风湿皆用。

性味与归经：性温，味辛。归心、肺、肾经。

功效与主治：解表散寒，祛风止痛。主治风寒感冒，对头痛、牙痛、风湿痹痛亦有疗效。

建议用量：1～3g。

小儿伤寒咳嗽方——轻松应对小儿风寒咳嗽

小儿未经历过霜雪，就不会生伤寒病。但是若不按自然运行的节气规律，人也会受伤害。病疫流行的时节，小儿一生下来就患有斑的，和大人一样按照流行疾病的节度治疗，不过用药量稍有不同，药性稍冷而已。

【芍药四物解肌汤】

治少小孩儿伤寒。

芍药、升麻、葛根、黄芩各半两。

以上四味药研细，加三升水煮取九合药汁，去渣后分两次服，一周岁以上的分三次服。

【麦门冬汤】

治小儿未满百日而伤寒，身体发热，鼻中流血，呕逆。

麦门冬十八铢，桂心八铢，甘草、石膏、寒水石各半两。

以上五味药研细，加两升半水，煮取一升药汁，一天三次，分服一合。

【桂枝汤方】

治疗十天至五十天，突然昼夜不停的顿咳、呕逆、吐乳汁。

桂枝半两，紫菀十八铢，麦门冬一两十八铢，甘草二两半。

以上四味药研细，用水两升，煮取半升药汁，一夜四、五次，用棉布沾药汁滴入小孩的口中，同时节制喂奶。

【四物款冬丸方】

治疗小儿咳嗽，一开始时咳嗽不停，甚至不能啼哭，昼轻夜重。

款冬花、紫菀一两半，伏龙肝六铢，桂心半两。

以上四味药研末，加蜜调成泥，每天三次，各取一粒如枣核大的敷在乳头上，让小儿吸乳时慢慢服下。

【麻黄汤】

治疗恶风侵犯了小儿肺，喘气时肩部起伏，呼吸不安宁。

麻黄四两，生姜、半夏各二两，桂心五寸，甘草一两，五味子半升。

以上六味药切细，用水五升煮取两升药汁，百日内的孩子每次服一合，其余根据孩子的大小斟酌用量，就会痊愈。

【八味生姜煎】

治疗小儿轻微咳嗽。

生姜七两，干姜四两，紫菀、款冬花、甘草各三两，杏仁、蜜各一升，桂心二两。

以上八味研末，微火煎成饴脯状，百日内的小儿每天四、五次，每次含化一枚如枣核大。

麻黄汤

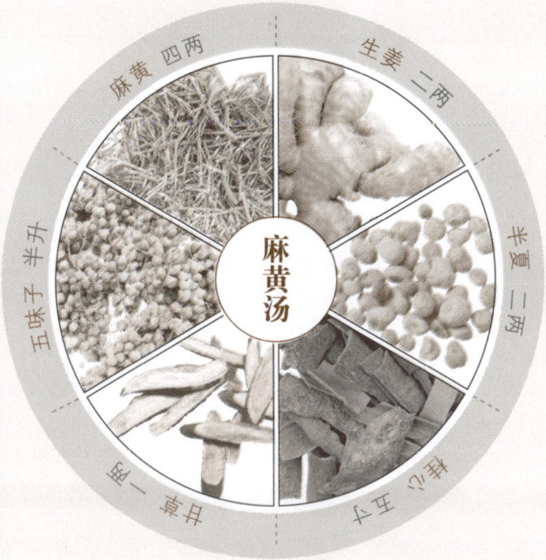

功效与主治

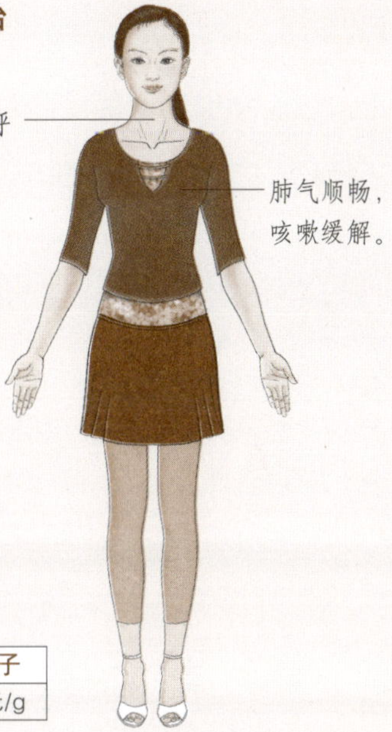
喘息缓解，呼吸通畅无阻。
肺气顺畅，咳嗽缓解。

麻黄	生姜	半夏	桂心	甘草	五味子
0.04元/g	0.006元/g	0.12元/g	0.03元/g	0.11元/g	0.19元/g

煎服方法：以上六味药研细，用水五升煮取两升药汁，百日内的孩子每次服一合，其余根据孩子的大小斟酌用量，就会痊愈。

服药禁忌：用药期间忌食生冷油腻的食物。

现代应用：本方对小儿支气管炎、肺炎所致的咳喘均有疗效。

麻黄

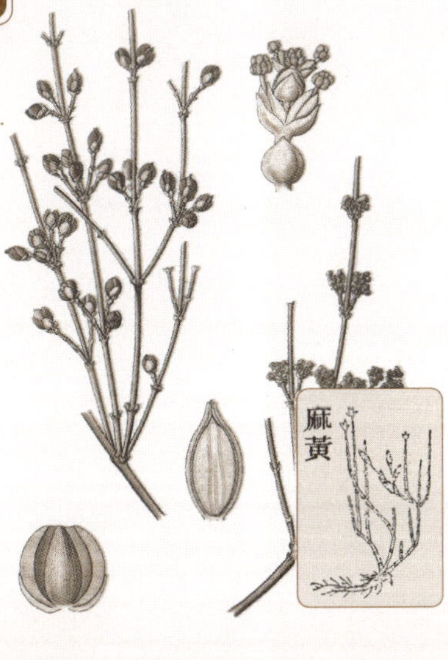
麻黄

麻黄歌诀

麻黄味辛，解表出汗，
身热头痛，风寒发散。

性味与归经：性温，味微苦、辛。归肺、膀胱经。

功效与主治：发汗解表，宣肺平喘。主治风寒感冒引起的咳嗽气喘，对于水肿亦有治疗作用。

建议用量：2～9g。

小儿癖结胀满方——调理小儿食欲不振的处方

初生小儿，由于脏腑功能较弱，身形还未发育成熟，因此消化功能也要弱于成年人，消化不良、不爱吃饭的现象时有发生，在此总结了一些调理小儿肠胃、缓解食欲不振的处方。

【地黄丸】

治疗小儿不生肌肉，胃气不调，不爱吃饭。

干地黄、大黄各一两六铢，杏仁、当归、柴胡各半两，茯苓十八铢。

以上六味药研末，加蜜调成如麻子大的丸。每日三次，每次五丸。

【藿香汤】

治疗毒气使孩子腹胀，下痢，呕吐，逆害喂奶。

藿香一两，甘草、青竹茹各半两，生姜三两。

以上四味药切细，用水两升煮取药汁八升，每日三次，每次一合。有热的加半两升麻。

地黄丸

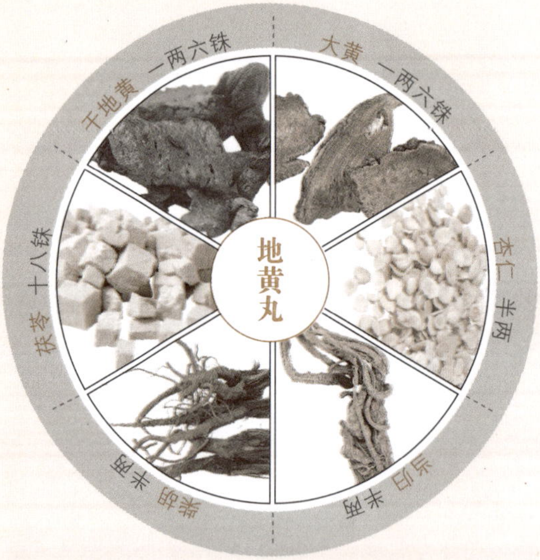

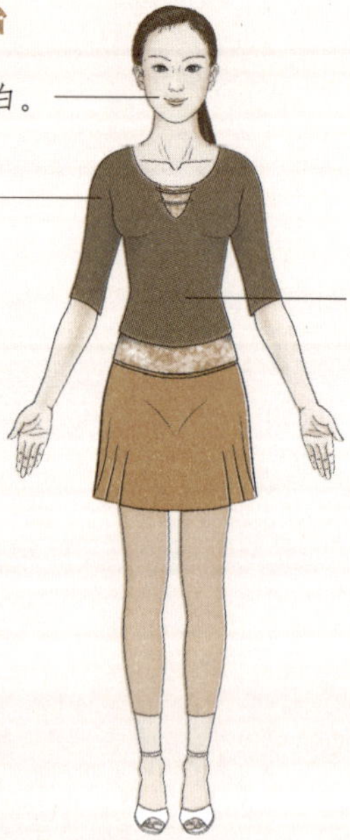

干地黄	大黄	杏仁	当归	柴胡	茯苓
0.09元/g	0.03元/g	0.07元/g	0.05元/g	0.14元/g	0.06元/g

煎服方法：以上六味药研末，加蜜调成如麻子大的丸。每日三次，每次五丸。

服药禁忌：服药期间忌食生冷；腹泻便溏者慎用。

现代应用：本方能有效增强机体免疫力，还具有抗病毒、消炎的作用。

小儿痈疽瘰疬方——小儿皮肤瘙痒的调理方案

皮肤瘙痒是幼儿常见病之一，红肿、痛痒会让小儿大哭，饮食不佳，皮肤病如果不及时治愈，还有可能留下疤痕，甚至危及生命。

治疗小儿半身甚至全身发红的处方：

甘草、牛膝各等份。

将以上两味药研细，用水八升煮三沸，去渣后与伏龙肝末一起敷患处。

治疗小儿被烧后全身长如麻豆大的疮，时痛时痒，有的还流脓的方：

黄芩、芍药、白蔹、 黄连、黄柏、甘草、苦参各半两。

以上七味药研末，加蜜调匀后，白天两次，夜间一次涂抹患处，也可调汤清洗患处。

治疗小儿全身生疮的处方：

黄芩、芍药、黄连各三两，蛇床子一升，大黄二两，黄柏五两，苦参八两，拔葜一斤。

以上八味药研细，用水二斗煮取一斗，给小儿洗澡即可。

【苦参汤】

治疗小儿全身长疮不愈。

苦参八两，竹叶两升，王不留行、艾叶、独活、地榆、黄连各三两。

以上七味药研细，用水三斗煮取一斗药汁后洗疮，洗完后再抹黄连散。

治疗小儿头长疮的处方：

黄连二两，胡粉一两。以上两味药研末，把疮洗干净除痂，擦干后抹上药末即可。复发则如前法抹用。

治疗小儿皮肤病的民间小验方

病症表现	治疗方法
小儿身体红肿	将米粉熬黑后加唾沫调和敷在患处
小儿不长头发	把鲫鱼烧灰，加酱汁调匀后抹患处
小儿生黄水疮	烧艾灰抹在疮上
小儿生疥疮	把胡粉和臭酥调匀后抹患处
小儿长湿癣	捣枸杞根成末，加腊月猪膏调和后涂抹患处。
小儿生瘘疮	把桑根、乌羊角烧灰，一起调匀后抹患处。
小儿随月死生的月蚀疮	将胡粉和醋和匀后抹疮，五天便能痊愈。
小儿头面长疮疥	将五升麻子研末，加水调匀再绞取，最后加蜜调匀涂在疮上。想效果更好加白猪的胆敷疮。

小儿杂病方——常见病治疗方案杂谈

本篇总结了各种小儿常见病的治疗方法，以备急用。

治疗小儿鼻塞、流浊涕方：

附子、蜀椒、细辛各六铢，杏仁半两，以上四味药研细，用醋五合浸一夜，第二天用猪脂五合煎至附子变黄，膏成后去渣冷却，每天两次，抹在棉花上塞入鼻中，并按摩鼻外。

治疗小儿呕吐方：

生乳、生姜汁各五合，以上两味药煎取药汁五合，分两次服。

治疗小儿脐红肿方：

猪颊车髓十八铢，杏仁半两，以上两味药，先把杏仁研成脂状，调和髓后抹在脐中肿处。

治疗小儿重舌方：

研赤小豆为末，加醋抹在舌上。也可灸行间，即足大趾歧中穴，病人几岁就灸几壮。

治疗小儿忽然壮热、不能吃奶，得喉颈毒肿的处方：

射干、升麻、大黄各一两，将以上三味药切细，用水一升五合煮取药汁八合，一岁的孩子分五次服用，大孩子可斟酌加量，另将药渣敷在患处，凉即更换。

【升麻汤】

治疗小儿喉咙痛和大人咽喉不利，如果毒气过盛，则难以下咽。

升麻、射干、生姜各二两，橘皮一两。

以上四味药研细，用水六升煮取药汁两升，去渣后分三次服。

治疗小儿不能吮乳，口中生疮方：

黄连十二铢，大青十八铢。

治疗小儿喉痹方：

杏仁、桂心各半两，以上两味药研末，用棉布裹如枣子大，然后含化即可。

治疗小儿脑门下陷：

灸鸠尾骨端、足太阴和脐上下各半寸各一壮。

治疗小儿不通小便方：

小麦一升，车前草（切）一升，以上二味药，用水两升，煮取药汁一升二合，每天三、四次煮粥喝。

治疗小儿遗尿方：

桂心、龙胆、石韦、瞿麦、皂荚各半两，车前子一两六铢，鸡肠草、人参各一两，以上八味药研末，加蜜调成如小豆的丸，每天三次，每次饭后五丸，可加至六、七丸。

治疗小儿鼻塞生息肉方：

细辛、通草各一两，以上二味药捣末后，取如豆大的一粒，每日两次，把药用棉布裹住塞入鼻中。

升麻汤

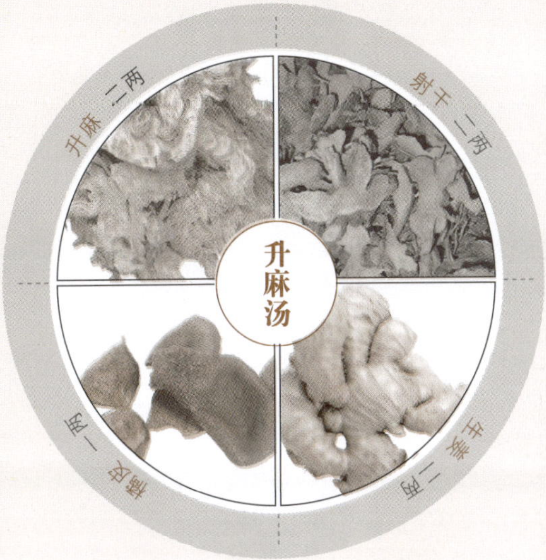

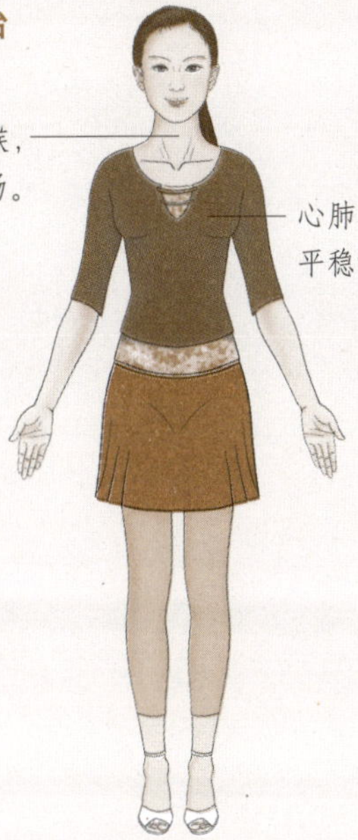

升麻	射干	生姜	橘皮
0.04元/g	0.1元/g	0.006元/g	0.03元/g

煎服方法：以上四味切细，用水六升煮取药汁两升，去渣后分三次服。

服药禁忌：阴虚内热者慎用；服药期间忌食生冷、油腻食物。

现代应用：本药方具有抗菌消炎的功效。

升麻

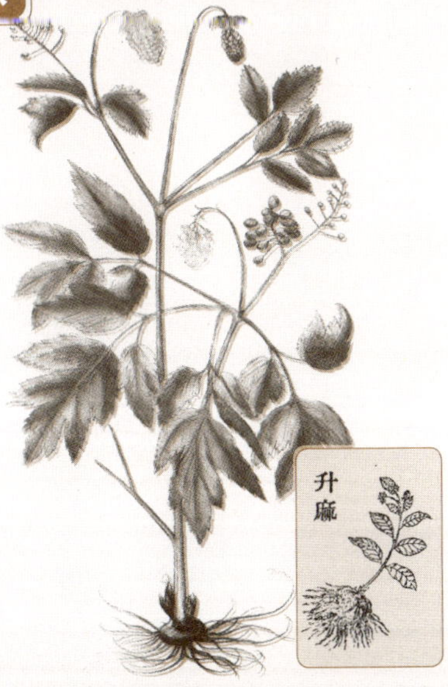

升麻歌诀

升麻性寒，清胃解毒，
生提下陷，牙痛可逐。

性味与归经：性微寒，味微甘、辛。归肺、脾、胃、大肠经。

功效与主治：解表透疹，清热解毒。本品对各种外感表证均有治疗功效，同时也擅治小儿麻疹，对齿痛口疮亦有疗效。

建议用量：3～9g。

卷四·七窍病

【补肝丸】

治疗眼暗，每次受寒即流泪，由于肝痹（由于筋痹不愈而又邪气内驻于肝）。主症为喝水多，小便频，腹大如怀孕，睡觉多惊，循肝经自上而下牵引小腹作痛方：

两具兔肝，五味子十八铢，甘草半两，茯苓、干地黄、细辛、蕤仁、柏子仁、枸杞子各一两六铢，车前子二合，芎䓖、防风、薯蓣各一两，菟丝子一合。

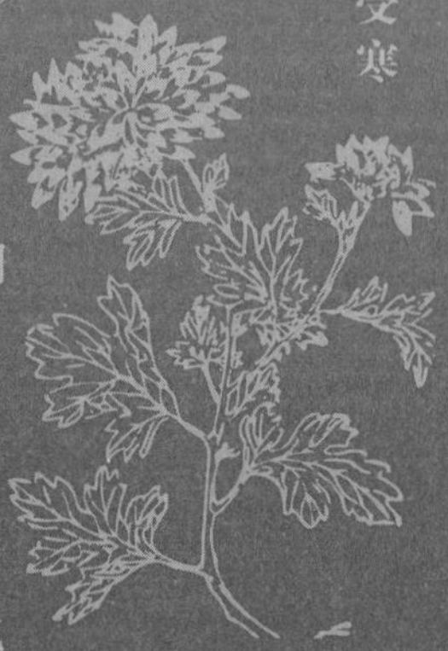

以上十四味药研末，调成如梧子大的蜜丸，每天两次，每次用酒送服二十丸，可加到四十丸。

【泻肝汤方】

治疗眼息肉（眼中胬肉从眼角横贯白睛，攀侵黑睛），迷蒙看不见物的病症方：

芍药、柴胡、大黄各四两，枳实、升麻、栀子仁、竹叶各二两，泽泻、黄芩、决明子、杏仁各三两。

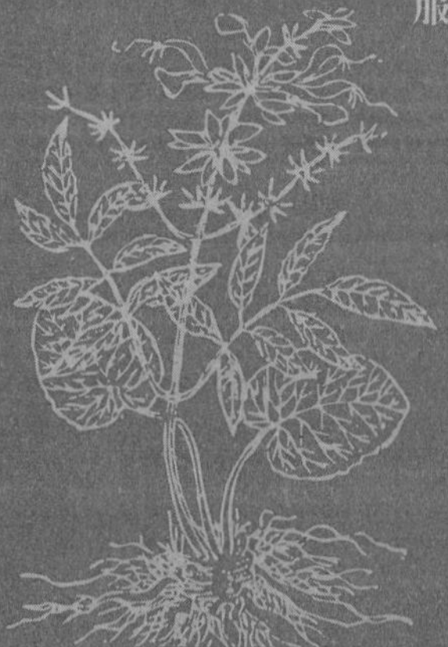

对面部的眼、鼻、口、舌、唇、齿、耳等部位分别总结归纳常见病症，对七窍生病的诱因到治疗方法介绍的极为完备，可供患者按图索骥，查找适合自己病症的治疗方法，进行药物或针灸治疗。

本章目录

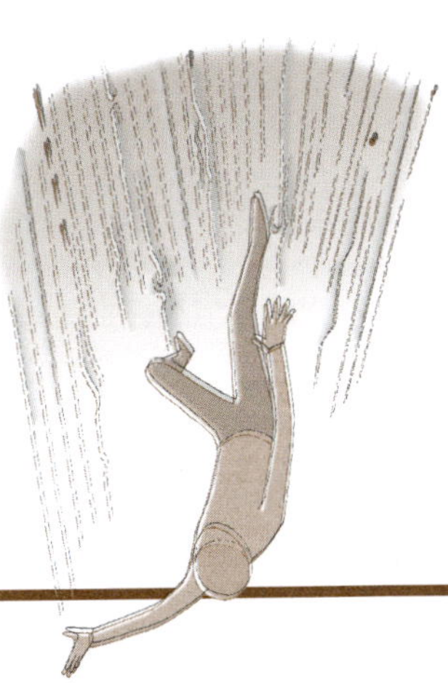

眼病方——眼痛眼昏急救方

四五十岁以后，人就会感觉到眼睛逐渐昏暗，而六十以后，甚至渐渐失明。治疗方法：若眼睛昏暗是因为肝中有风热，应灸肝腧，再服用几十剂除风汤丸散即可。眼中无病，只补肝即可；而如果有病，则要敷石胆散药等。另未满五十岁的，可服泻肝汤；五十岁以后则不宜再服。

如果按照方法谨慎养护，到白头之时也不会患眼病，但如果年轻时不慎将息，到了四十岁，眼睛就开始发昏。所以四十岁以后，需常闭目养神，没有要紧的事，不宜总是睁大眼睛，此乃护眼极要。养性的人要注意，眼睛失明的原因有很多，但主要有以下十六种：长期从事抄写工作、雕刻精细的艺术品等手工工作、生吃五种辛味的食物、夜晚读细小的字、月下看书、吃喝时热气冲触眼睛、性交过度、久居烟火之地、过多流泪、极目远望、长久地注视日月、吃烫的面食、酗酒、夜晚注视星星或灯火、无休止的赌棋、刺头流血过多。另外，驰骋打猎而被风霜所侵、日夜不休的迎风追捕野兽等是失明的间接因素，所以不要图一时之快而放纵生瘤疾！

黄帝问道：“我曾经登上高台，在中间的阶梯后望，再匍匐前行，则因眩晕而惑乱不清。我觉得奇怪，就闭一会儿眼，再睁开来看，并安定心神、平息躁气以求镇静，但仍感到头晕目眩。于是披发久跪放松精神，但当我又向下看时，仍旧眩晕不止。但忽然这种现象却自动消失了，原因是什么呢？”

人眼全息图

太极八卦可以对应人体，也可以对应人的眼睛。眼睛的不同部位按照阴阳八卦关系与身体的其他部位对应。身体其他部位发生疾病会在眼睛处有所表现，例如，根据八卦图，眼睛下部对应肾，对应水，属阴，人的腹部是阴气所聚，所以腹部有水气，眼睛下方就会出现浮肿。

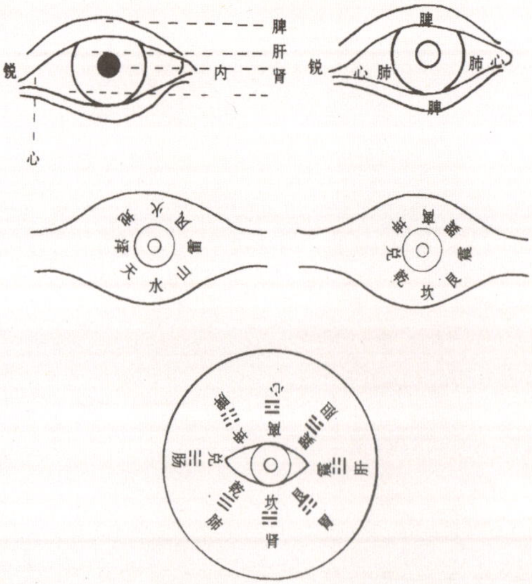

岐伯答说："人体五脏六腑的精气向上输注于眼睛，使眼睛能视物。脏腑的精气输注于眼窝；肌肉之精输注于上下眼睑；心之精输注于血络；骨中之精输注于瞳仁；气之精输注于眼白；筋之精输注于黑睛；囊括了骨、血、筋、气等的精气，眼睛与脉络合成为目系，向上连属于脑，向后出于颈部中间。所以如人体虚弱，又遇颈部中邪，邪气就会随眼系入脑，导致头晕，进而出现眼目眩晕的症状。当人过于疲劳时，便会意志紊乱，魂魄飞散。由于睛斜不正、精气分散，就会出现视眼模糊、视一为二的视歧。五脏六腑的精华汇聚之处和营、卫、魂、魄经常潜伏的地方是眼目，而其视物的功能也来自于神气的生养。心主管藏神，因此目能视物，主要还受心的支配。人的赤脉和白睛是阳脏精气所生，黑眼和瞳仁则是阴脏精气所生，阴阳精相互抟合，眼才能清晰视物。人在突然见到异常的情景而精神散乱时，阴阳精气不能传合，就会魂魄不安，发生眩惑了。"

眼睛患病通常与脏腑息息相关，内脏的病情也会通过眼睛来表现出来。眼睛呈黄色的，病因在脾脏；呈白色的，肺脏是病因；呈黑色的，病因在肾脏；呈红色的，心脏是病因；呈青色的，病因在肝脏；呈说不出的黄色的，病因在胸中。

对眼睛中发痛的赤脉进行诊断，通常是因手少阳三焦经引起的，是从外往内的；足太阳膀胱经引起的眼病，是从上往下的；足阳明胃经引起的，是从下往上的。

足太阳膀胱经通过颈项入于脑，属于目系。目、头痛时可灸其经，位于颈项中两筋之间，入脑后分行。阴、阳跷脉，阴阳之气上行并相会，然后阴气出而阳气入，相会于外眼角。如果阴气竭绝，会入眠；阳气旺盛，就会睁大眼睛。

眼睛的经区划分

许多疾病的发生都会在眼睛上表现出来，这是因为眼睛与脏腑和经脉有着密切的联系，通过观察眼睛的变化了解自身健康，对身体保健很有帮助，图中所示为眼睛的经区划分。

左眼

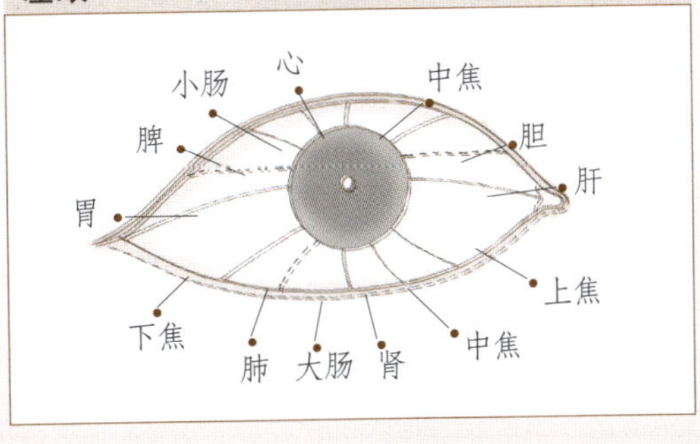

右眼

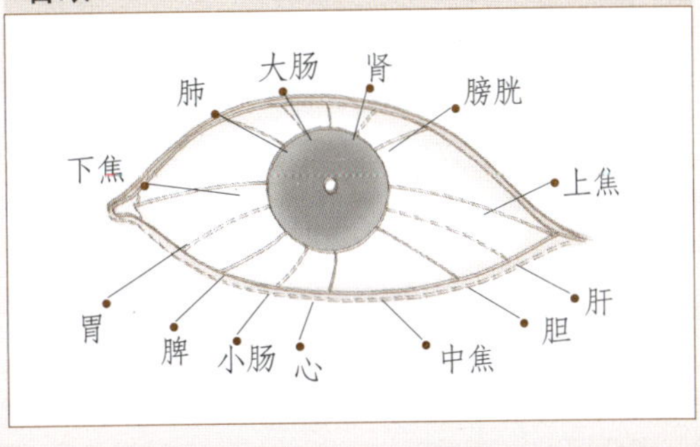

胆逆热气上行移热于脑，导致鼻梁内感觉辛辣、恶浊的鼻涕下流不止的鼻渊，日久传变而鼻塞、目暗不明。

悬颅：足阳明胃经经由鼻两边入于面部，属口对，入目系。有损视力的可灸其经，补其不足，损其有余。若用反补泻之法则会更严重。

治疗稻麦芒等入目中方：

取生蛴螬，用新布盖在眼上，拿蛴螬在布上摩，芒即粘着布而出。

治疗砂石草木入目不出方：

用鸡肝来灌眼。

治疗眼睛被外物所触伤而致青黑色方：

将羊肉或猪肝煮热，不要太热，熨敷太阳穴或眼睑。

治疗眼睛疼痛而无法入睡方：

傍晚时把新青布炙热，熨太阳穴或眼睑；将蒸熟的大豆装入布袋，保持温热枕着入睡。

【补肝丸】

治疗眼暗，每次受寒即流泪，由于肝痹（由于筋痹不愈而又邪气内驻于肝）。主症为喝水多，小便频，腹大如怀孕，睡觉多惊，循肝经自上而下牵引小腹作痛方：

两具兔肝，五味子十八铢，甘草半两，茯苓、干地黄、细辛、蕤仁、柏子仁、枸杞子各一两六铢，车前子二合，芎䓖、防风、薯蓣各一两，菟丝子一合。

以上十四味药研末，调成如梧子大的蜜丸，每天两次，每次用酒送服二十丸，可加到四十丸。

【泻肝汤方】

治疗眼息肉（眼中胬肉从眼角横贯白睛，攀侵黑睛），迷蒙看不见物的病症方：

芍药、柴胡、大黄各四两，枳实、升麻、栀子仁、竹叶各二两，泽泻、黄芩、决明子、杏仁各三两。

以上十一味药切细，加水九升，熬取汤药两升七合，分三次服。体壮热重者，加大黄一两；年老瘦弱者，去大黄而加五两栀子仁。

【大枣煎】

治疗息肉急痛，目热眼角红，生赤脉侵睛，眼闭不开，像眼睛受芥子刺激而引起的一种不适感觉方：

去皮核大枣七枚，淡竹叶五合、切，黄连二两、碎，以药棉裹住，以上三味药，先用水两升熬竹叶，取汁液一升，澄清后得八合，再加黄连、枣肉熬取四合，去渣澄净后细细地敷在眼角。

【补肝散】

治疗目失明迷蒙方。

一具青羊肝，除去上膜切薄片，纳于擦拭干净的新瓦瓶子中，炭火上炙烤至汁尽极干后研末，蓼子一合，炒香，决明子半升。

以上三味治择捣筛后做成散药，每日两次，饭后用粥送服方寸匙，可加至三匙，不要超过两剂。想夜读细书，最好连续服一年。

大枣煎

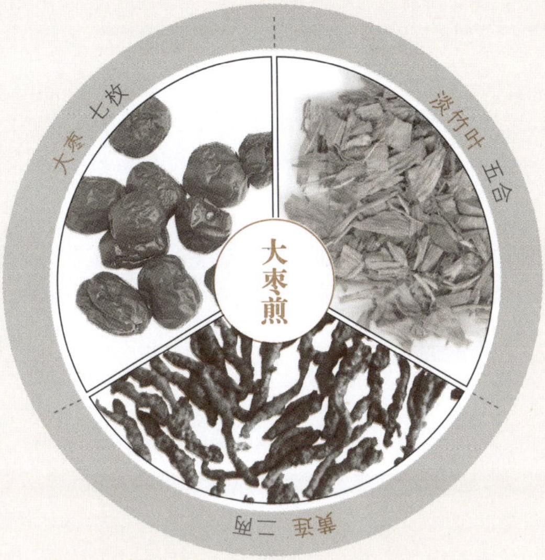

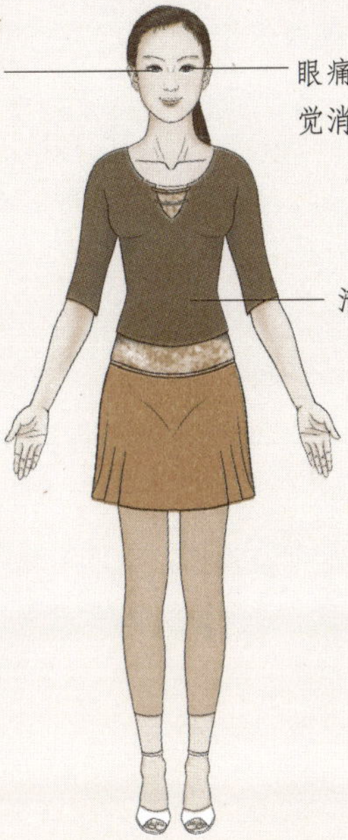

大枣	淡竹叶	黄连
0.02元/g	0.03元/g	0.15元/g

煎服方法：以上三味，先用两升水熬竹叶，取汁液一升，澄清后得八合，再加黄连、枣肉熬取四合，去渣澄净后，细细地敷在眼角。

服药禁忌：大枣煎水不要整个放入锅中，掰开后煎煮药性更强。

现代应用：对眼部各种炎症均有良好的消炎、消肿功效。

枣

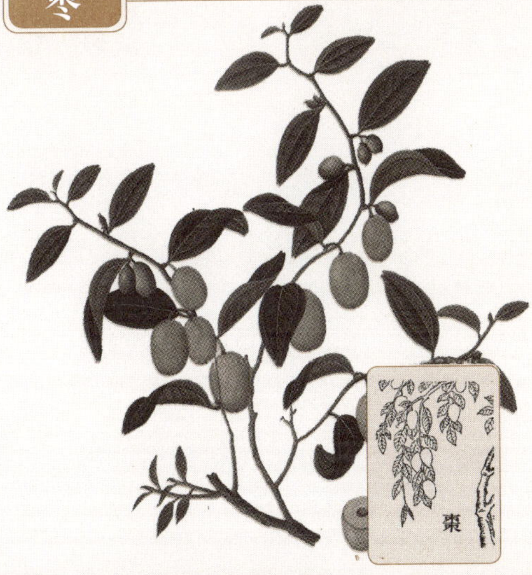

大枣歌诀

大枣味甘，调和百药，
益气养脾，中满休嚼。

性味与归经：性温，味甘。归脾、胃、心经。

功效与主治：补中益气、养血安神。本品对脾气虚弱所致的身体消瘦、倦怠乏力、大便溏稀均有疗效，另可治疗女性脏躁、失眠之症。

建议用量：6～15g。

鼻病方——清除鼻病，呼吸通畅

治疗鼻流血不止方：栀子、干地黄、甘草各等份，以上三味治择捣筛后做成散药，每天三次用酒送服方寸匙。鼻子如果有风热，可把散药用葱汁调成如梧子般大的丸药，服用五丸；如果鼻疼，则加一合豉。也可喝三升捣楮叶汁。另可灸四壮风府一穴或涌泉二穴各一百壮，至血止即可。

治鼻塞（冷风伤了肺气，鼻气不通，鼻腔堵塞的病症，又名鼻窒）脑冷（冷风入侵脑部），项背、后头枕部冷且疼，出清涕方：

附子、细辛、桂心、甘草（或写作甘遂）、芎䓖各一两，辛夷、通草各半两。

以上七味药研末，调成如大麻子般大的蜜丸，拿药棉包住放到鼻中，塞住不要漏气，稍用力感觉有点痛，捣姜为丸即愈。拿白狗胆汁调和更好。

治疗由脏气虚、膈气伤或惊悸导致的衄血、吐血、溺血方：

生竹皮一升，桂心、芎䓖、甘草、当归各一两，芍药、黄芩各二两，以上七味药研细，用水一斗来熬竹皮，减三升后再加余药，熬取汤药两升，分三次服用。

治疗齆鼻（鼻塞流清涕，有息肉而呼吸困难）方：

瓜蒂十四枚，矾石六铢，附子十一铢， 藜芦六铢，以上四味药分开捣筛后再合和，每天两次，用小竹管吹入鼻孔中，量像小豆般多即可，然后用药棉塞住，以愈为度。《古今录验》载有葶苈半两。

治疗衄血方：

如鸡蛋大伏龙肝两枚，桂心、干姜、白芷、吴茱萸、芍药、甘草各二两，生地黄六两，芎䓖一两，细辛六铢。

以上十味药研细，用酒七升、水三升熬取汤药三升，分三次服。

治疗劳热导致大便、口鼻出血，气急血上攻胸心方：

地骨皮五两，芍药、黄芩、生竹茹各三两，生地黄八两，蒲黄一升，以上六味药切细，用水八升熬取汤药两升七合，分三次温服。

治疗鼻中生疮方：

用乳汁或压烧核出的油来敷捣过的杏仁。

治疗鼻痛方：常用油或酥涂鼻内外。

治疗食物突然从鼻缩入脑中，痛又不出，不安心方：拿指头大的羊脂或牛脂，放到鼻中吸取，一会儿食物随脂消融而出。

鼻涕不止：灸七壮鼻柱相平的位置与鼻两孔。

治疗鼻中息肉方：把猬皮炙烤成末，用药棉包住塞鼻孔三天。

鼻中息肉：灸三百壮上星穴（正对鼻入发际一寸处）。再各灸夹对上星两旁相距三寸处一百壮。

治疗衄血方

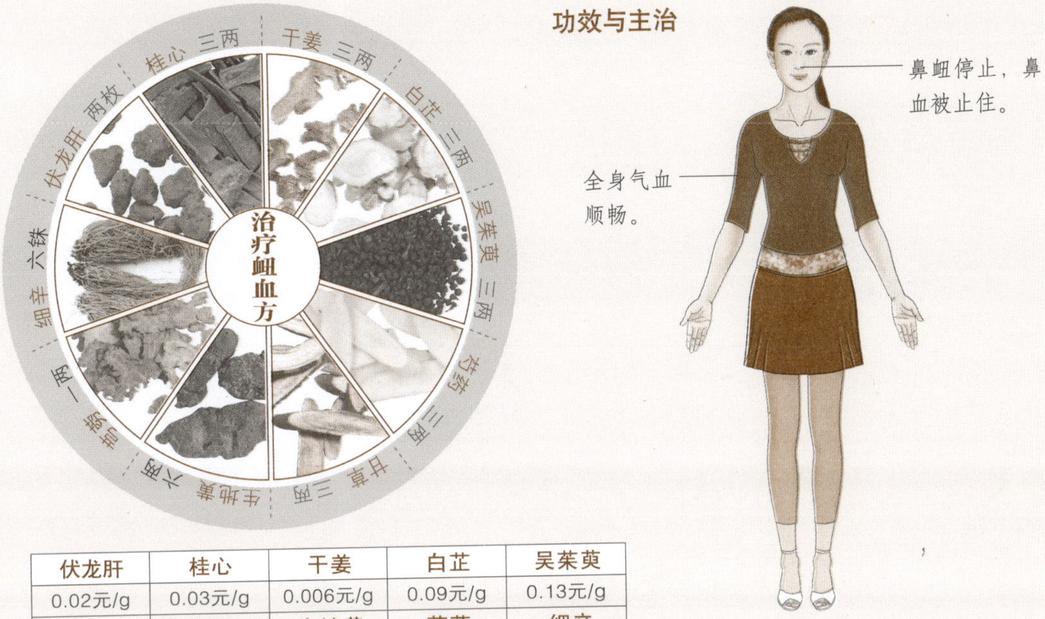

伏龙肝	桂心	干姜	白芷	吴茱萸
0.02元/g	0.03元/g	0.006元/g	0.09元/g	0.13元/g
芍药	甘草	生地黄	芎䓖	细辛
0.07元/g	0.11元/g	0.09元/g	0.08元/g	0.26元/g

煎服方法：以上十味药研细，用酒七升、水三升熬取汤药三升，分三次服。

服药禁忌：用药期间忌食生冷、油腻食物。

现代应用：此药方能明显缩短机体凝血时间，也能增加血小板活性。

甘草

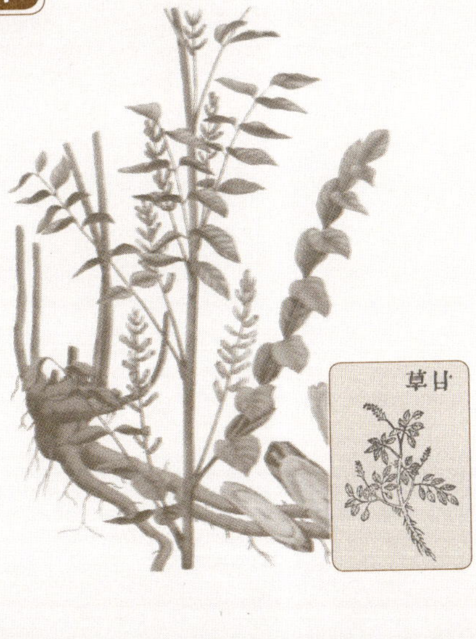

甘草歌诀

甘草甘温，调和诸药，
炙则温中，生则泻火。

性味与归经：性平，味甘。归心、脾、肺经。

功效与主治：健脾益气，祛痰止咳，缓急止痛。本品能治疗气喘咳嗽、脘腹疼痛、咽喉肿痛等症，在方剂中还能起到调和诸药药性的功效。

建议用量：1.5～9g。

口舌疾病方——告别口疮和口臭

治疗口疮的神药是角篙、蔷薇根。口疮或牙齿有病，应禁酸、醋、腻、油、酒、酱、面、咸、干枣，而且病愈后仍应长期慎食，否则复发后更难治愈。

【升麻煎】

治疗膀胱灼热，咽喉肿，口舌生疮。

升麻、蔷薇根白皮、玄参、射干各四两，蜜七合，黄柏、大青各三两。

以上六味研细，用水七升熬取一升五合，去渣后加蜜再熬两沸，细细含咽。

【百和香】

通道俗用方。

沉水香五两，鸡骨香、丁子香、兜娄婆香、薰陆香、甲香、白檀香、熟捷香、炭末各二两，青桂皮、零陵香、甘松香、藿香、白渐香、青木香各一两，苏合香、安息香、雀头香、麝香、燕香各半两。

以上二十味药研末，洒酒使其柔软，两夜后酒气停歇用白蜜调和，放到瓷器中，用蜡纸密封至冬月取用，效果佳。

治疗口烂，热病，咽喉生疮而不能喝水的膏药方：

附子半两，射干、当归、升麻各一两，白蜜四两，以上四味药研末，把猪脂四两先熬成膏，散热后再加余药，用微火熬附子至黄色，去渣再加蜜熬一两沸，混合均匀后冷凝，每天四、五遍，取杏仁大一块含咽。

【五香丸】

治疗口臭、身臭，止烦散气而留香。

青木香、藿香、丁香、零陵香、豆蔻、白芷、桂心各一两，香附子二两，当归、甘松香各半两，槟榔二枚。

以上十一味药研末，加蜜调成如大豆般的药丸，白天三次，夜间一次，含一丸咽汁。五天后口香，十天后体香，甚至二十八天后洗手的水落地也香。下气去臭，忌五辛。

【甘草丸】

治疗口中热干。

枣膏、乌梅肉、生姜、半夏、甘草、人参各二两半。

以上六味研末，制成弹子大的蜜丸，每日三次含而咽汁。

甘草丸

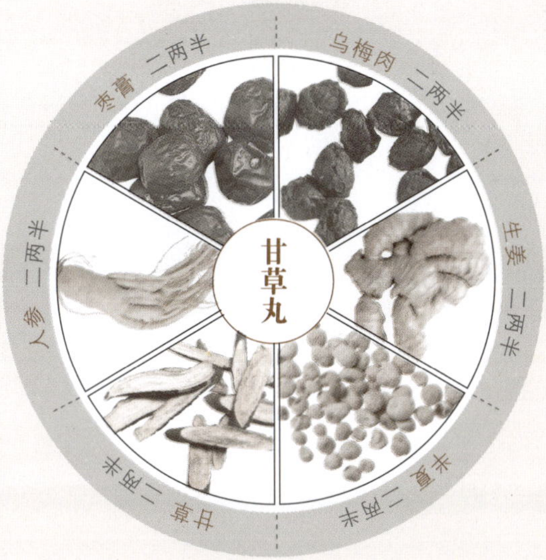

功效与主治

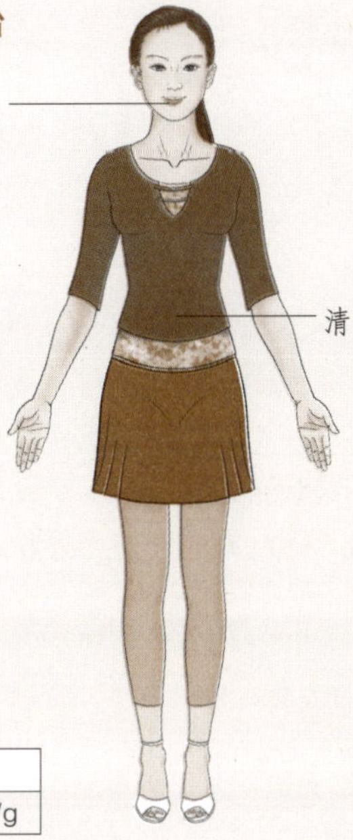

枣	乌梅	生姜	半夏	甘草	人参
0.02元/g	0.024元/g	0.006元/g	0.12元/g	0.06元/g	0.33元/g

煎服方法：以上六味研末，制成弹子大的蜜丸，每日三次含而咽汁。

服药禁忌：内有实热者慎用；服药期间忌食辛辣、油腻食物。

现代应用：本方有抗炎、抗病毒、消炎的作用。

乌梅

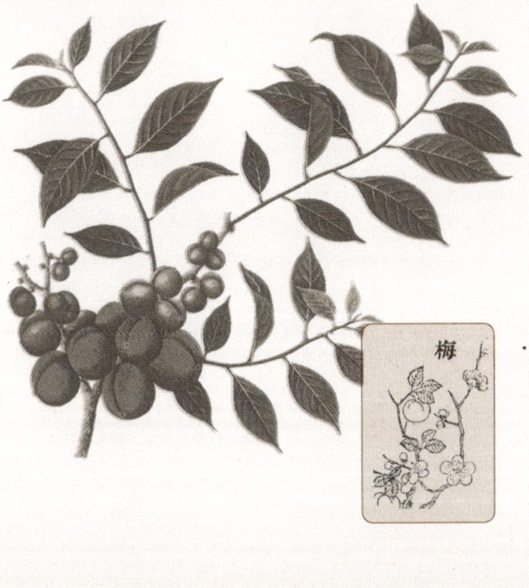

乌梅歌诀

乌梅酸温，收敛肺气，
止渴生津，能安泻痢。

性味与归经：性平，味酸、涩。归肝、脾、肺、大肠经。

功效与主治：敛肺止咳，涩肠止泻，安蛔止痛。本品主治肺虚咳嗽、泻痢以及蛔虫所致的腹痛、呕吐等症。

建议用量：3～10g。

唇齿疾病方——唇齿健康身体强

【润脾膏】

治疗由脾热导致的口唇焦干。

生地黄汁、生天门冬（切）各一升，萎蕤、生麦门冬各四两，甘草、芎䓖、白术、细辛各二两，升麻、黄耆各三两，猪膏三升。

以上十一味药研细，用苦酒泡一夜，再用药棉包住，临熬时加猪膏和生地黄汁，熬至水蒸尽为止，去渣后取药膏细细地含咽。

治疗牙齿间出血方：

用苦竹叶熬浓汁，等温度适宜时加少量盐含在口中，冷了吐掉就行。

治疗齲齿和虫牙方：

高良姜、芎䓖各十二铢，白附子、细辛、知母各六铢。以上五味研末，一天两次，用药棉包一点放到牙齿上，有汁即吐出。此方还能治口气。

治疗牙齿有洞，厌食脸肿方：

十叶莽草，七枚长四寸的猪椒附根皮，以上两味研细，用浆水两升熬取汤药一升，每天两三遍满口含，倦了吐掉即可。

治疗牙根肿方：

一把松叶（切），一合盐，以上两味用酒三升，熬取汤药一升，含口中即消肿。

治疗口齿疼痛难忍、头面风症方：

蜀椒二合，雀李根、独活各二两，莽草十叶，芎䓖、细辛、防风各一两。以上七味研细，用酒两升半熬三五沸，去渣后含在口中，不要咽，汁冷后就吐掉。张文仲方有二两白术。

治疗牙龈间不断出血和津液方：

用口含住用生竹茹二两和醋熬的药汁即可止血。

治疗牙根活动欲脱落方：

每日四、五次，咬住包有生地黄的药棉，同时再切细，用汁水浸泡牙根然后咽下，十天后就会痊愈。

【含漱汤】

治疗牙痛方：

独活、当归各三两，细辛、筚拨、黄芩、芎䓖各二两，丁香一两。

以上七味药研细，用水五升熬取汤药两升半，去渣后漱口，一段时间后吐掉再含。《古今录验》同，有二两甘草。

风齿疼痛：

灸三壮高骨之前外踝之上的交脉处。

含漱汤

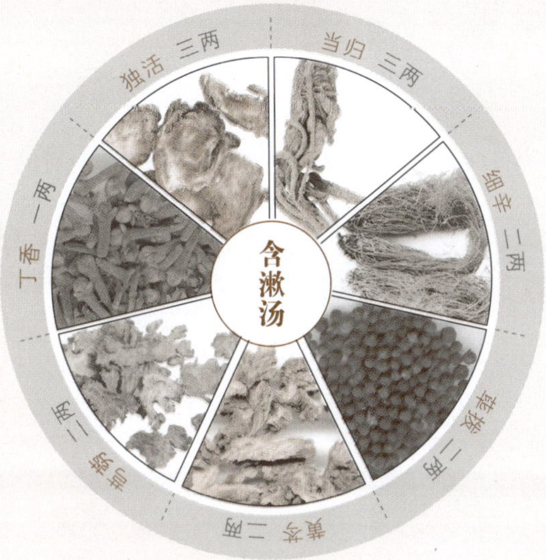

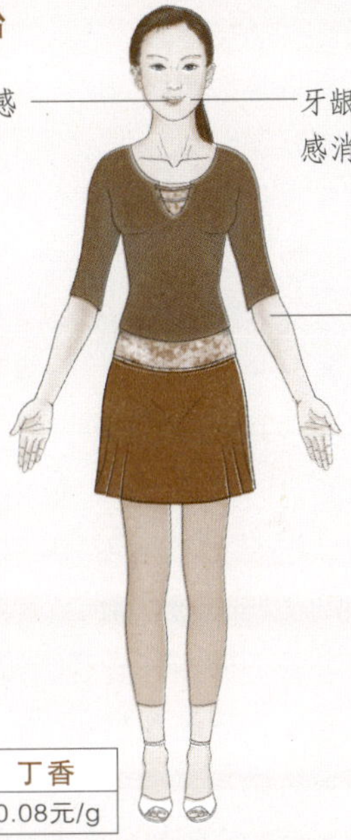
功效与主治
牙齿疼痛感消失。
牙龈肿痛感消失。
清热祛火。

独活	当归	细辛	荜拨	黄芩	芎䓖	丁香
0.05元/g	0.3元/g	0.26元/g	0.1元/g	0.04元/g	0.08元/g	0.08元/g

煎服方法：以上七味药眼研细，用水五升熬取汤药两升半，去渣后漱口，一段时间后吐掉再含。

服药禁忌：用药期间忌食辛辣、生冷食物。

现代应用：本方具有消炎止痛作用，主治牙龈炎、牙周炎所致的齿痛、牙龈红肿之症。

独活

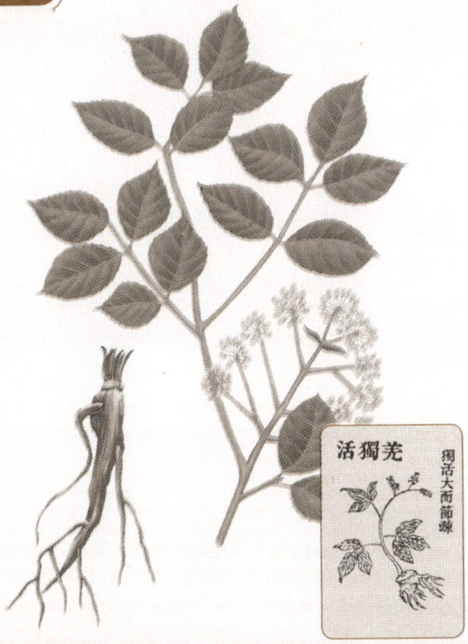

独活歌诀

独活辛苦，颈项难舒，
两足湿痹，诸风能除。

性味与归经：性微温，味辛、苦。归肾、膀胱经。

功效与主治：祛风逐湿，解表止痛。本品辛散苦燥，擅长祛风湿、缓痹痛，对受风寒所致的各处疼痛具有缓解作用。

建议用量：3～9g。

喉病方——祛除喉痛有良方

治疗突然咽喉痛方：

每日三次取悬木枸烧的末，每次用水送服方寸匙。

治疗咽喉痛痒方：

吐不出，咽不下，像患了虫毒，口含生姜五十天即愈。

【乌翣膏】

治疗喉咙肿（脾胃热的外在表现）气不畅通。

生乌十两，芍药、通草、羚羊角各二两，生地黄（切）五合，升麻三两，艾叶六铢，蔷薇根（切）一升，猪脂二斤。

以上九味药研细，用药棉包好，放到苦酒一升中浸泡一夜，放入猪脂后在微火上熬，等苦酒熬尽去渣，把大杏仁大的一块膏放到喉中，细细吞下即可。

治疗喉咙因患瘰疬而肿，以及风毒不能下咽方：

升麻、芍药各四两，杏仁、葛根、麻黄、射干、枫香各三两，甘草二两，上述八味药研细，用水八升熬取汤药两升半，分三次服。

治疗喉痛的处方：

拿一握未受风马鞭草根，去掉两端，捣汁服用。

治疗喉肿痛，风毒冲心胸方：

豉一升半，栀子七枚，羚羊角一两半，升麻四两，芍药三两，杏仁、甘草、犀角、射干各二两，以上九味药研细，用水九升熬取汤药三升，去渣再加入豉熬一沸，分三次服。

治疗咽喉受伤而声音不亮方：

一升酒，二两半干姜，一升酥，通草、桂心、石菖蒲各二两，都研末，六味合和，每日三次，每次一匙。

治疗喉突然肿痛难下咽方：

捣碎一把韭，炒后把药物涂敷到患部，冷后换新的。

【母姜酒】

治疗咽门，胆腑寒，咽门破而声音嘶哑；肝脏热，咽门就含闭而气塞。

母姜汁两升，独活、芎䓖各一两六铢，桂心、秦椒各一两，酥、油、牛髓各一升，防风一两半，一两六铢。

以上九味药研末，放到姜汁中熬，等到姜汁淹没所有药时，再加入髓、酥、油等调和，用微火熬沸三次即止。白天三次，夜间一次，把二合膏放入温的一升清酒中，细细地吞下。

乌翣膏

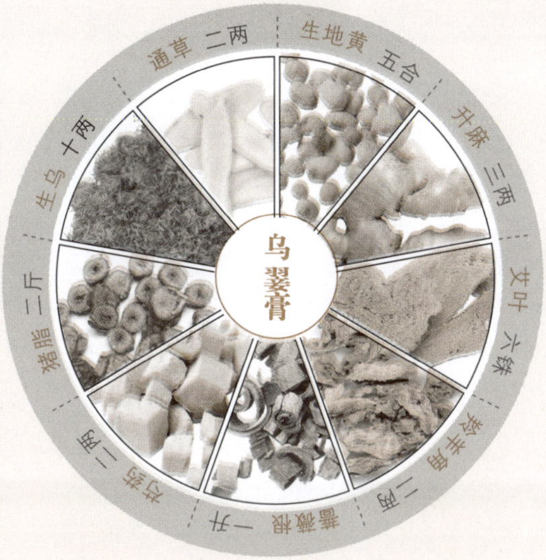

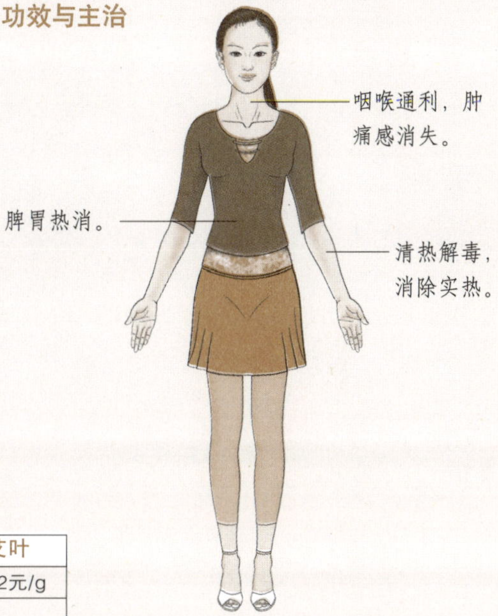

生乌	通草	生地黄	升麻	艾叶
0.06元/g	0.05元/g	0.09元/g	0.04元/g	0.02元/g
羚羊角	蔷薇根	芍药	猪脂	
5.00元/g	0.04元/g	0.07元/g	0.01元/g	

煎服方法：以上九味药切细，用药棉包好，放到苦酒一升中浸泡一夜，再放入猪脂后在微火上熬，等苦酒熬尽去渣，把大杏仁大的一块膏，放到喉中细细吞下即可。

服药禁忌：服药期间忌食辛辣食物以免刺激喉咙。

现代应用：本方具有消炎、清肺的作用，对咽喉炎、咽喉肿痛具有较好治疗作用。

常山 蜀漆

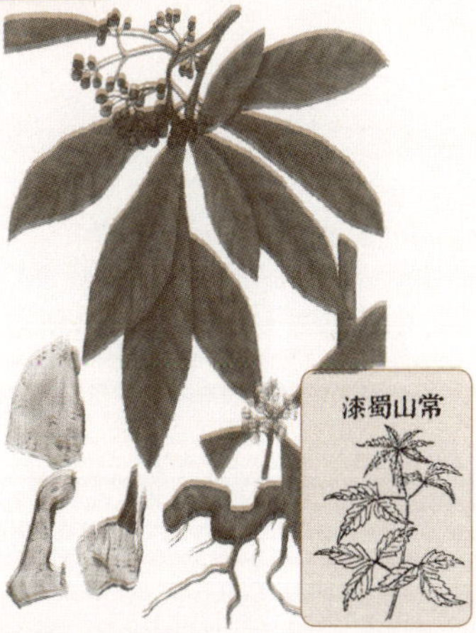

常山蜀漆歌诀

常山苦寒，截虐除痰，
解伤寒热，水胀能宽。

性味与归经：性寒，味苦、辛。归肺、心、肝经。

功效与主治：涌吐、截虐。对胸中有痰饮，欲吐而吐不出者，具有促进痰咳的作用，另对痢疾具有显著治疗功效。

建议用量：4.9～9g。

耳病方——治愈耳聋，恢复听力

治疗聤耳方：

熟桃仁适量，捣碎后用旧绯绢包好放到耳中，一天换三次药至愈。

治疗肾热短气，脸黑眼白，腰背疼痛，肾气内伤，小便赤黄，耳鸣吼闹，四肢疼痛方：

一具羊肾，食用法治过，玄参四两，泽泻二两，白术五两，茯苓、芍药各三两，淡竹叶（切）两升，生姜六两，生地黄（切）一升。

以上九味药研细，用水二斗来熬羊肾和竹叶，取汤药一斗，去渣澄清再加入余药，熬取汤药三升，分三次服。如未见好转，三天后再服一剂。

治疗百虫入耳方：

用半升醋调和一撮蜀椒末，灌到耳中，走二十步的时间虫子即出。

治疗蜈蚣入耳方：

用炙香的猪肉掩耳，蜈蚣即会出来。

治疗蚰蜒入耳方：

用葛袋装捣碎的炒胡麻，耳朵倾侧枕在袋上，蚰蜒即出。

治疗耳朵化脓流血、生肉肿塞听不见，背急挛痛肾热方：

生地黄汁、葱白各一升，甘草一两，生麦门冬六两，磁石、白术、牡蛎各五两，芍药四两，大枣十五枚。

以上九味药研细，用水九升来熬取汤药三升，分三次服。

治疗猝耳聋（突然发生之耳聋，又称风聋、暴聋，多属实症。由于忧思郁怒，血郁气血壅塞，导致窍闭不通；因外邪壅滞经络、气机升降不利；或因外伤等导致）方：

曲末、杏仁各十铢，菖蒲、细辛各六铢，四味药捣做成丸药，可加少许猪脂，用药棉包住枣核大一丸放到耳中，药一天换一次；稍好转后，两天换一次药，晚上拿掉凌晨再塞上。

【赤膏方】

治疗耳聋、齿痛。

巴豆十枚，丹参五两，芎䓖、桂心、大黄、白术、细辛各一两，大附子两枚，蜀椒一升，干姜二两。

以上十味药研细，用苦酒两升浸泡一夜，加三斤煎猪脂在火上熬沸三次，去渣后服用或抹涂，齿冷痛的把药放到牙齿间；耳聋的用药棉包住放到耳中；咽喉痛，吞下枣核般的丸；腹中有病，则用酒调和送服两丸如枣核般的丸；其余疼痛的症候可涂抹。

赤膏方

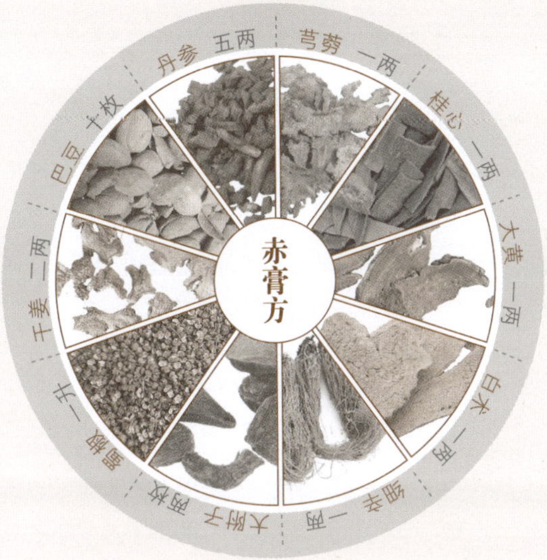

功效与主治

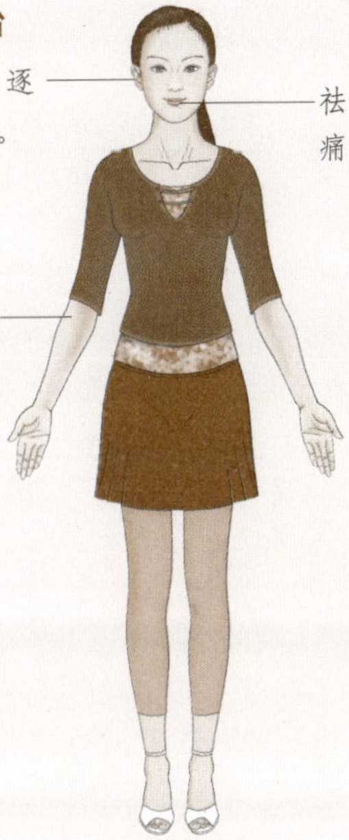
缓解耳聋，逐渐恢复听力。
祛火止痛，牙痛感觉消失。
清火解毒。

巴豆	丹参	芎䓖	桂心	大黄
0.05元/g	0.08元/g	0.08元/g	0.1元/g	0.03元/g
白术	细辛	大附子	蜀椒	干姜
0.16元/g	0.26元/g	0.052元/g	0.06元/g	0.006元/g

煎服方法：以上十味药研细，用苦酒两升浸泡一夜，加三斤煎猪脂在火上熬沸三次，去渣后服用或抹涂，齿冷痛的把药放到牙齿间，耳聋的用药棉包住放到耳中。

服药禁忌：用本方时忌食辛辣、生冷食物；其余疼痛的症候可涂抹；腹中有病，则用酒调和送服两丸如枣核般的丸。

现代应用：本药镇痛效果较强，无论外用还是内服皆有理想的止痛功效。

丹参

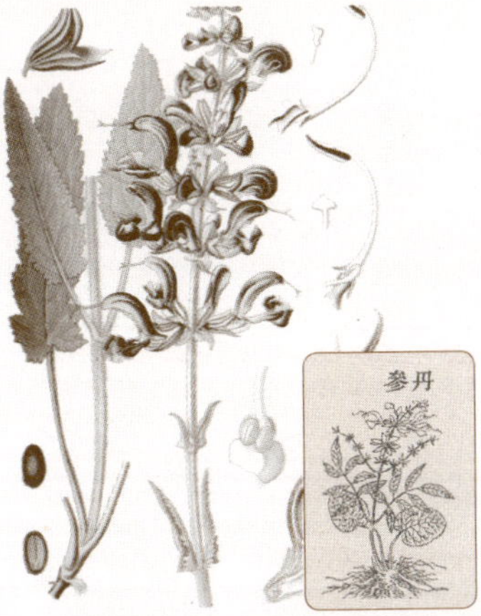

丹参歌诀

丹参味苦，破积调经，
生新去恶，祛除带崩。

性味与归经：性微寒，味苦。归心、肝经。

功效与主治：活血调经，消淤止痛。主治女性月经不调，产后淤血所致的腹痛等症，另对脘腹疼痛、跌打扭伤有疗效。

建议用量：6～12g。

面部疾病方——治疗面部的瘢痕及痤疮

治疗面部严重粉刺方：冬瓜子、冬葵子、茯苓、柏子仁各等份，研末，每日三次，每次饭后用酒送服方寸匙。

【栀子丸】

治疗酒糟鼻、粉刺。

栀子仁、豉各三升，大黄六两，木兰皮半两，芎䓖、甘草各四两。

以上六味药研末，加蜜调成如梧桐子大的丸药，每天三次，每次服十丸，渐加至十五丸。

治疗雀斑、粉滓、面黑气方：

白石脂六铢，白蔹十二铢，捣筛两味后用鸡蛋清来调和，晚上睡觉时把药涂在脸上，早晨用井花水洗掉。

【白膏】

治疗面部有疥、痈、疱、恶疮方：

野葛一尺五寸，附子十五枚，蜀椒一升，

以上三味切细，用醋浸泡一夜，加猪膏一斤熬至附子变黄时，去渣涂在面部的疥、痈、查、疱、恶疮上，每天三次。

【敷鼻疱方】

豉、蒺藜子、栀子仁各一升，木兰皮半斤。

以上四味研末，用醋浆水调和成泥，晚上涂在鼻疱上，在日出前用温热水洗掉。此方也治瘢痕。

治疗面上雀斑方：

用鸡蛋清调和李子仁末，敷面一夜雀斑即会脱落。

治疗面黑气、面上雀斑，去除手皱以及滋润容颜悦目方：

用食用法治过的猪蹄两具，洗净白粱米一斗。

以上两味加水五斗合熬猪蹄至烂熟，取药汁三斗熬以下的药物：

萎蕤一两，白茯苓、商陆各五两，藁本、白芷各二两。

以上五味切细，用三斗药汁和研过的一升桃仁，合熬取汤药一斗五升，去渣后装入瓷瓶，再加入一两甘松和一两零陵香末搅拌均匀，用药棉盖紧，每晚涂敷脸和手。

治疗面部游风方：

白附子三两，蜜陀僧、玉屑、珊瑚各二两。

以上四味研末，加酥调和，晚上敷于面部，早晨洗掉。此方也消除瘢痕。

面部按摩方向

人体许多经络都在面部汇聚，并且面部与脏腑有对应关系，所以掌握面部按摩的正确方法并经常按摩，对身体保健有很好的效果。

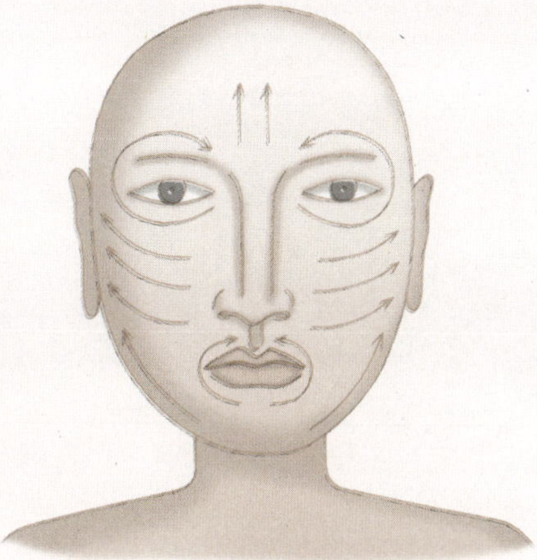

→ 按摩的方向

需要注意的是，按摩的手法一定要轻。另外，皮肤有感染、痤疮时，不要进行按摩，以防感染扩散，得不偿失。

栀子丸

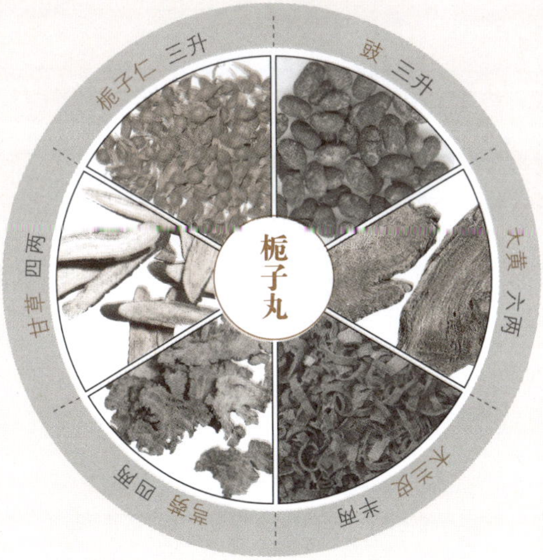

功效与主治

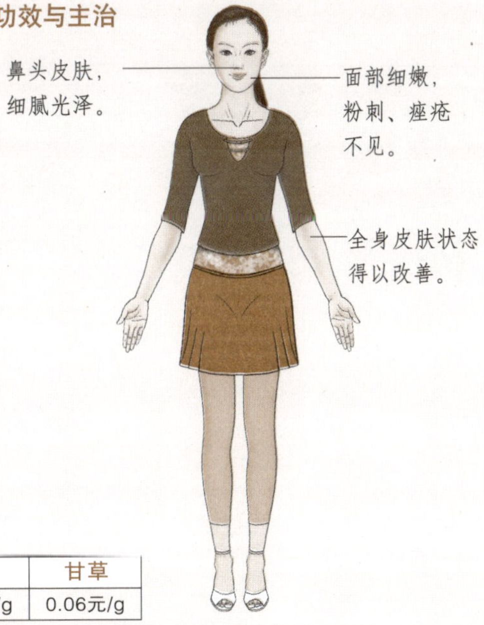

栀子仁	豉	大黄	木兰皮	芎䓖	甘草
0.03元/g	0.06元/g	0.03元/g	0.05元/g	0.08元/g	0.06元/g

煎服方法： 以上六味研末，加蜜调成如梧桐子大的丸药，每天三次，每次服十丸，渐加至十五丸。

服药禁忌： 皮肤有粉刺者在饮食方面要注意少吃刺激性食物，服药期间更应如此。

现代应用： 主治酒糟鼻、青春痘、面部痤疮及粉刺，改善皮肤油性状态。

卷五 · 诸风及风毒脚气

【大续命汤】

治疗肝厉风，突然失音。按照古方用大、小续命两种汤，可完全治疗五脏枯竭和贼风。

麻黄八两，杏仁七十枚，石膏四两，芎䓖、桂心、干姜各二两，黄芩、当归各一两，荆沥一升。

分别将以上九味切细，先用水一斗煮麻黄两沸，去沫后加入余药煮取药汁四升，去渣再下荆沥（加后效果更好）煮数沸，分四次服。

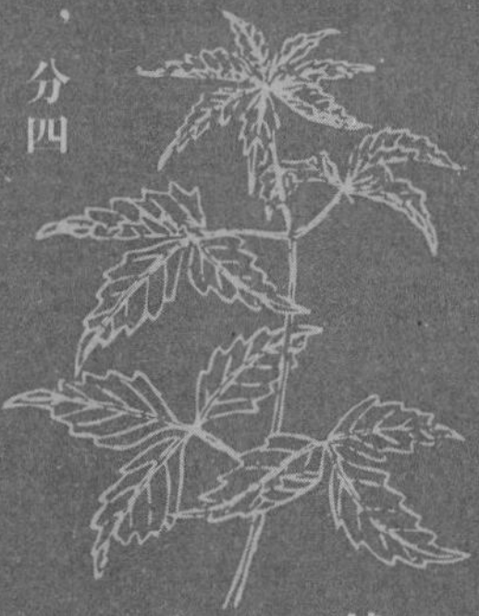

【小续命汤】

治疗突中风邪像快死一样，口眼歪斜，舌头强直，筋脉拘急，神思恍惚，气息微弱，神情闷乱。对各种风病都有疗效，且不使人虚弱。

生姜五两，防风一两半，麻黄、芎䓖、杏仁、防己（崔氏、《外台》不用）、桂心、甘草、人参、黄芩、芍药各一两，附子一枚。

分别把以上十二味切细，先用水一斗两升煮麻黄三沸，去除浮沫后加余药煮取三升药汁，分三次服，效果佳，若没有治愈的

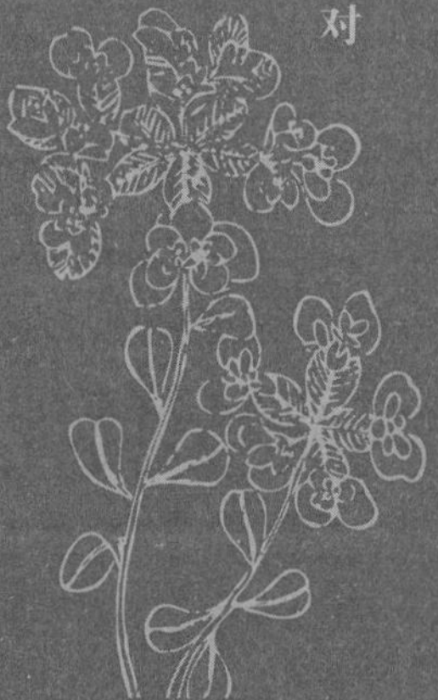

岐伯说基本有四种中风：一是偏枯，即半身不遂；二是风痱，即四肢软瘫，但神志较清晰或稍乱，病轻的能说话，病重的则不能；三是风癔，即突然昏迷不认人，同时舌头强直，喉中有窒塞感，严重的有噫噫声等；四是风痹。

人体一旦被风邪伤害，表现为麻风、寒中、热中、半身不遂或贼风。总而言之：风，是百病之首，而且在体内变化多端，一定要辨证施治。

本章目录

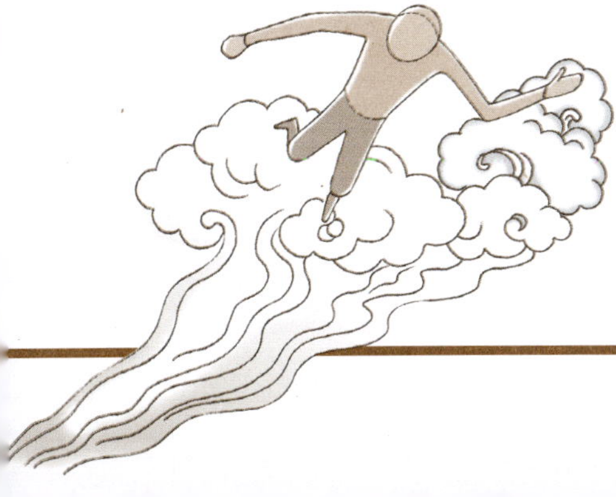

论杂风状

岐伯说基本有四种中风：一是偏枯，即半身不遂；二是风痱，即四肢软瘫，但神志较清晰或稍乱，病轻的能说话，病重的则不能；三是风癔，即突然昏迷不认人，同时舌头强直，喉中有窒塞感，严重的有噫噫声等；四是风痹。中了风邪的病大多急且易突然发生，刚患病时症状较轻微，易被人忽略，但此时应立刻服续命汤，再依次灸治腧穴。百病之中以风邪最为厉害，而岐伯所说的这四种情况，又是重中之重。

偏枯一侧的肌肉不能运动而且疼痛，神志清楚，语言正常，病在分腠之间的，可在温暖的地方睡觉取汗，损耗多余，补益不足，即可康复（《甲乙经》言：温卧取汗则多取点汗）；得风痱的全身不疼，但四肢不灵活，神志稍微模糊，如果语声微弱但可辨别的可以治疗，反之病重不能言语的，则不可医治；得风癔的，突然不知人事，咽喉中有窒塞感（《巢源》作噫噫有声），不能言语，舌头僵直，此时病在脏腑，且病邪先后入脏、腑，应先补腑，后泻脏来治疗。先仍病人发汗，身体转动柔软人的可生存，而身体发直不出汗的，七天即亡（《巢源》言眼下和鼻人中附近发白的可治疗，而黑红各半且口中吐沫的则不可治）；风痹、脉痹、肌痹、筋痹、皮痹、骨痹、湿痹、周痹、胞痹，虽然都各自有症候，但都类似中了风邪，可以通过诊脉来鉴别，比如脉象微涩的是身体不仁。

风邪通常多从五脏的背腧穴进入五脏而致病，因为肺主气息，而且覆盖在其他四脏上面，所以五脏中以肺犯病最为急迫。肺中风邪的病人，典型症状是喜欢仰卧，胸闷气短，头昏目眩且出汗。鼻孔与眼睛之间两侧下行到口的部位，发白的应及早灸百壮肺腧穴，再服续命汤治疗（小孩酌情减量）；但如果此部位颜色发黄了的病人，则会胡言乱语，用手或拾物、指地或妄动，说明肺受伤已化血，几天即死。如果中了急速的风邪，会胡言乱语，神思恍惚，或疲惫短气，不立即治疗，二十四小时就可能死亡。一经发现，如果想挽救，就应灸肺腧穴、肝腧穴和膈腧穴几十壮，并且尽快服续命汤。如果涎水、唾液流出而不收的，须立刻用针灸和饮用汤药。

人体一旦被风邪伤害，表现为麻风、寒中、热中、半身不遂或贼风。虽然同样被风邪所伤，但在春天甲乙日的是肝风，在夏天丙丁日的是心风，在夏天戊己日的是脾风，在秋季庚辛日的是肺风，在冬季壬癸日的是肾风。各个脏腑的风即风邪侵犯至五藏六腑的腧穴，然后各自进入门户，形成偏风。长期有风邪同时在房事时再受风邪的成为肠风；行房事流汗时受了风成内风；刚洗完澡时受风，成为首风；风邪沿着风府经脉上行至脑，即形成脑风；进入头部，又成为目风（又称眼寒）；醉酒而又感受风邪的成为酒风；而当其停在外部腠理时，即是泄风。总而言之：风，是百病之首，而且在体内变化多端，一定要辩证施治。

病邪在人体的传变

由外邪导致的疾病，总是先侵入人的体表，然后逐渐向体内入侵。根据身体的表现，我们很容易知道病邪所在的部位，从而及时遏制疾病的发展。

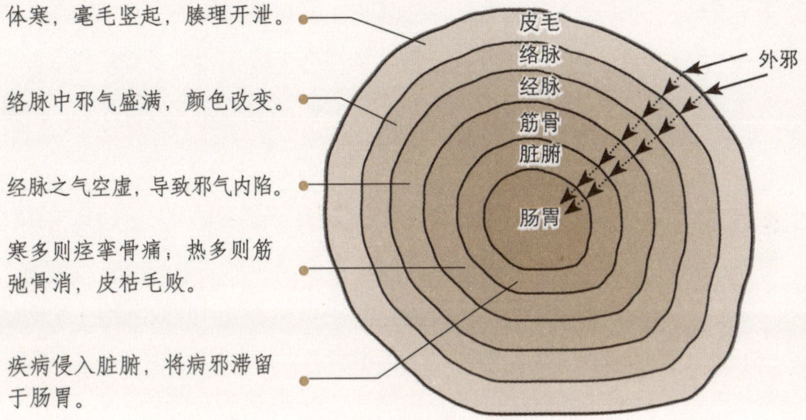

肌肉坚实才能抵御风邪

自然环境是一样的，但是有的人容易生病，有的人却不容易生病。关键在于肌肉是否坚实。要想肌肉变得坚实，可以通过体育锻炼来加强。

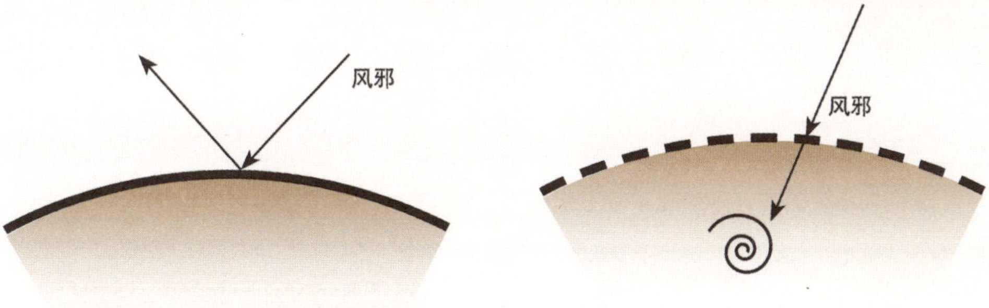

肌肉坚实的人，腠理密闭，即使有风邪也难以入侵他的身体，所以这种人不容易生病。

肌肉不坚实的人，腠理疏松，风邪很容易侵袭他的身体，所以这种人很容易生病。

各种痹病都是由于风、寒、湿三种邪气被滞留在分肉之间，邪气逼迫深入，遇寒就使水气聚结，水气一旦聚结就会排挤分肉而致肌肉裂开，而肌肉一旦裂开就会发生疼痛，疼痛一旦发生就会使正气趋向并聚集在患处，正气一旦趋向并聚集在患处就会产生热，一旦发热就会使疼痛缓解，疼痛一旦缓解就会发生厥逆，一旦发生厥逆就会诱发痹。它是在内未深入五脏，在外未散发于皮肤，仅留居在分肉之间，使真气不能周流循环于全身，所以叫做痹。其中感受风邪的情况最多，不仁则肿，叫行痹，而且它周身游动无固定之处；患者感受寒邪较多的叫痛痹；患者感受湿邪较多的叫着痹；冷汗多，病邪随着血脉上下移动，不能左右流动，就叫周痹。痹发生在肌肉中，时而发作时而停止，痹在左边就在身体的左边反应，痹在右边就在身体的右边有反应，这就叫偏痹。

凡是得了痹病，体内阳气虚而阴气盛的人，往往身体发冷；阳气盛而阴气虚的，痹痛时身体会发热。凡是风痹容易痊愈，痹在皮肤间的也容易痊愈，在筋骨的就难以痊愈。得痹病的时间太久深入筋骨，会使营卫气坚涩，因营卫气凝滞导致经络时时空疏不充实，就不会感觉到痛。风痹病不能治愈的，往往就像脚踩在薄冰上弱不胜力，时时如放在热水中，大腿股胫酸痛无力，心烦头痛，是伤在脾肾；时时呕吐眩昏，时时出汗，是伤在心；目眩，是伤在肝；悲恐，短气不快乐，是伤在肺。不出三年就会死，一说三天必死。

足太阳经感受了风邪，加上被寒、湿邪伤得太重就会变成痉病，患者表现为口噤不开，脊背强直，犹如癫痫发作的症状，摇头如马鸣，腰反折，在很短的时间内就发作多次，气息好像断绝了一样，汗如雨下，时时发生虚脱。容易患这种病的，往往是刚生产的妇人以及金疮导致血脉虚竭的患者。小儿本来得了脐风，大人因受了凉、湿，如果再患了风痉都很危险。患温病后热邪太盛侵入肾，以及小儿患癫痫病后热邪太盛都会变成痉病，痉、失音、厥、癫病症状都比较相似，所以久厥必成癫，应仔细审察，病情严重的人耳中响如落叶并觉得疼痛，都是因风邪侵入了肾经，若不及时医治，当风邪流入肾后就会忽然身体痉直如同死人一样，都适宜服用小续命汤两三剂，如果耳朵痛肿，流出脓汁而形成痈疖的，就不会有危害，只是不要让耳朵受风，针刺耳前动脉及风府，效果奇佳。

虚实病证的表现与治疗原则

人体内阴阳平衡被打乱会出现或寒或热的症状，热证又分为实热和虚热，寒证又分为阴虚和阳盛阴虚。如图所示：

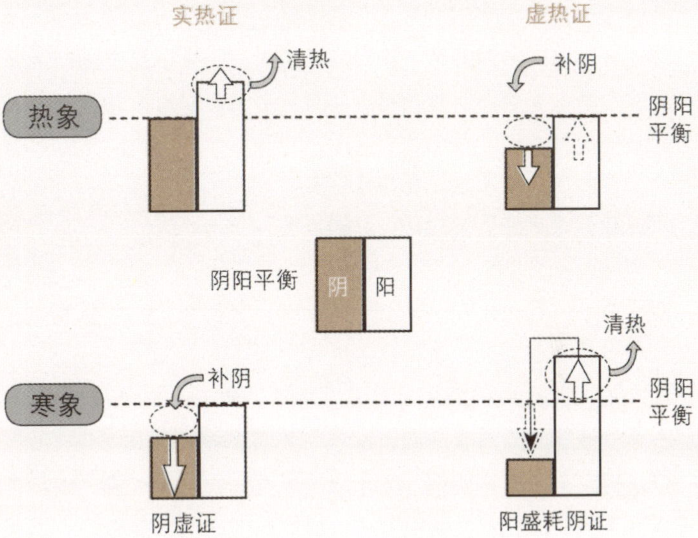

脚底保健

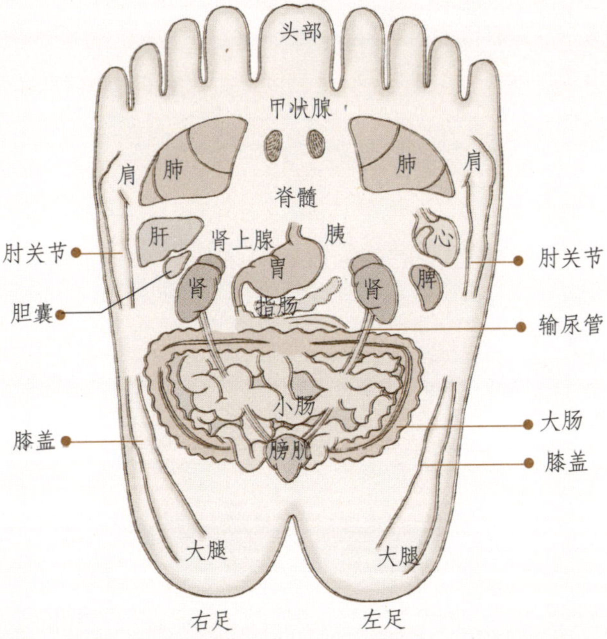

脚底不同部位与脏腑有一定的对应关系（如图所示），了解这些对应关系并经常按摩脚底，对脏腑的保健有很好的效果。

诸风·贼风·偏风方——中风病的治疗方案

【大续命汤】

治疗肝厉风，突然失音。按照古方用大、小续命两种汤，可完全治疗五脏枯竭和贼风。

麻黄八两，杏仁七十枚，石膏四两，芎䓖、桂心、干姜各二两，黄芩、当归各一两，荆沥一升。

分别将以上九味切细，先用水一斗煮麻黄两沸，去沫后加入余药煮取药汁四升，去渣再下荆沥（加后效果更好）煮数沸，分四次服。

【小续命汤】

治疗突中风邪像快死一样，口眼歪斜，舌头强直，筋脉拘急，神思恍惚，气息微弱，神情闷乱。对各种风病都有疗效，且不使人虚弱。

生姜五两，防风一两半，麻黄、芎䓖、杏仁、防己（崔氏、《外台》不用）、桂心、甘草、人参、黄芩、芍药各一两，附子一枚。

分别把以上十二味切细，先用水一斗两升煮麻黄三沸，去除浮沫后加余药煮取三升药汁，分三次服，效果佳，若没有治愈的可再服三、四剂，则必好。

【大续命汤（二）】

治疗内脏受了风邪，突然不能说话，四肢不遂，皮肉麻木。

麻黄、独活各三两，芎䓖、附子、细辛、葛根、生姜、桂心、茯苓、防风、当归、甘草各一两。

分别把以上十二味药切细，加水一斗两升煮取药汁四升，分五次服，老人、小孩分十次。加减：若病初就出大汗的人，去掉麻黄；气上逆、咳嗽的人，加二两吴茱萸和一两厚朴；干呕的人，附子加倍；呕吐的人，加一两橘皮。

【小续命汤（二）】

治疗因受风邪引起的头昏目眩，麻木没有感觉，拘挛引急，身体僵直，大小便失禁。更偏重于产后失血的产妇以及老人、小孩等，功效和大续命汤相同。

生姜五两，麻黄、甘草、桂心各二两，防风一两半，防己、白术、芍药、人参、芎䓖、附子、黄芩各一两。

分别将以上十二味药切细，加水一斗两升，煮取药汁三升，分三次服。《古今录验》名续命汤，没有桂心；胡洽、《千金翼方》同。

大续命汤

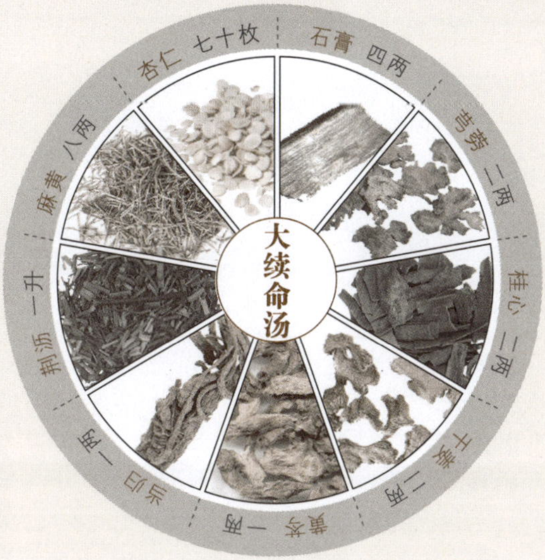

功效与主治

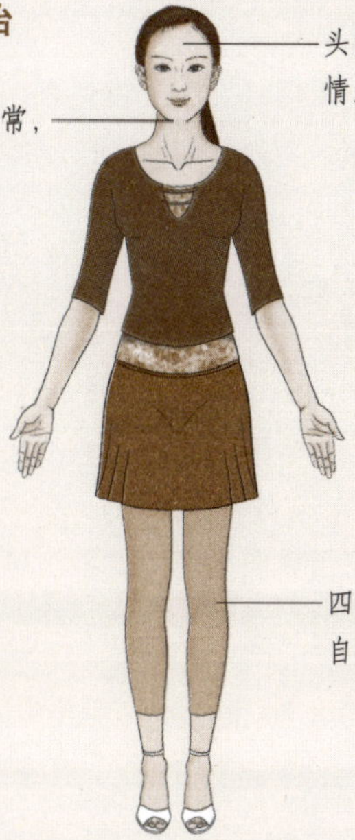
头脑清醒，神情正常。
声音恢复正常，喉咙通利。
四肢行动自如。

麻黄	杏仁	石膏	芎䓖	桂心
0.04元/g	0.07元/g	0.01元/g	0.08元/g	0.1元/g
干姜	黄芩	当归	荆沥	
0.006元/g	0.04元/g	0.05元/g	0.02元/g	

煎服方法：分别将以上九味切细，先用水一斗煮麻黄两沸，去沫后加入余药煮取药汁四升，去渣再下荆沥煮数沸，分四次服。

服药禁忌：阴虚火旺者及孕妇慎用；服药期间忌食刺激性食物。

现代应用：本药方具有明显的镇定作用，对高血压亦有疗效。

黄芩

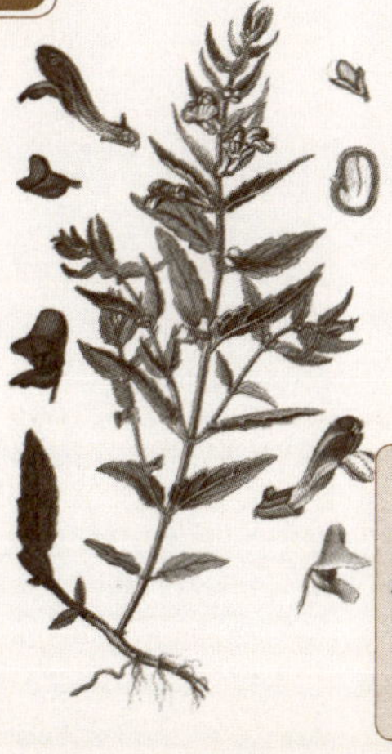

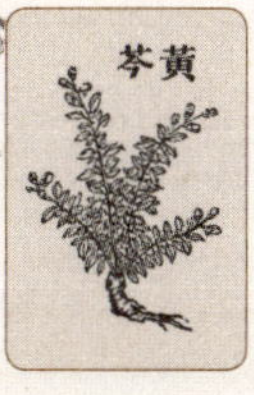
黄芩

黄芩歌诀

黄芩苦寒，枯泻肺火，
子清大肠，湿热皆可。

性味与归经：性寒，味苦。归肺、胃、胆经。

功效与主治：清热燥湿，解毒祛火，安胎止血。主治肺热所致的咳嗽，烦渴，以及孕妇胎动不安。

建议用量：3～10g。

【西州续命汤】

治疗中风痱（又成风入脏），身体失去知觉，伸缩困难，不能说话，昏冒郁昧不认人，拘挛引急背痛，不能转侧。

麻黄六两，杏仁二十枚，石膏四两，桂心二两，干姜、黄芩、甘草、芎䓖、当归各一两。

分别将以上九味药切细，先加水一斗两升煮麻黄两沸，去沫后加入余药煮取药汁四升。第一次服一升，还有知觉的病人，可以先卧在床上，盖厚被稍发汗，然后慢慢减少衣被，再入睡。但如果没有出汗，需再服一升，至稍稍出汗安稳后再服五合，出汗后即痊愈，饮食上没有禁忌，但出汗不能见风。

【小续命汤方（三）】

治疗受了风邪已经一年多，神志不清，胡言乱语。

麻黄三两，白术、人参、桂心各二两，芍药、黄芩、芎䓖、甘草、防己、当归各一两。

分别将以上十味药切细，加水一斗两升煮取药汁三升，每天三次，每次一升，服后盖被取汗。

【芎䓖汤】

治疗突然中风，四肢麻木，狂笑不止。

芎䓖一两半，麻黄、桂心、黄芩、干姜、甘草、石膏（一方用黄连）、当归、秦艽各一两，杏仁二十一枚。

分别将以上十味药切细，加水九升煮取三升，分三次服。

【干姜附子汤】

治疗心虚寒风，骨节欲裂，缓弱难收缩，半身不遂，便利无度，口面歪斜。

附子、干姜各八两，麻黄、桂心各四两，芎䓖三两。

分别将以上五味药切细，加水九升煮取药汁三升，每三天服用一剂，分三次服。

【荆沥汤】

治疗心虚寒，即伤寒、阴气损害至心，悸动难耐，口歪，说话急且含混，常自行发笑，厉风伤心。

荆沥三升，芎䓖四两，防风、防己、甘草、桂心、远志、人参、升麻、茯苓、羌活、当归各二两，麻黄、白术各一两，母姜一升，取汁。

分别将以上十五味药切细，加水一斗五升煎麻黄两沸，去沫再放入余药（除荆沥、姜汁外），煮取药汁三升，去渣后再放入荆沥、姜汁，煎取药汁四升，白天三次，晚上一次，分四次服。

干姜附子汤

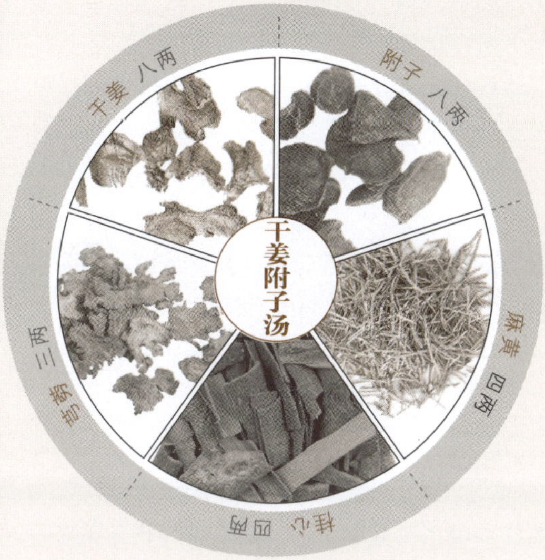

功效与主治

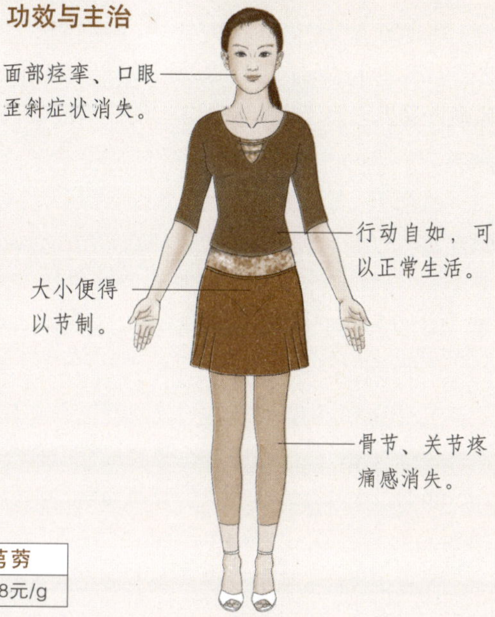

干姜	附子	麻黄	桂心	芎䓖
0.006元/g	0.052元/g	0.04元/g	0.1元/g	0.08元/g

煎服方法：分别将以上五味药切细，加水九升煮取药汁三升，每三天服用一剂，分三次服。

服药禁忌：阴虚内热者及孕妇慎用；服药期间忌食刺激性食物。

现代应用：本方有较强的镇静作用，也对病菌和炎症有抑制功效。

附子

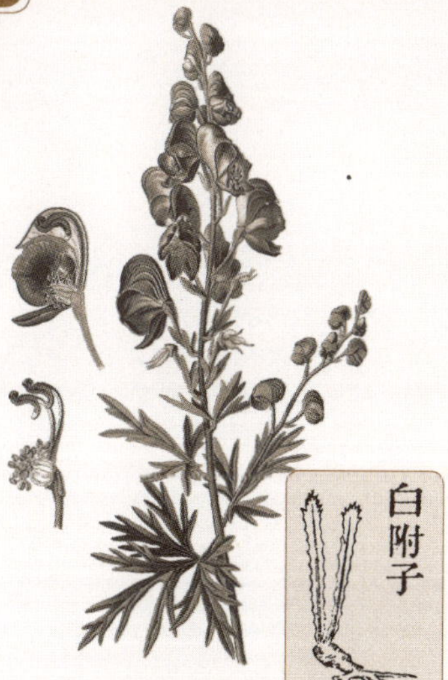

附子歌诀

附子辛热，性走不守，
四肢厥冷，回阳功有。

性味与归经：性大热，味甘、辛。归心、肾、脾经。

功效与主治：回阳救逆，散寒止痛。本品主治阳气虚弱引起的各种不适，同时还具有较强的散寒止痛作用，治疗风湿痹痛。

建议用量：3～15g。

风痱·风癔·风痹方——调理风病的灵丹妙药

风痱的表现：突然不能说话，闭口难开，手足不遂、强直。治疗这种病，可取五升伏龙肝末和八升冷水搅匀，取汁饮用，最好一次饮完。《肘后》载此方可以治心烦、神思恍惚和腹中胀痛，另外可使气绝的人复苏。治疗风痱必须要按先后顺序，抓住治疗机会，否则容易转变为痼疾。

古人开处方，都是建立在拿准病源和冷、热属性的基础上，所以效果好。开处方，首先要确定疾病的冷、热属性，才能对症下药，无论汤、酒，还是丸、散都一样。具体地说，由风邪侵入导致的热盛，就应用竹沥、葛汁等性冷的药；只有在严密的房间内，才能为患者治疗风病。因为健康强壮的人在不密实的房中都可能中风，何况病人呢？学医的人应引以为戒。

【竹沥汤】

主治四肢收缩困难，心神恍惚不认人和不能说话。

竹沥三升，生姜三合，生葛汁一升。

和匀以上三味药，在火上加至温热，早晨、黄昏和晚上分三次服下，以感觉四肢有异样的为好。

养尊处优的人肌肤实盛、骨头萎弱，疲劳出汗后，再加上睡觉时摇摆，容易感受微风，而患上血痹病，症状类似中风。一旦出现脉象寸口部位微涩、关上部位紧的，就应该用针引导阳气，让脉和紧随病邪流出即可。

【黄耆汤】

治疗血痹，阴阳脉、寸口、关部脉都很微弱，而尺部脉却稍紧，症状为身体不仁，像中了风一样。

蜀黄耆、芍药、桂心、人参各一两，生姜六两，大枣十二枚。

分别将以上六味药切细，加六升水煮取药汁两升，每天三次，每次七合。《要略》中只有五物，而没有人参。

【汉防己汤】

治疗风湿、脉浮、身体沉重和恶风出汗。

汉防己四两，黄耆五两，白术、生姜各三两，甘草二两，大枣十二枚。

分别将以上六味药切细，加六升水煮取药汁三升，分三次服，服后盖被捂汗，感觉皮肤中像有虫爬行时停一下，然后再卧床取汗。

汉防己汤

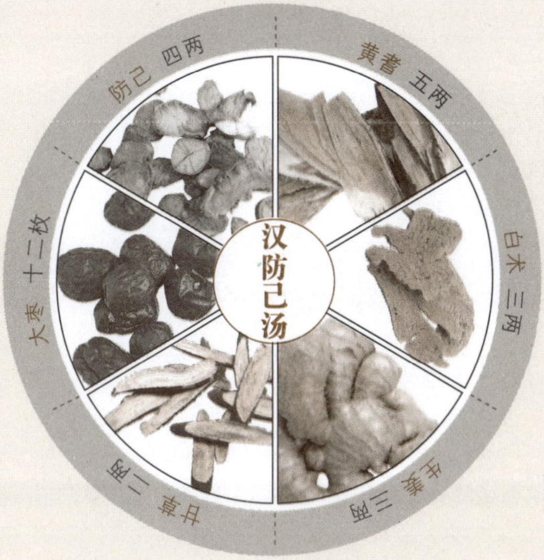
汉防己汤
防己 四两
黄耆 五两
白术 三两
生姜 三两
甘草 二两
大枣 十二枚

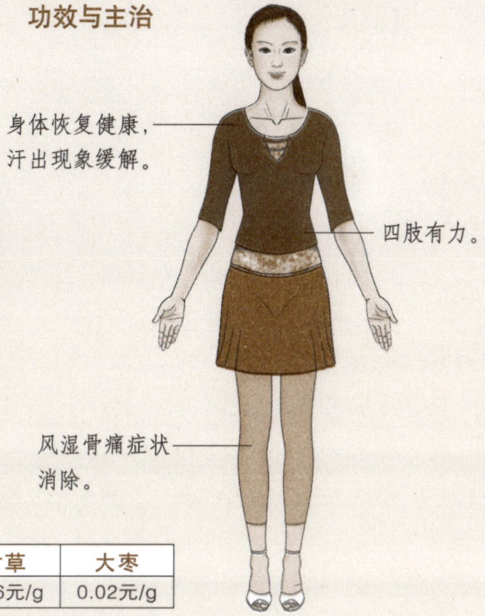

防己	黄耆	白术	生姜	甘草	大枣
0.18元/g	0.08元/g	0.16元/g	0.006元/g	0.06元/g	0.02元/g

煎服方法：分别将以上六味药切细，加六升水煮取药汁三升，分三次服，服后盖被捂汗。

服药禁忌：阴虚体质者慎用；用药期间忌食刺激性食物。

现代应用：本方具有较强的镇痛作用，对风湿病所致的关节疼痛具有治疗功效。

黄耆

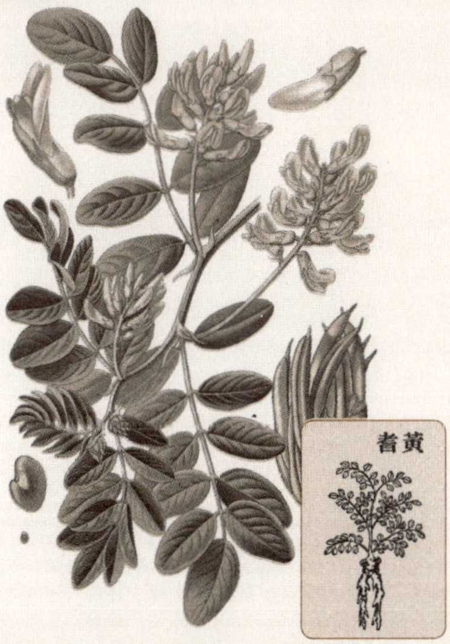
耆黄

黄耆歌诀

黄耆性温，收汗固表，
托疮生肌，气虚莫少。

性味与归经：性寒，味苦、辛。归膀胱、肺经。

功效与主治：祛湿止痛，利水消肿。主治风湿痹证引起的肢体酸重、关节肿痛等症，同时对水肿，小便不利均有疗效。

建议用量：4.5～9g。

诸风·贼风·偏风方——中风病的治疗方案

【秦艽散】

主治半身不遂，说话错乱，悲喜异常，角弓反张，皮肤风痒等。

秦艽、黄耆、人参、独活（胡洽用乌头）、甘菊花（胡洽用蜀椒）各二两，远志（胡洽用防己）、麻黄、天雄各一两，桂心、山茱萸、防风、石斛（胡洽用萆薢）各二两半，当归、五味子、附子、干姜、白藓（皮胡洽用白蔹）、芎䓖（胡洽用桔梗）、细辛、甘草、白术各三十铢，茵芋（胡洽用柄草）十八铢。

以上二十二味治择捣筛后制成散药，每天两次，每次用酒送服方寸匙，可渐加至两匙，另治疗风邪不管新久，都有补益作用。

【仓公当归汤】

主治贼风口噤，角弓反张，痉挛等。

当归、防风各十八铢，麻黄三十铢，独活一两半，细辛半两，附子一枚。

分别将以上六味药切细，加五升酒和三升水，煮取药汁三升，每次服一升，如果嘴不能张开的可撬开灌下，服后就可苏醒，两次后会出小汗，三次后则会出大汗。

【八风续命汤】

治疗突然半身不遂，身体发冷，手脚拘急，屈伸困难，神志迷糊，或身体强直，角弓反张，不能说话，有时厌食，有时大小便不利等。

人参、黄芩、当归、干姜、桂心、独活、甘草各十八铢，杏仁四十枚，石膏一两半。

分别将以上九味药切细，加九升井花水煮取药汁三升，分三次服，每日两次，服后盖被捂汗，如果不出汗的话，可加五两麻黄再饮一合。

【大续命汤】

治疗肝厉风，突然失音。按照古方用大、小续命两种汤，可完全治疗五脏枯竭和贼风。

麻黄八两，杏仁七十枚，石膏四两，芎䓖、桂心、干姜各二两，黄芩、当归各一两，荆沥一升。

分别将以上九味切细，先用水一斗煮麻黄两沸，去沫后加入余药煮取药汁四升，去渣再下荆沥（加后效果更好）煮数沸，分四次服。

【小续命汤】

治疗突中风邪像快死一样，口眼歪斜，舌头强直，筋脉拘急，神思恍惚，气息微弱，神情闷乱。对各种风病都有疗效，且不使人虚弱。

生姜五两，防风一两半，麻黄、芎䓖、杏仁、防己（崔氏、《外台》不用）、桂心、甘草、人参、黄芩、芍药各一两，附子一枚。

分别把以上十二味切细，先用水一斗两升煮麻黄三沸，去除浮沫后加余药煮取三升药汁，分三次服，效果佳，若没有治愈的可再服三、四剂，则必好。

仓公当归汤

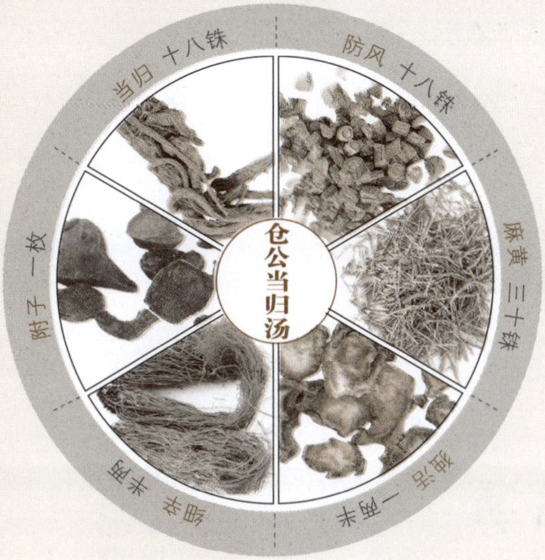

功效与主治

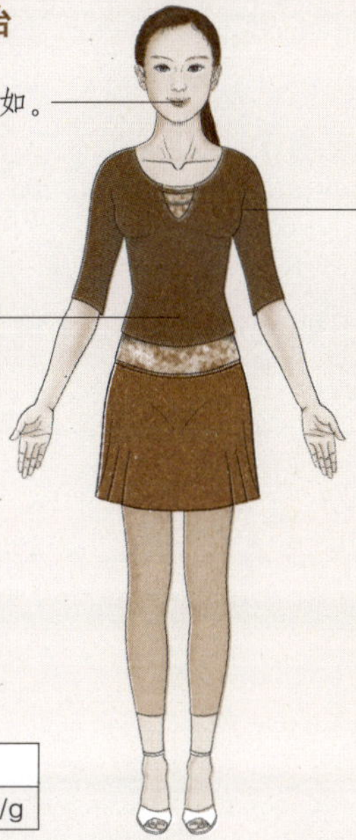
口唇开合自如。
风邪消散。
角弓反张症状消失。

当归	防风	麻黄	独活	细辛	附子
0.05元/g	0.24元/g	0.04元/g	0.05元/g	0.26元/g	0.052元/g

煎服方法：六味药切细，加五升酒和三升水，煮取药汁三升，每次服一升。

服药禁忌：方中附子有毒，使用时应久煎；用药期间忌食刺激性食物。

现代应用：本方能镇静、止痛、抗炎，对惊厥症状也有很好的治疗作用。

沙参

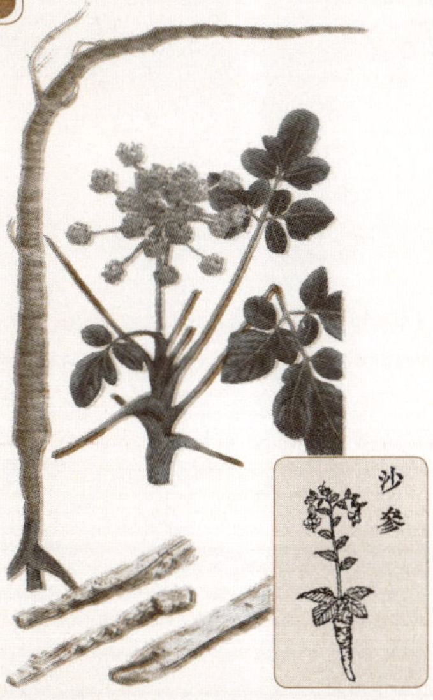
沙参

沙参歌诀

沙参味甘，消肿排脓，
补肝益肺，退热除风。

性味与归经：性凉，味甘。归肺经。

功效与主治：补中益肺、清热凉血。主治肺热引起的咳嗽痰多、咽喉干痒等症。

建议用量：6～9g。

汤液——治疗脚病的汤液方剂

治疗恶风毒气，失语冲心，四肢麻痹，双脚软弱无力。一旦染病，就应立刻服药，一共需服四方。

【麻黄汤】

麻黄一两，茯苓三两，杏仁三十枚，大枣二十枚，升麻、黄芩、桂心、麦门冬、防风、白术、芎䓖、芍药、当归、甘草各二两。

以上十四味研细，加两升清酒，九升水煮取两升半药汁，白天三次，晚上一次，分四次服。

【独活汤】

独活四两，生姜五两，甘草、芍药、葛根、桂心、麻黄各二两，干地黄三两。

以上八味切细，加两升清酒、八升水煎取两升半药汁，白天三次，晚上一次，分四次服。

独活汤

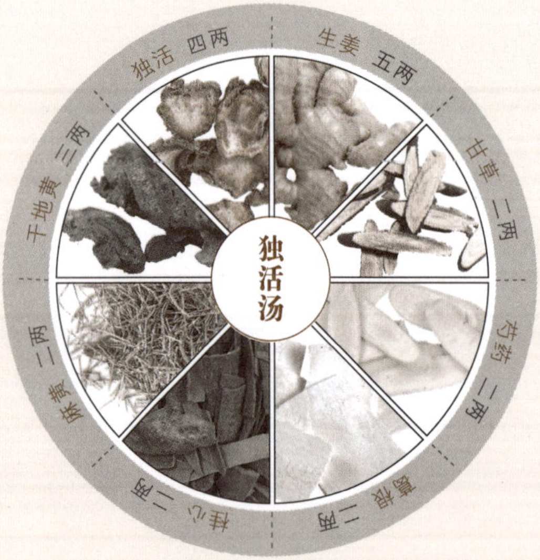

功效与主治

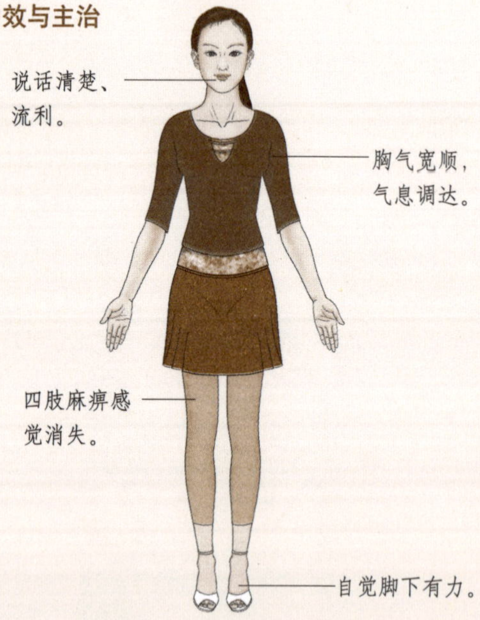

独活	生姜	甘草	芍药	葛根	桂心	麻黄	干地黄
0.05元/g	0.006元/g	0.06元/g	0.06元/g	0.09元/g	0.1元/g	0.04元/g	0.09元/g

煎服方法：将以上十一味治后过筛，饭前服一方寸匙，一日三次，三日便有感觉，一月病会痊愈。

服药禁忌：内热者须遵医嘱服用；用药期间忌食刺激性食物。

现代应用：本品有安神镇定作用，另对风湿病有疗效。

诸散——治疗脚病的散剂

一般情况下，春季和秋季最好服用药散。

【八风散】

可治疗风虚，见不得日月光照，脸上呈青黑土色，脚气痹弱，可补肾治肝。

菊花三两，苁蓉二两，石斛、天雄各一两半，人参、附子、甘草各一两六铢，钟乳、薯蓣、续断、泽泻、黄耆、麦门冬、远志、细辛、龙胆、秦艽、干地黄、石苇、菟丝子、牛膝、菖蒲、杜仲、茯苓、柏子仁、蛇床子、防风、白术、干姜、萆薢、山茱萸各一两，五味子、乌头各半两。

将以上三十三味药过筛，用酒送服一方寸匙，一日服三次，如果效果不够明显，可加至两匙。

茱萸散

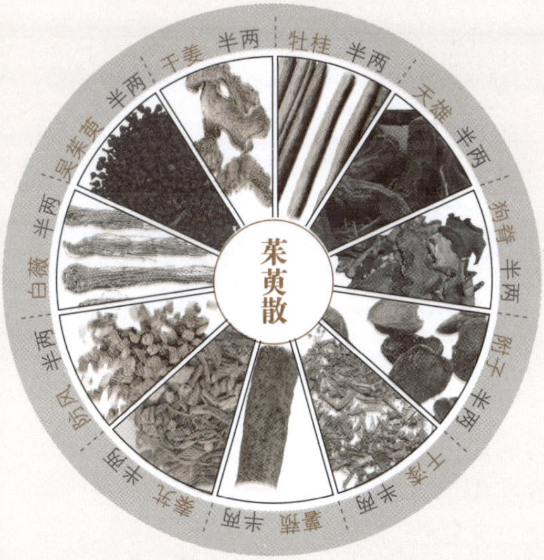
茱萸散
干姜 半两
牡桂 半两
天雄 半两
狗脊 半两
附子 半两
干漆 半两
薯蓣 半两
秦艽 半两
防风 半两
白薇 半两
吴茱萸 半两

功效与主治

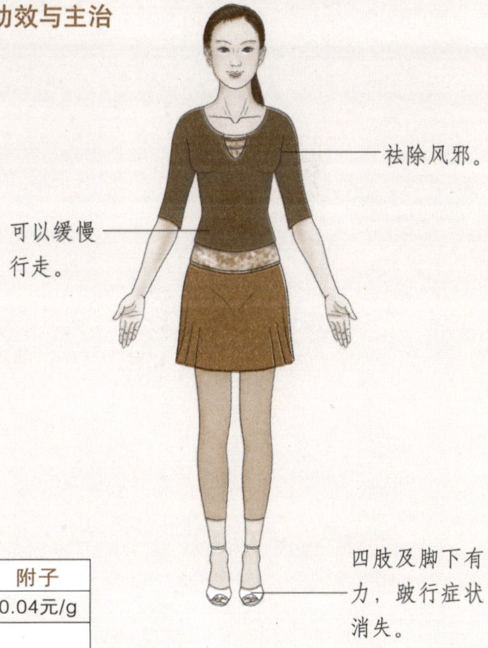

吴茱萸	干姜	牡桂	天雄	狗脊	附子
0.13元/g	0.006元/g	0.02元/g	0.2元/g	0.03元/g	0.04元/g
干漆	薯蓣	秦艽	防风	白薇	
0.1元/g	0.11元/g	0.3元/g	0.24元/g	0.04元/g	

煎服方法： 将以上十一味治后过筛，饭前服一方寸匙，一日三次，三日便有感觉，一月病会痊愈。

服药禁忌： 内热者须遵医嘱服用，用药期间忌食刺激性食物。

现代应用： 本品有安神镇定作用，另对风湿病有疗效。

酒酿——药酒也能治疗各种脚痛

一般来说，制作药酒都要把药切薄后装入绢袋，放到酒中并密封，以药味充足为准，秋冬七、八天，春夏四、五天，去渣后饮用。同时饮完后捣碎药渣，每天三次，每次用酒送服一方寸匙。服用药酒基本原则就是冬季宜服，到立春宜停。

【黄耆酒】

治风虚脚痛，痿弱气闷难收摄，同时能补益身体。

黄耆、白术、牛膝、茯蓉、干姜、乌头、独活、甘草、附子、芎劳、蜀椒、细辛各三两，葛根、当归、菖蒲各二两半，山茱萸、柏子仁、天雄、桂心、钟乳、石斛、防风各二两，石南、大黄各一两。

以上二十五味研细，无需熬炼，浸泡在三斗清酒中，每天三次，每次饭前服一合，可加至五合至有感觉。

【秦艽酒】

治四肢中风，髀脚疼弱，手臂不收，或有拘急挛缩，痿软瘫痪，肢体酸痛且麻木顽痹。

秦艽、五加皮、附子、天门冬、牛膝、桂心各三两，独活五两，巴戟天、细辛、杜仲、石南各二两，薏苡仁一两。

以上十二味研细放入二斗酒中，浸泡至酒有药味，白天三次，晚上一次，可服三合，渐加到五六合。

泽漆

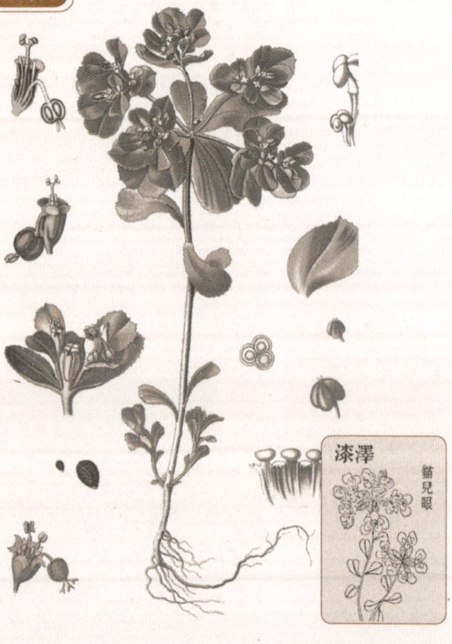

泽漆歌诀

泽漆微寒，逐水捷效，
退肿祛痰，兼消瘰疬。

性味与归经：性微寒，味辛、苦。归大肠、小肠、肺经。

功效与主治：利水消肿，止咳化痰，消毒散结。本品有较强的利水消肿作用，对于通身浮肿、腹水均有疗效。另能消肿，现代医学研究认为，泽漆能有效抑制各种菌类，如结核杆菌、金黄色葡萄球菌。

建议用量：5～10g。

药膏——缓解疼痛的外用药

依照贯例制作药膏，要选择破除日。病在内的用温酒送服药膏像枣核大小，病在外的先炙后按摩。

【卫侯青膏】

治百病：背项强直，偏枯拘挛，吐逆霍乱，伤寒咽痛，久风头眩，鼻塞流涕；男子七伤，腹满胪胀，羸瘦难食，各种妇女产后杂病；或心腹久寒，积聚疼痛，咳逆上气，时冷时热，鼠漏瘰疬，骨节疼肿；恶疮疮疥，痈肿阴蚀，黄疽发背（发背指脊背的头疽），马鞍牛领疮肿。

半夏七合，当归、栝楼根、蜀椒、干地黄、甘草各六两，桂心、附子、芎䓖、细辛各四两，厚朴、干姜、人参、乌头、莽草、续断、戎盐、黄连、寄生各三两，桔梗、天雄、黄芩、藜芦、皂荚各一两半，杏仁、石南各一两，巴豆二十枚，猪脂三斗，生竹茹六升，苦酒一斗六升，黄野葛两分。

以上三十一味切细，在苦酒中浸泡一夜，然后用猪脂在微火上煎三沸制成膏。每天三次，病在外的涂抹药膏，而病在内的用酒送服一颗如半粿枣子大小。

【曲鱼膏】

治疗四肢软弱、偏跛麻木、风湿疼痹、痈肿恶疮。

大黄、巴豆、皂荚、附子、野葛、牡丹、黄芩、莽草、蜀椒、踯躅、芫花、藜芦各一两。

以上十二味锉细，放到苦酒中浸药一夜，取三斤猪膏在微火上煎至三沸，加入一片白芷再煎三沸，等白芷变黄后去渣药即成，每天三次用微火炙后涂抹患处。

生姜

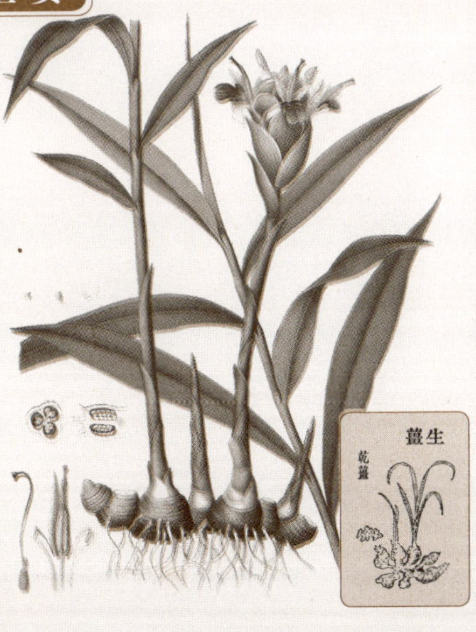

生姜歌诀

生姜性温，通畅神明，
痰嗽呕吐，开胃极灵。

性味与归经：性温，味辛。归肺、脾、胃经。

功效与主治：解表散寒，温中止呕，温肺止咳。本品主治风寒感冒，另外对脾胃寒凉、肺寒咳嗽亦有疗效。

建议用量：3～9g。

卷六·伤寒病

【桂心汤】

治疗肝腑脏温病、感受疫毒所致的阴阳毒等。症状为：牵引颈背的双筋，先冷后热，腰部挛缩僵直，眼睛模糊

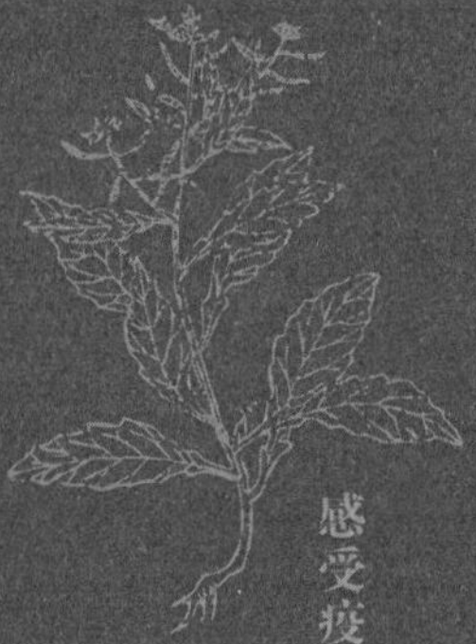

桂心一两，柴胡五两，生姜、石膏各八两，白术、大青、栀子、芒硝各三两，生地黄、香豉各一升

分别将以上十味药切细，加九升水熬取汤药三升，分三次服

【白膏】

可治疗风虚，见不得日月光照，脸上呈青黑土色，脚气痹弱，可补肾治肝

治疗伤寒头痛时，先摩擦身体千遍，再用酒送服如杏核大的一枚白膏，然后盖上温热的被子捂汗

天雄、乌头、莽草、羊踯躅各三两

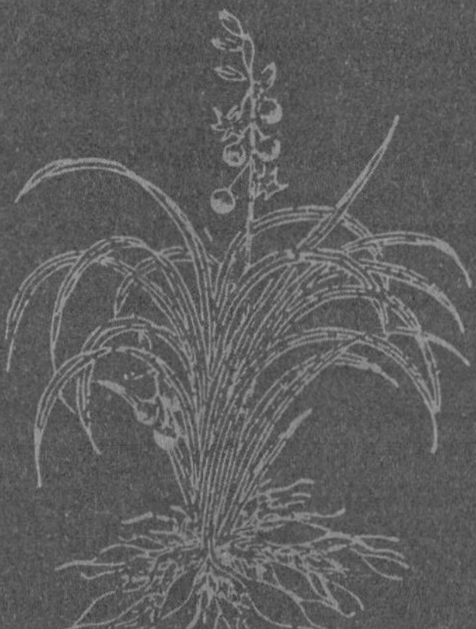

经书上说：四季正常的气候顺序是春天温和，夏天酷热，秋天清凉，冬天寒冷。冬天严寒时，万物藏伏，善于养生的人起居也应周密安排，避免被寒气所伤。否则触犯了严寒的冬气，就成为伤寒。其他季节亦是如此，而且被四季之气所伤致病的，最具杀厉之气。对于伤寒病，应该根据染病日程及深浅，来施以不同的治疗。

本章目录

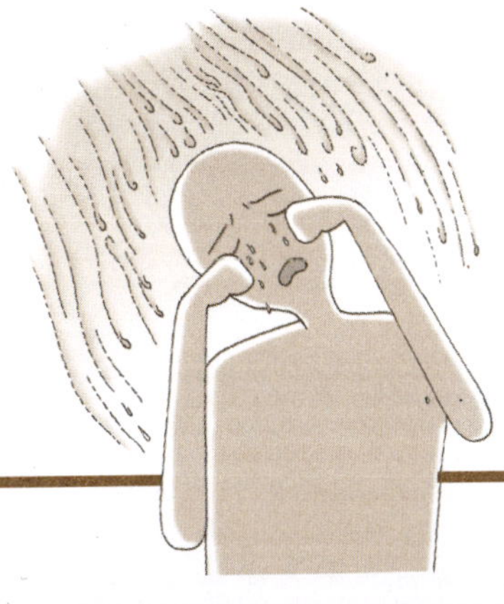

伤寒概论

《易经》载“天地变化，各正性命”。变无定性，难以预测，四季八节（即立春、立夏、立秋、立冬、春分、夏至、秋分、冬至）中亦是如此，人又岂能无事。所以每个人有不同的遭遇，不同的命运。吉与凶、爱与憎、存与亡、苦与乐、安与危、喜与怒、忧与畏，每个人都会经历。不过对于这些变化，我们虽然不能废掉它，却能通过掌握自然规律来驾驭它。善于保养身体，懂得克制；用天地所生的物类来防备，使病邪无法侵入身体。另外一旦开始感觉不好时，就需救治，直到病愈，而且应汤药与饮食一起进，抵消毒势而痊愈。

《小品》说：古今都称伤寒是难治的病，时行温疫是毒病之气。我考察各家著作，发现它们的实质是大不相同的，应详加辨别处方与论证。

经书上说：四季正常的气候顺序是春天天气温和，夏天天气酷热，秋天的气清凉，冬天的气严寒。冬天严寒时，万物藏伏，善于养生的人起居也应周密安排，避免被寒气所伤。否则触犯了严寒的冬气，就成为伤寒。其他季亦如此，而且被四季之气所伤致病的，最具杀厉之气。对于伤寒病，应该根据染病日程及深浅，来施以不同的治疗。

华佗说：从患伤寒症的第一天时，邪气就在皮里，用火来灸灼或用膏药来摩熨就会痊愈；如果没有痊愈，则第二天邪气就会侵入肤里，此时可依法用针，解肌发汗就会痊愈；第三天时邪气会侵入肌里，再发一次汗也可痊愈。但如果仍没有解除的，就不要再发汗。第四天时邪气会侵入胸里，应该服用藜芦丸，微微吐出后会痊愈。当然如果病重垂危而不能吐出的，可服用小豆瓜蒂散来吐出，此时要注意，要趁着病人还没有清醒时依法用针刺。第五天邪气会侵入腹中，第六天会入胃，此时可用泻下法，避免滞留在胃中；当然如果热毒没有入胃而在外则不要用泻下法。

在日常生活中，苦、醋味的药物具有清热解毒的疗效，所以人们常将艾、苦参、苦酒、青葙、葶苈、栀子、乌梅用作清热解毒的药物，其意义也就在于此。当出现红肿、焮痛、发热息粗、便秘等热邪症状时，就必须用苦、醋味的药物加以治疗。另有一种情形是医生常喜欢用辛、甘味、不易购买且价格高的桂、人参、姜等药物治疗热邪，结果只能是既费财，又费时，到最后还往往错过了最佳的治疗时机。相反，葶苈、苦参、青葙、艾这些东西质优价廉，随处可见，对内热病者，不需按次序服药，仅仅是稍微缩短了间隔时间，疗效却很明显。

【大青汤】

治疗心腑脏温病、阴阳毒、恐惧惊动的处方：

大青、知母、芒硝、黄芩、栀子各三两，麻黄四两，玄参六两，生葛根、石膏各八两，生地黄切，一升。

分别将以上十味药切细，加九升水熬取药汁三升，去渣后加入芒硝，分三次服。

伤寒病的发展与治疗

寒邪在体内的传播有一定顺序和规律，如图所示。须要注意的是，如果疾病刚有好转就开始进食难消化的食物，就会在体内郁积生热，两热相交，造成余热不退的现象。

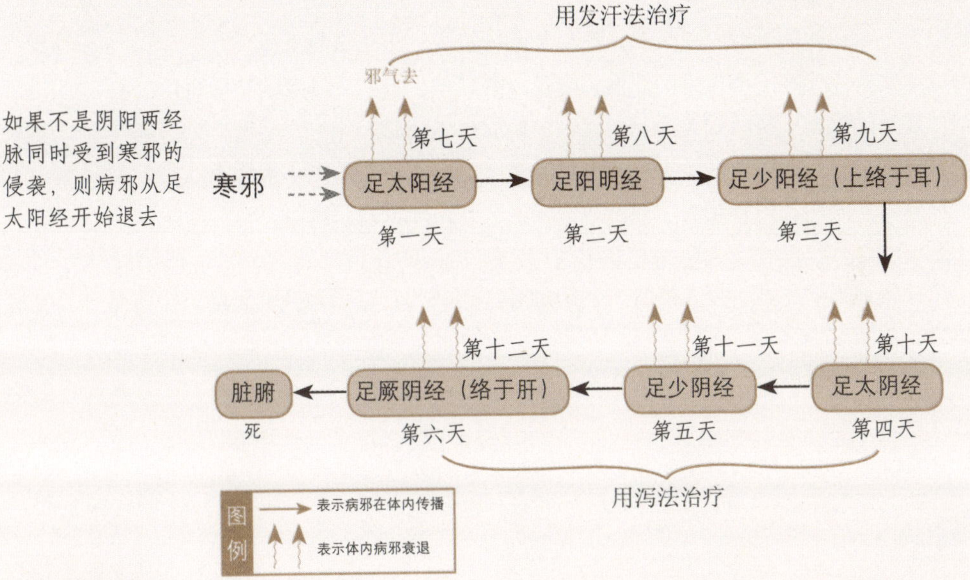

酸浆

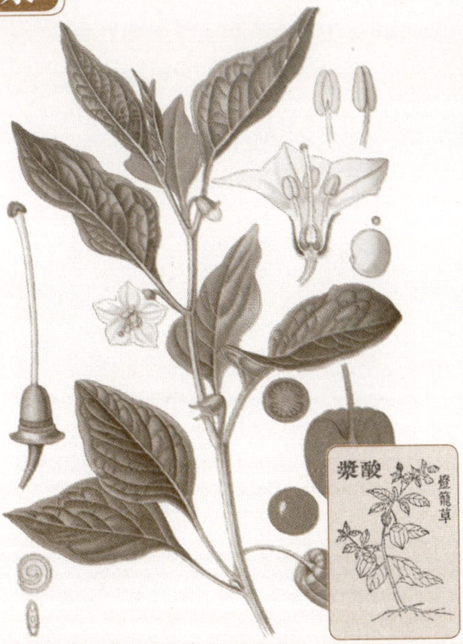

酸浆歌诀

酸浆苦寒，清肺治肝，
咽喉肿痛，热咳能安。

性味与归经：性寒、味苦。归肝、肺经。

功效与主治：除热解烦，定志益气。本品主治内热所致的咳嗽痰多、咽喉肿痛等症。

建议用量：3～4g。

辟温方——辟除温病的处方

【粉身散】

辟除温病。

白芷、芎䓖、藁本各等份。

将以上三味治择捣筛后做成散药，然后加入米粉中，用来涂敷身体。

治疗温病并能使其不相传染的处方：取等份的白术、豉，用酒浸泡然后服用。

治疗疫病的处方：将两枚黄药子研成末，然后用水送服。

治疗疫疠：经常在满月之日将向东生长的桃枝磨成末，然后熬水来洗澡。

治疗瘴气：将两升青竹茹放到四升水中熬取三升药汁，分三次服。

【桂心汤】

治疗肝腑脏温病、感受疫毒所致的阴阳毒等。症状为：牵引颈背的双筋，先冷后热，腰部挛缩僵直，眼睛模糊。

桂心一两，柴胡五两，生姜、石膏各八两，白术、大青、栀子、芒硝各三两，生地黄、香豉各一升。

分别将以上十味药切细，加九升水熬取汤药三升，分三次服。

桔梗

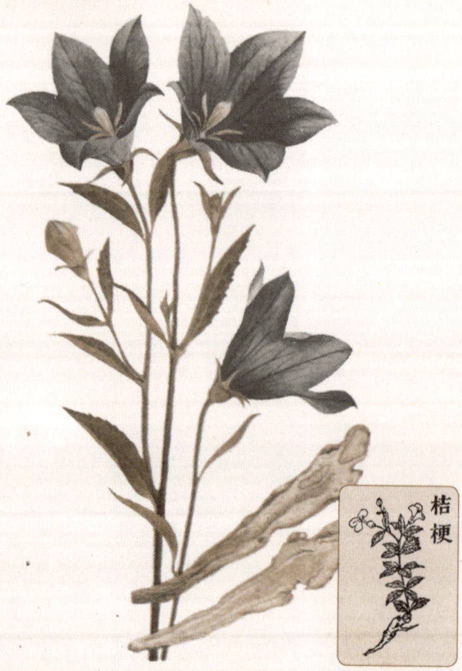

桔梗歌诀

桔梗味苦，疗咽肿痛，
载药上升，开胸利壅。

性味与归经： 性平，味辛、苦。归肺经。

功效与主治： 宣肺利痰，利咽排脓。主治咳嗽痰多、咽喉肿痛、肺痈浓痰等症，同时本品还可以治疗便秘。

建议用量： 3～10g。

伤寒膏方——用药膏治疗伤寒

【白膏】

可治疗风虚，见不得日月光照，脸上呈青黑土色，脚气痹弱，可补肾治肝。

治疗伤寒头痛时，先摩擦身体千遍，再用酒送服如杏核大的一杖白膏，然后盖上温热的被子捂汗。

天雄、乌头、莽草、羊踯躅各三两。

分别将以上四味药切细，用三升苦酒浸泡一夜，然后与三斤猪脂混合煎煮，熬成膏状制成丸剂。患伤寒而咽喉痛的，每天三次，每次含如枣核大小的一枚。外用摩膏时避免接触眼睛。

【黄膏】

治疗得伤寒后呈红色，头痛颈直，贼风走风等。

大黄、蜀椒、桂心、附子、干姜、细辛各半两，巴豆五十枚。

分别将以上七味药切细，用醇苦酒浸泡一夜，然后用一斤腊月猪脂熬沸三次即成。伤寒红色发热的，用酒送服梧子大小的一枚。

黄膏

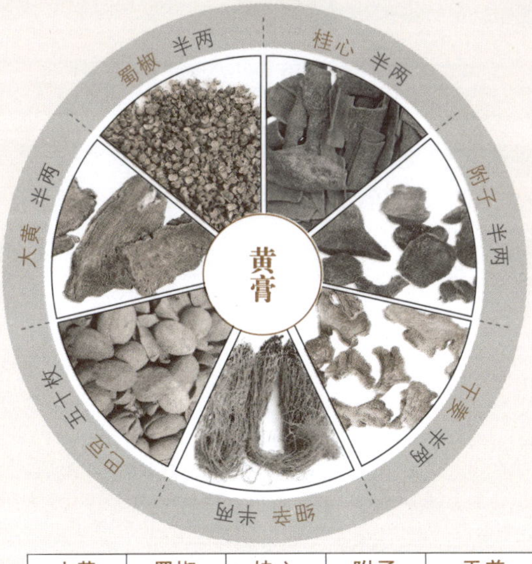

功效与主治

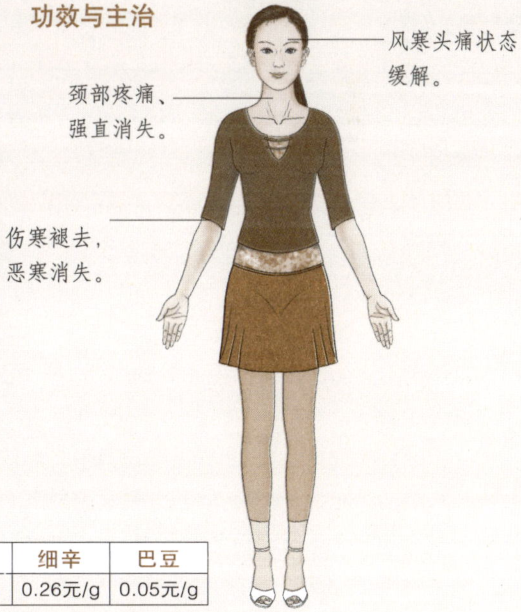

大黄	蜀椒	桂心	附子	干姜	细辛	巴豆
0.03元/g	0.06元/g	0.1元/g	0.04元/g	0.006元/g	0.26元/g	0.05元/g

煎服方法： 诸药研细，用醇苦酒浸泡一夜，然后用猪脂熬三沸。用酒送服梧子大小的一枚。

服药禁忌： 服药期间忌食生冷食物。

现代应用： 本方具有抗菌消炎作用，主治流行性感冒。

发汗散·发汗汤·发汗丸方——有发汗散寒作用的方剂

发汗最好在春夏季进行。发汗时，想使手脚都微微出汗而和润，以一小时左右为最佳，不能大汗淋漓。病没有消除的，就重新发汗。但如果出汗过多就会损伤阳气，不宜再发汗。服汤药或丸、散药发汗时，要掌握度，切中病候就停止。不过所有药中，以汤药的效果为最好。病人患病后无故自汗，又再发汗的，就会病愈，因为他的卫气恢复平和了。

【崔文行解散】

治疗时气不和而患伤寒发热。

桔梗、细辛各四两，乌头一斤，白术八两。

将以上四味药择净捣筛，然后制成散药，如果中伤寒，就服一钱五寸匙，再盖上被子捂汗，没有效果的话可稍微增加用量，直到见效为止；如果是时气不和，就在凌晨服用一钱五寸匙。想要祛除恶气或探望病人的最好也用酒送服一服。

【六物青散】

治疗因患伤寒而发红和恶寒。

附子、白术各一两六铢，乌头、桔梗各三两十八铢，防风、细辛各一两十八铢。

将以上六味药择净捣筛，然后制成散药，每次用温酒送服一钱五寸匙，如果没有效果，可增加用量。服药后不出汗的，可喝一杯温粥来帮助发汗。不过要注意，盖被子不要伸出手足，发小汗即可，不能大汗淋漓。一旦大汗不止，可用温粉来敷在身上。

【五苓散】

主治时行热病，表现为烦躁不安，胡言乱语。

猪苓、茯苓、白术各十八铢，泽泻三十铢，桂心十二铢。

将以上五味药择净捣筛，然后制成散药，每天三次，每次用水送服方寸匙。多喝水，出汗后即可痊愈。

【桂枝汤】

治疗中风。脉象阳浮而阴弱，即脉来时应指而浮；脉象重按不足，因营气虚弱而阴弱。阳浮会自然发热；阴弱会自然出汗。同时治疗恶风恶寒、鼻寒干呕。

桂枝、生姜、芍药各三两，大枣十二枚，甘草二两。

先分别将桂枝、甘草、芍药切细，把姜切片、枣剖开，用七升水煮烂枣，去渣后再加入其它药，水可适时增加，熬取汤液三升，去渣即成。每天三次，每次服一升，小孩灵活减量。第一次服一会儿就出汗者，可稍微延长服药间隔时间；而不出汗者，应缩短服药间隔时间，同时应避风。尤其是病重的，适宜晚上服药。服药一顿饭的时间后，可喝热粥来助药力。

崔文行解散

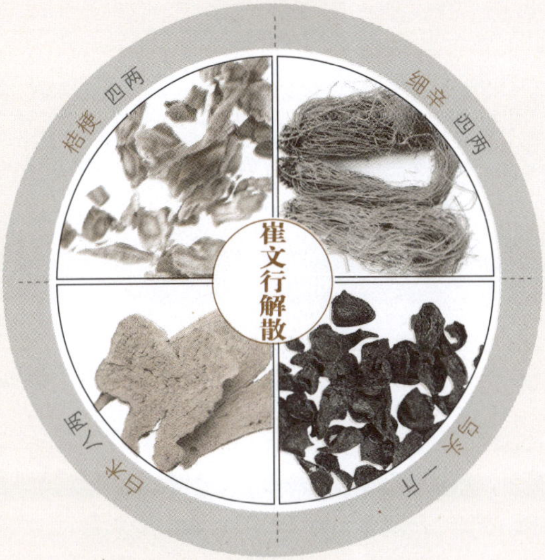

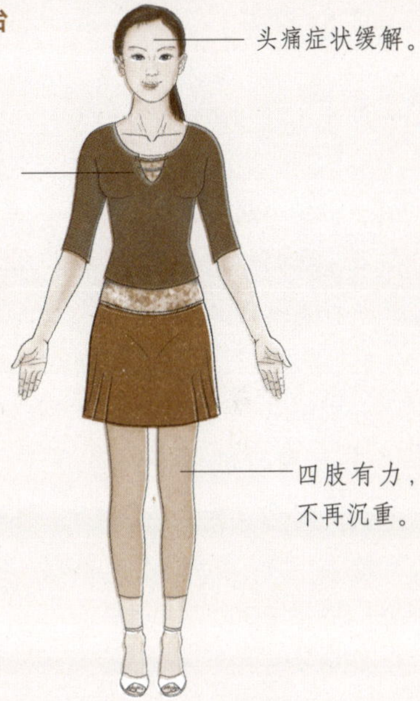

桔梗	细辛	乌头	白术
0.05元/g	0.26元/g	0.2元/g	0.16元/g

煎服方法： 将四药研细，制成散药，如果中伤寒，就服一钱五寸匙，直至见效。

服药禁忌： 阴虚者慎用；用药期间忌食刺激性食物。

现代应用： 本方具有镇咳、抗炎的功效，主治流行性感冒。

术

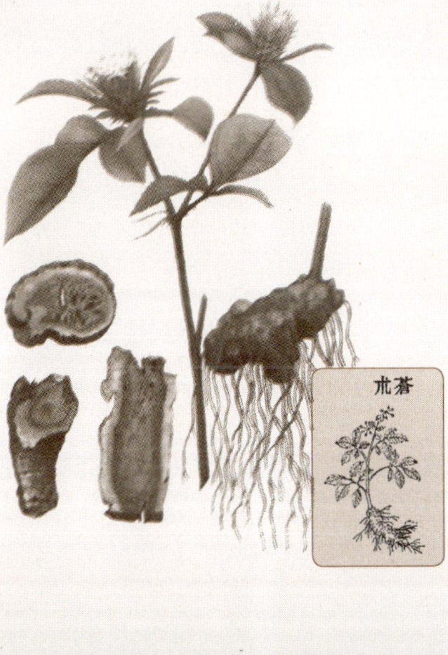

白术歌诀

白术甘温，健脾强胃，

止泻除湿，兼祛痰痞。

性味与归经： 性味与归经：性温，味甘、苦。归脾、胃经。

功效与主治： 健脾益气，安胎止汗，燥湿利水。本品主治脾气虚弱所致的食欲不振、便溏泄泻，以及气虚自汗等症，另对妇女妊娠期间胎动不安有疗效。

建议用量： 6～12g。

【麻黄汤】

治疗因伤寒而头腰、骨节疼痛，恶寒发热，气喘而不出汗。

麻黄三两，甘草、桂心各一两，杏仁七十枚（气喘轻的用五十枚）。

分别将以上四味药切细，用九升水来熬麻黄，熬到七升时去沫，加入其它药，合熬取汤液两升半，去渣即成，每次服八合后盖上被子捂汗。

【桂枝汤】

治疗患伤寒三天以上，且服药不愈，脉势数的。

桂枝、甘草、黄芩各二两，石膏八两，葛根、生姜、升麻各三两，芍药六两，栀子十四枚。

分别将以上九味药切细，用九升水来熬取汤药两升七合，分两次服用。

【大青龙汤】

治疗中风伤寒，身体疼痛，脉象浮紧，发热恶寒，烦躁而不出汗。

麻黄六两，生姜三两，桂心、甘草各二两，石膏一枚（如鸡蛋大），捣碎，杏仁四十枚，大枣十二枚。

分别将以上七味药切细，加九升水来熬麻黄，去沫后加入其它药，熬取汤药三升，每次服一升后盖上厚被子捂汗。不出汗的可再服；但出汗的不可再服，否则会出现惕肉症而筋肉抽搐跳动。

【雪煎方】

治疗伤寒。

麻黄十斤，大黄一斤十三两，杏仁一斗四升。

分别将以上三味药切细，先把麻黄用五斛四斗雪水浸泡三夜，再加大黄搅拌均匀，烧桑薪熬取两斛药汁，去渣后再纳入釜中熬制，同时加入捣碎的杏仁，熬至剩六七斗汁时去渣放到铜器中，另加三斗雪水合熬，搅拌均匀，最后取两斗四升汤药制为丸。有病的，研一丸放到五合三沸的白开水中，适时服用，可立即出汗。如果不愈就再服一丸。药须密封，防止泄气。

【神丹丸】

治疗患伤寒、呈红色，恶寒发热而体疼。

附子、乌头各四两，朱砂一两，茯苓、半夏、人参各五两。

以上六味研末，仿照真丹的颜色制成蜜丸。每次饭前用生姜汤送服如大豆般的两丸，每天三次，服后喝两升热粥，盖厚被子捂汗。

神丹丸

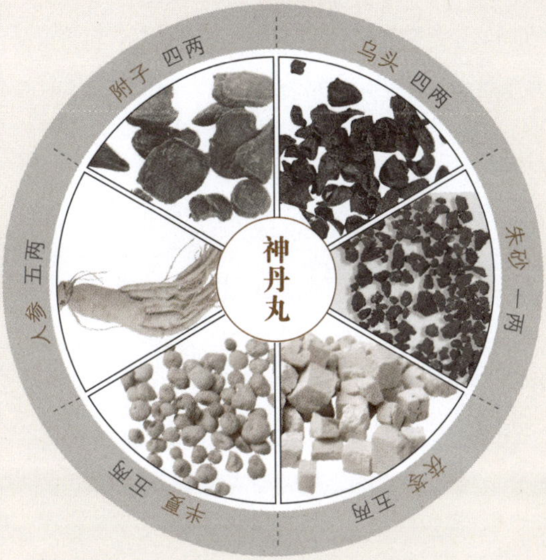

功效与主治

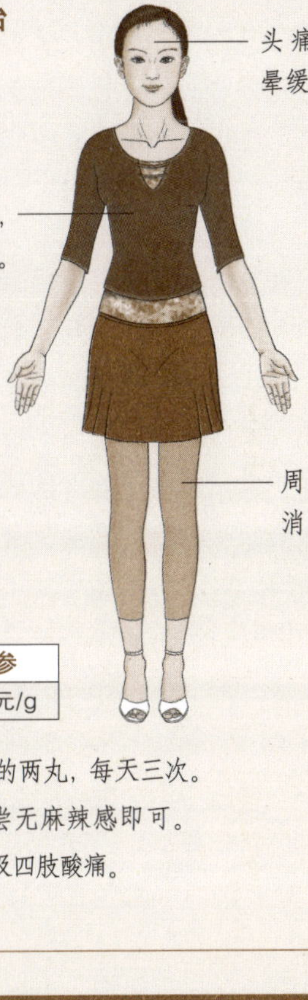

附子	乌头	朱砂	茯苓	半夏	人参
0.04元/g	0.2元/g	0.4元/g	0.06元/g	0.12元/g	0.33元/g

煎服方法：诸药研细，制成蜜丸。每次饭前，用生姜汤送服如大豆般的两丸，每天三次。

服药禁忌：方中附子有毒，入药应先煎半小时至一小时，直至口尝无麻辣感即可。

现代应用：本方有消炎、抗菌及镇痛作用，主治感冒所致的发烧、流涕及四肢酸痛。

半夏

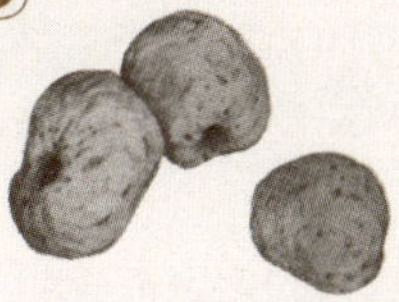

半夏歌诀

半夏味辛，健脾燥湿，
痰厥头疼，嗽呕堪入。

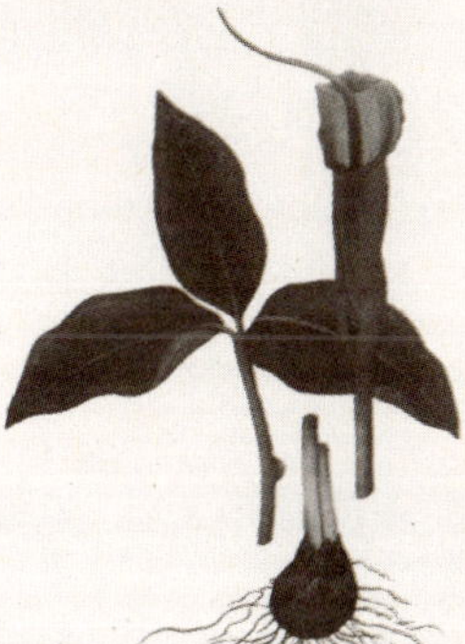

性味与归经：性温，味辛。归脾、胃、肺经。

功效与主治：燥湿化痰，消痞散结，降逆止呕。主治咳嗽痰多，各种原因所致的呕吐，外用还可起到消肿散结、止痛的功效。

建议用量：3～10g。

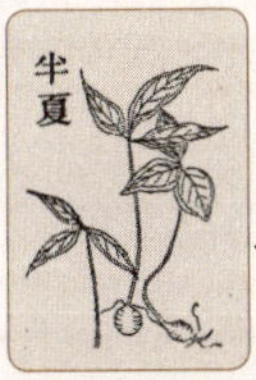

宜吐·宜下泄方——排除体内毒素的药方

原则上在春天适宜用吐的方法，不用服完整剂药，只要切中病就会痊愈。体内有沉积的痰，症候和桂枝汤主治的症候类似，头不痛，颈项也不僵直，但寸口脉浮，气上冲咽喉，胸中硬满，呼吸困难，适宜用吐的治法。

胸上患寒病，胸痛、吃不下饭，按住疼痛部位时有涎流出，又下痢、脉象迟的，适宜使用吐法；少阴经病变，厌食呕吐、心中抑郁的适宜使其吐；饮食不消化，停滞在胃腑上部的，适宜用吐法；邪气侵入胸中导致手足逆冷，脉象纠结的，也宜使其吐。

秋天适宜用下法。下药的原则是汤药比丸散好，不用服完整剂，切中病就能停止，得了伤寒症，有热而小腹满，但小便反而利的，是有血，适宜用抵当丸使其下泻。

阳明经病变，潮热且大便稍稍结燥，可服承气汤；如果没有大便已经六七天了，估计是有燥屎，可服少量承气汤。服汤药后腹中转失气的，代表有燥屎，可攻；而如果不转失气的，则不可攻，否则必胀满而不能食。

【藜芦丸】

治疗因伤寒而吐不出。

藜芦、附子各一两。

先把以上两味药研末，加蜜调成如扁豆大小的药丸，得了伤寒症不能吃饭的服两丸，没有效果可增加用量。如果吃药仍然不吐的，可以喝热粥来帮助发散药力。

【大承气汤】

主治热盛，胡言乱语和腹中有燥屎。

大黄四两，枳实五枚，芒硝五合，厚朴八两。

分别将以上四味药切细，先用一斗水熬厚朴、枳实，熬取药汁五升，去渣后加入大黄，再熬取药汁两升，去渣后加入芒硝，再熬一两沸即可，将药汁分两次服用，即可治愈。

【生地黄汤】

治疗因为得了伤寒而有热，且虚羸少气、心下胀满、胃中有宿食和大便不通利。

生地黄三斤，大枣两枚，芒硝两合，甘草一两，大黄四两。

将以上五味药合捣调匀，在五升米之下蒸熟后绞取药汁，分两次服。

如果伤寒已经好了半日左右，但心中烦热，而且脉象浮数的，可以再发汗，适宜用桂枝汤。不过应该谨慎，发汗后喝水会气喘。

【抵当丸】

水蛭、虻虫各二十枚，桃仁二十三枚，大黄三两。

将以上四味药研末，加蜜调成四丸药，每丸药用一升水来熬取汤液七合，一次服完。七天后会下血，如果不下的可再服。

大承气汤

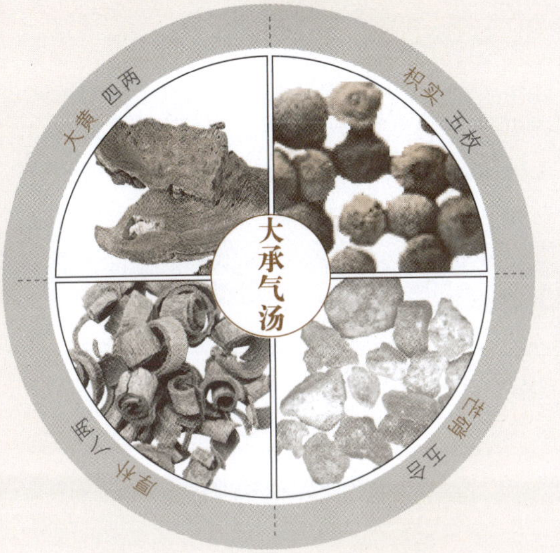

功效与主治

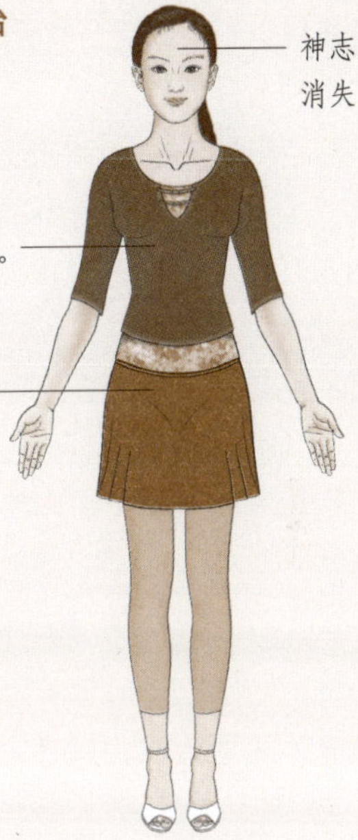
神志清醒，头痛消失。
消解体热。
通利大便，腹胀不见。

大黄	枳实	芒硝	厚朴
0.03元/g	0.04元/g	0.01元/g	0.05元/g

煎服方法：四药研细，先熬出大黄外的三味药，取五升药汁，去渣后再加大黄，分两次服。

服药禁忌：本方有泻下作用，故孕妇忌用。

现代应用：本方具有消炎、通便的功效，主治流行性感冒以及便秘等症。

枳

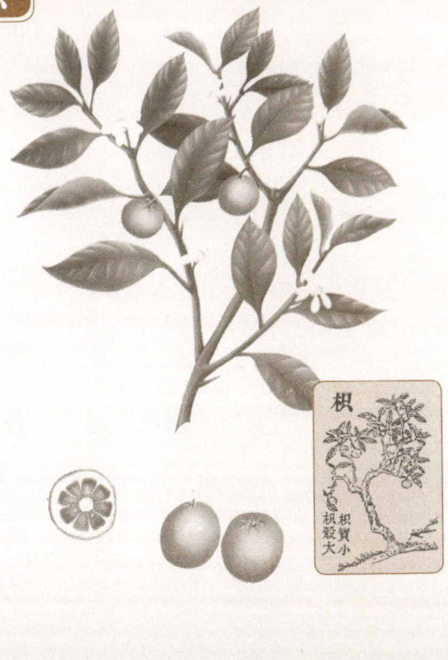
枳
枳實小
枳殼大

枳实歌诀

枳实味苦，消食除痞，
破积化痰，冲墙倒壁。

性味与归经：性温，味苦、辛。归脾、胃、大肠经。

功效与主治：破气消积，化痰除痞。主治肠胃积滞、胸痹，气机淤滞引起的胸胁疼痛，以及女性产后腹痛等症。

建议用量：3～9g。

劳复方——伤寒病愈之后的调理方案

伤寒性热病得到痊愈后，有几种情形是需要人们特别提防的。首先，吃猪肉、羊肉、鱼及特别油腻的食物是最大的忌讳，严重者可致人死亡。其次，由于大病初愈，胃气尚虚，如果进食糕饼、黍饴、稻饼，或者细切的肉、干肉、炙烤的肉以及枣、栗等坚实且难以消化的食物，会引起消化不良，进而导致胃肠结热。病人在这种情况下倘若用药医治，就会使胃气更加虚冷，从而引发严重下痢。若阻止下泄，后果则更加不堪设想。所以，两种情形都是十分危险的，不可不防！

那么热病初愈后如何进食才能使身体完全康复呢？

建议进食比较稠的粥。此时宁可少吃，使身体处于半饥饿状态，也不要吃饱。更不能进食其它食物。等到身体完全康复很久之后，视情况逐步开始吃少量的羊肉、鸡肉、兔肉或者鹿肉等，禁食狗肉、猪肉。

除了在进食上注意之外，病人应尽量静卧休息。早起不宜洗脸梳头。在不让身体劳累的同时，减少说话等心的劳累，从而使心思也得到修养。

【麦门冬汤】

主治劳复病症，气将绝时有起死回生的妙效。

麦门冬一两，甘草二两，竹叶切一升，京枣二十枚。

把药材分别切功，取七升水煮一升粳米，煮到熟时去掉米，再加入其它药，煎成三升汤药，服用三次。

注意事项：不能服药者，可用药棉沾汤滴入病人口中。

麦门冬

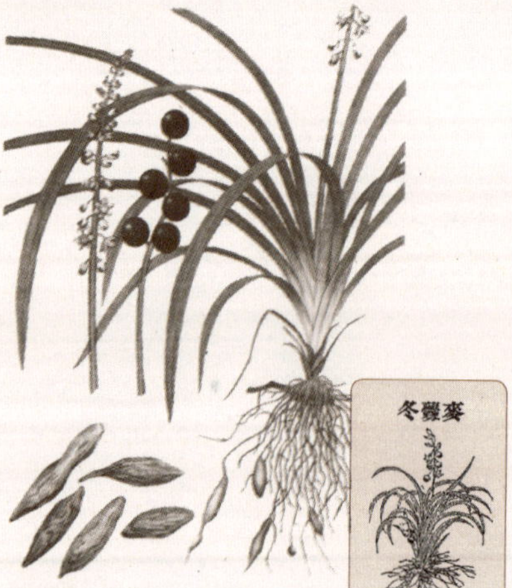

麦门冬歌诀

麦门甘寒，解渴祛烦，
补心清肺，虚热自安。

性味与归经：性微寒，味甘，微苦。归心、胃、肺经。

功效与主治：滋阴养肺，益胃生津，清心除烦。主治胃阴虚所致的胃脘疼痛，食欲不振，以及肺阴导致的咳嗽。另外对心烦失眠、健忘多梦均有疗效。

建议用量：6～12g。

狐惑病方——伤寒不发汗转为狐惑病的疗法

这里给大家介绍的病症叫狐惑病，这种病症的发病初期多由感受湿热毒气所致，它以神情恍惚，眼、口腔、外阴溃烂为主要特征。发病后继而会使人体中阳受损，脾虚而聚湿酿热，湿热内生；有时也可能烁伤阴津，虚火内炽。我们把毒素在咽喉部位的病症称为惑病；把毒素在阴部、肛门部位的称为狐病。

患上狐惑病者，一方面，患者脸面颜色变化不定，一会儿白、一会儿赤、一会儿黑。另一方面，可能会不想饮食，或者是不想闻到饮食的气味。因为温毒邪气的作用，若毒气侵蚀到下部，就会咽喉发干；当毒气侵蚀到上部，就会声音嘶哑。诊治的时候，毒气在上部的，最好用泻心汤；若毒气在下部的，建议用苦参汤淹洗；而毒气在肛外的，用熏法，同时用三片雄黄，放在瓦瓶中用炭火烧，接近肛门熏，并服用汤药，效果显著。

【半夏泻心汤】

半夏半升，大枣十二枚，黄连一两，黄芩、人参、干姜、甘草各三两。

先将药材分别切细，取一斗水将其熬成六升汤药，每次一升，每天三次。在《金匮要略》中用甘草来泻心。

认识狐惑病

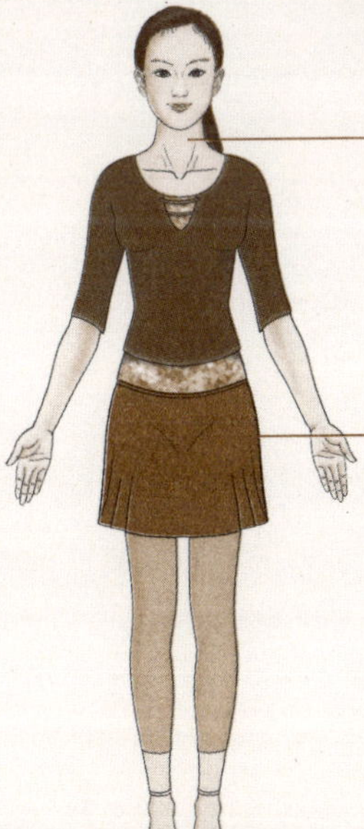

惑病：湿热毒素聚集在咽喉部位。

毒气侵蚀上部，患者可能出现声音嘶哑，宜用泻心汤诊治。

狐惑病在发病初期，一般是由于感受湿热毒气引起的，以神情恍惚，眼部、口腔及外阴溃烂为特征。

无论是狐病还是惑病，患者面部颜色都会变化不定；还可能出现食欲不振，甚至不想闻到食物味道的症状。

狐病：湿热毒素聚集在下体，如阴部、肛门等部位。

毒气侵蚀下部，患者可能会咽喉发干，宜用苦参汤洗，毒气在肛门外的，用薰法配合汤药。

百合病方——治疗情志所伤宜用的验方

以精神不定、神志恍惚为主要表现的情志病，即精神病疑似症状，人们称作百合病。这种病症缘于伤寒大病后，体内余热未解，或平时情志不遂，而遇外界精神刺激所致。因这种病症的治疗只有用百合才可治愈，所以就叫百合病。

用现代医学理论及人们的理解来讲，百合病主要是因为人体心肺功能的失调所致。大家都知道，心主血脉，肺主治理调节人体各脉络归于心脏。当心肺正常运行时，则气血顺畅而百脉都得其养。若心肺内热阴虚，百脉受其累而致病，此时便会症候百出。

以下一些症候也是属于百合病症的具体表现：

时常感觉寒，其实又不寒；似乎有热，其实又不发热；早起口中发苦，小便赤涩，想解又解不出来；想吃，而又吃不下；有时觉得食物很美，有时连气味也不想闻；或者有时默默小语昏昏欲睡，但又不能睡着；各种药都治不了，一用药就呕吐下痢。

对于百合病，倘若发展为发热症状则可以此方：百合根（干的）一两，滑石三两。

将药材捣碎制成散末状，用汤水送服方寸匙，每天三次。

注意事项：服药后会微微下痢，下痢停后，不要再服药，热病即除。

对于百合病，患病一月或数月而不得治，且发展为口渴，可用此方：百合根一升，浸泡在一斗水中一夜的时间，先用其汁洗病人的身体，洗后进食白汤饼，切勿吃盐、豉（用煮熟的大豆或小麦发酵后制成）。

【百合滑石代赭汤方】

主治已泻下后发病的症状。

百合七枚，滑石三两，代赭一两。

将百合剖开，用泉水浸百合一夜，除去汁，再用两升水熬取百合一升，去渣；然后用两升水熬其余两种药物，取一升，混入百合汁，依照此法再熬取一升半，分两次服用即可见效。

【百合地黄汤方】

主治未经涌吐、下泻、发汗等误治且没有改变的症状：

先将七枚百合剖开，浸一夜，去汁，用两升泉水来熬取一升百合汁，混入两升生地黄汁，再一起熬取一升半汤药，分两次服用。

注意事项：若切中病须停止服药，大便如漆，说明药效明显，病症可痊愈。

【百合知母汤方】

主治已经发汗后又发病的症状

百合七枚，知母三两。

将百合剖开，先用泉水洗浸百合一夜，等到药沫浮出水后，第二天早上除去水取百合，然后用两升泉水熬取百合汁一升。再将知母切细，取两升泉水熬取一升汁，混在百合汁中，最后一起熬取一升半汤药，分两次服用。没有痊愈的话可依法再制。

百合滑石代赭汤方

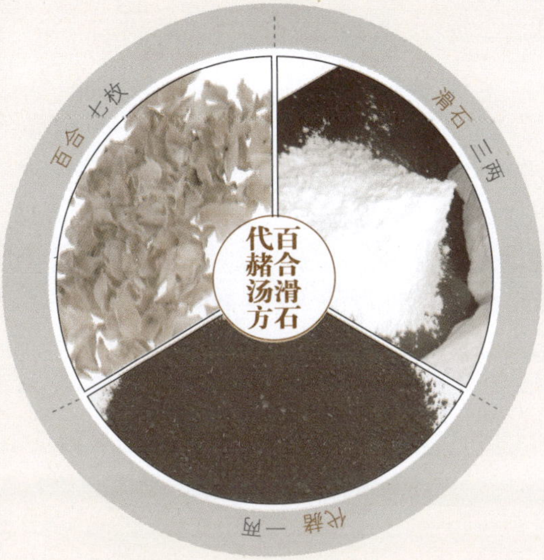

功效与主治

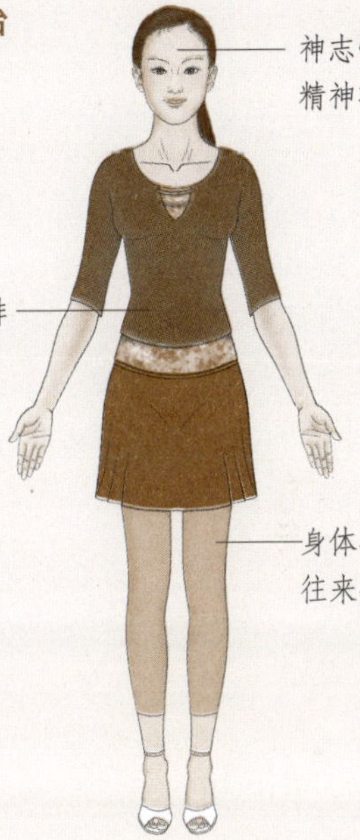

百合	滑石	代赭
0.08元/g	0.01元/g	0.008元/g

煎服方法：先将百合熬取一升汁，后调入滑石、代赭药液中。一日分两次服。

服药禁忌：此药孕妇慎用，用药期间忌食刺激性食物。

现代应用：本方有较强的镇定作用，对失眠心烦具有疗效。

黄精

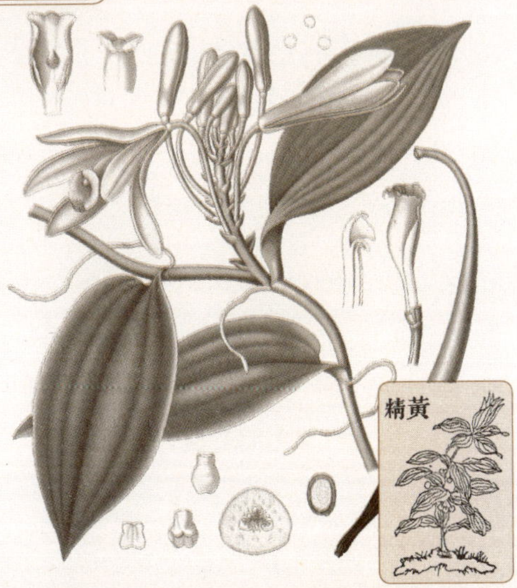

黄精歌诀

黄精味甘，能安脏腑，
五劳七伤，此药大补。

性味与归经：性平，味甘。归脾、肺、肾经。

功效与主治：滋阴补气，健脾润肺。本品对阴虚肺燥所致的咳嗽、痰多，以及脾胃虚弱，肾精亏虚均有疗效。

建议用量：9～15g。

伤寒发黄方——发黄病的概述及治疗

伤寒发黄，属于病症名。它具体分为黄疸、黄汗、酒疸、谷疸、女劳疸等五种病症。下面我们将逐一对其进行讲解。

黄疸，也称黄胆。它多是由于人在受热时，忽然用冷水洗身，致使热邪积留胃中，又吃生黄瓜，使热气上熏造成的。患者面目及全身颜色会黄如橘子，倘若黄疸变成黑疸则有致命的危险。

黄汗，顾名思义，就是汗出沾衣，其色如黄柏汁，同时人体四肢微微发肿，胸部胀满，但是不口渴；其原因就在于当人体出大汗时，却忽然进入水中洗浴。

酒疸，属于黄疸类型之一，多是由于饮酒无度，大醉后受风、入水，使脾胃受伤，肌体功能失调，湿浊内郁生热，湿热纠结而成。主要症状是身目发黄、不能食、时欲吐、胸中烦闷而热、小便赤涩、脉沉弦而数。

谷疸，与饮食相关。主要是由于暴饮暴食，饥饱不匀，湿热、食滞阻遏中焦（人体部位名，在三焦的中部，指上腹部分）造成的。其症状通常是头眩、烦闷、胃中不适、腹满、小便不利、大便溏泄、身面发黄等。

女劳疸，表现为全身及眼睛发黄，体热恶寒，小腹胀急，小便艰难。原因在于大劳大热后交接而又进入水中所致。

【黄耆芍药桂苦酒汤方】

主治黄汗。

黄耆五两，芍药，桂心各三两。

把三味药分别切细，取一升苦酒、七升水，一起熬成三升汤药，饮两升。因为苦酒壅阻，刚开始服药后会心烦，六七天后，这种情形会慢慢自动解除。

【茵陈汤】

主治身体、面目完全发黄的黄疸。

茵陈蒿、黄连各三两，黄芩二两，甘草、大黄、人参各一两，栀子十四枚。

先把这七味药分别切细，用一斗水将其熬成三升汤药，分成三份，一天三次。此方治疗酒疸、酒癖病症，其疗效亦佳。

【茵陈丸方】

主治患热病其身体骤然发黄，并伴有瘴疠疫气及痁疾。

茵陈蒿、芒硝、栀子、杏仁各三两，恒山、鳖甲各二两，巴豆一两，豉五合，大黄五两。

将九味药研为末，用汤调和成如梧桐子大的丸药，以汤水送服三丸。若出现呕吐、下利则说明有效果。如果不见效，可加一丸。当刚开始感觉体气异常时，立刻服此药，疗效神奇。

伤寒发黄的分类与治疗

由于各种不同原因引起的全身皮肤黄染的症状。患者普遍表现为：身体发黄，畏寒，食欲不振，脘腹胀闷，大便不实，小便短少。→ **伤寒发黄**

黄疸：也叫“黄胆”，多是因人在热时，忽然用冷水洗身，致使热邪积留胃中造成的。患者面目及全身颜色会黄如橘子。→ 不加以控制，会变成黑疸，有致命的危险。

黄汗：就是汗色如黄柏汁，其原因在于当人体出大汗时，却忽然进入水中洗浴。表现为：人体四肢微微发肿，胸部胀满，但是不口渴。

酒疸：多是由于饮酒无度，大醉后受风、入水，使肌体功能失调而成。症状：身目发黄、不能食、时欲吐、胸中烦闷而热等。

谷疸：与饮食相关。主要是由于暴饮暴食，饥饱不匀，湿热、食滞阻遏中焦造成的，症状：头眩、烦闷、胃中不适、腹满、小便不利、大便溏泄、身面发黄等。

女劳疸：由于大劳大热后交接而又进入水中所致。表现：全身及眼睛发黄，体热恶寒，小腹胀急，小便艰难。

茵陈汤

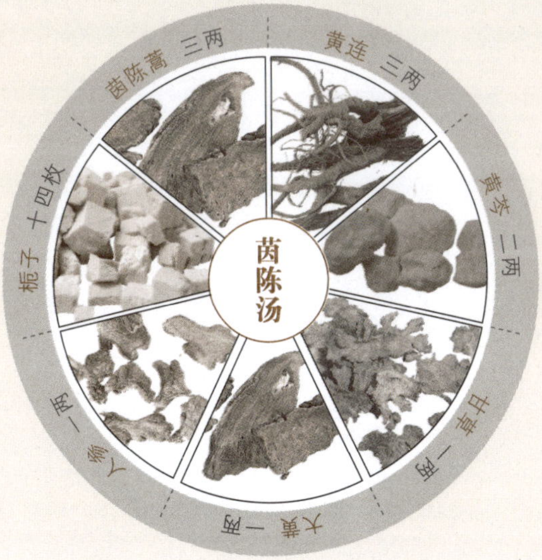

功效与主治

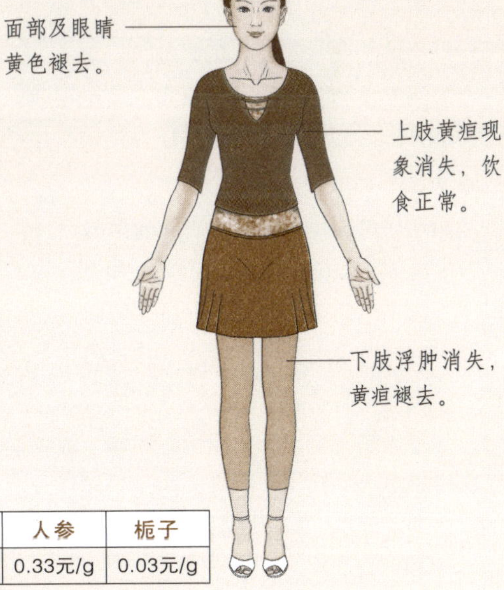

茵陈蒿	黄连	黄芩	甘草	大黄	人参	栀子
0.03元/g	0.15元/g	0.04元/g	0.06元/g	0.03元/g	0.33元/g	0.03元/g

煎服方法：先将百合熬取一升汁，后调入滑石、代赭药液中。一日分两次服。

服药禁忌：此药孕妇慎用；用药期间忌食刺激性食物。

现代应用：本方有较强的镇定作用，对失眠心烦具有疗效。

温疟方——疟疾综述及其治法

说到疟疾，在中医理论里，它是一种由风而导致的疾病之一，其发病呈现季节性、周期性的特点。比如，如果夏季受到暑气所伤，那么秋季就有可能出现疟疾病症。从阴阳辩证法的角度来说，寒属于阴气；风则是阳气，如果先被寒气所侵，其后又被风邪所伤，在临床表现上就是先发寒而后发热，同时我们把秋季发作的症状称为寒疟。有时候，疟疾症状表现为先热而后寒。简言之，就是先受风邪侵扰，后又被寒邪伤害，因此出现先热而后寒的病状。这种在特定季节发病的就是温疟。

由风邪所致的温疟和寒疟，究竟是如何在人体内形成的呢？

首先就温疟而言，人体在冬天时会被风邪侵伤，寒气由此藏于骨髓，春天遇到阳气便会发作，当邪气不能自己排出，所以遇到大热天时，脑髓消烁，肌肉消瘦，腠理发泄，或者有所用力时，邪气与汗水都流出。在人体内，其邪气先藏在肾中，其气也是先从内泄出到外。这样导致阴虚而阳盛，阳盛就会发热。由于阴虚而邪气便回返侵入，进而导致阳虚，阳虚就发寒。因此先发热而后发寒，也就形成了我们所说的温疟。

其次，针对瘅疟患者，临床表现通常为肺中平时有热，体内之气壅盛，并有逆上冲的态势，中气实而不外泄，当有所用力时便会打开腠理，进而使风寒侵入皮肤之内、分肉之间，此时若用发汗法驱逐风寒则会导致阳气壅盛，阳气壅盛不衰退就会形成病。体内壅盛的阳气不循环就会回返到阴部，因此只发热而不发寒。邪气积蓄于心中，向外侵入分肉之间，导致人肌肉消烁，身体枯瘦，发展为瘅疟病状。

最后需要说明的是，疟疾大多发生在四季交替，阴阳变换的时候。其病症通常也是从四肢的末端开始。所以当阳气受到伤害，阴气便会跟随其后。因而在阴阳之气还未聚合在一起时，也就是在疾病发作前一顿饭的时间，可以用细索紧束患者手足十指，阻止邪气侵入，阴气外泄，度过了这段时间，病症也就会消散。

中医诊脉临床证明，疟疾患者如果脉象弦数者多热，弦迟者多寒。脉象弦、小、紧的，可以用下法来治；若脉象紧而数的，可以发汗，或针灸。脉象弦而数的，是感受风邪而发热，用饮食调理的方法来治疗。弦迟的，可以用温法来治。当脉象浮而大的，涌吐后就能痊愈。

疟疾呈现明显的周期性和季节性，并且患者形体消瘦，皮肤上出现有粟米状的颗粒。患病者几乎每年都会复发，且连续三四年，或者连续几个月发作不停。原因在于疟疾肋下有痞块，所以值得提醒的是，在治疗疟疾时，切忌攻这个痞块。采用虚耗其津液的方法比较好。倘若服汤药后，有微微发寒症状，可盖上衣服发汗，汗出、小便通利就痊愈了。

【恒山丸】

恒山、甘草、知母、大黄各十八铢，麻黄一两。

将这几味药研为散末，再取蜜调和成如梧桐子大的丸药，饭前服用，每次五丸，每天两次。

常见疟疾与治疗

疟疾

	正疟	寒疟	温疟	瘅疟	劳疟
病症	寒战壮热，休作有时。	先恶寒后发热。	先发热后恶寒。	只发热而不恶寒。	微寒微热，气虚多汗，饮食少进，或停止发作后遇劳即发。
病理	体内阳盛而受疟邪。	夏天感受了寒邪，秋天又感受了风邪。	先感受了风邪，后又感受寒邪。	体内阴气败绝而阳气独胜。	因疟疾日久而使身体虚弱，或因多病劳损，气血两虚所致。
治疗原则	祛邪截疟，和解表里。	辛温达邪，和解表里。	清热解表，和解祛邪。	清热生津。	益气养血，扶正祛邪。

温虐的形成与表现

温疟的形成不是一朝一夕的事情，邪气侵入人体后总是先潜伏起来，遇到合适的条件时才会发作。温疟的形成和发作过程如图所示：

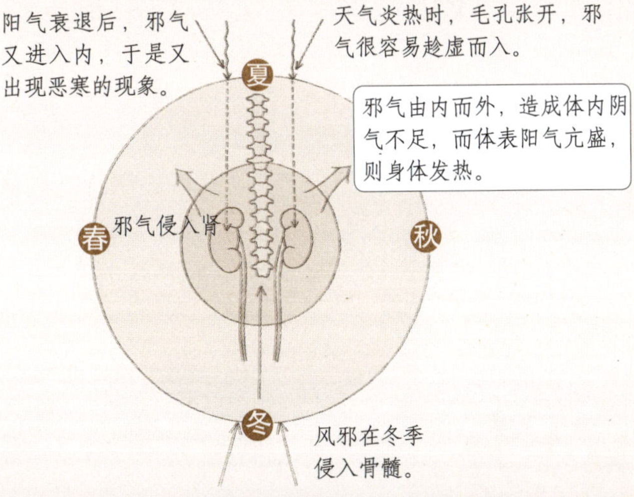

【乌梅丸】

主治因远行，久经劳作，或者是寒热劳疟久治不愈，形体羸瘦，痰结胸堂，饮食减少等引起的疟疾病症。

豆豉、乌梅肉各一合，升麻、地骨皮、柴胡、恒山、前胡、鳖甲各一两，玄参、肉苁蓉、蜀漆、百合、人参、桂心、知母各半两，桃仁八十一枚。

先将所列药材研为末，取蜜调和成丸药，空腹服用，以细茶水送服，每次三十丸，每日两次。

【藜芦丸】

主治的病症表现为五脏出现疟候，六腑却没有，仅胃腑有。若是胃腑患疟，则容易使人发内热病，也就是人不时有饥饿感却不能食，食下就会胀满而腹大的病症，此方疗效神奇。

藜芦、恒山、皂荚、牛膝各一两，巴豆二十枚。

将藜芦、皂荚炒至黄色，然后将其与其它药材一起捣研为末，用蜜调和成如小豆大的丸，早晨服一丸，正发时再服一丸。

注意事项：服药期间不宜吃得过饱。在《时后》中此方没有恒山、牛膝两味药。

【恒山丸方】

对于因脾热而成的脾疟，热气内伤不泄，偶尔渴或者不渴，出现发寒病症，腹中疼痛，肠中鸣，且出汗的症状可服用此方。

恒山三两，鳖甲、知母各一两，甘草半两。

先把四味药研为末，用蜜调和成如梧桐子大的丸，用酒送服。每次十丸。

注意事项：发病前送服十丸，临发时服一次，正发时服一次。

【恒山汤方（一）】

主治因肺热而使痰积聚胸中，来去无常，最终导致肺疟，临床表现为人心寒，尤其是寒后又发热，且在发热时易受惊。

恒山三两，甘草半两，秫米二百二十粒。

将药材切细，取七升水熬取三升汤药，每次一升，取三次服用，至病发时服完即可。

【恒山汤方（二）】

主治因肾热而发为肾疟，人体感觉凄然并伴有腰脊疼痛，屈曲转动困难，身体颤抖不定，同时大便艰难，目光昏浊看东西模糊，手足寒冷的病症

恒山三两，乌梅二十一枚，香豉八合，竹叶（切）一升，葱白一握。

将所列五味药切细，取九升水熬取三升汤药，分成三份，至病发时服完即可。

针疗法也是治疗温虐病比较简便的方法：

刺足厥阴经上的穴位，见血，则对肝疟有疗效。

刺足太阴经和足阳明经的支脉出血，对胃疟病症有疗效。

刺手少阴经上的穴位，治心疟。

疟邪的发作规律与针刺

疟邪总是随着经脉的运行而运行，与阳气并居和与阴气并居的表现是不同的，并且，疟疾的发作与经脉的运行有关。治疗时，必须把握这一点。

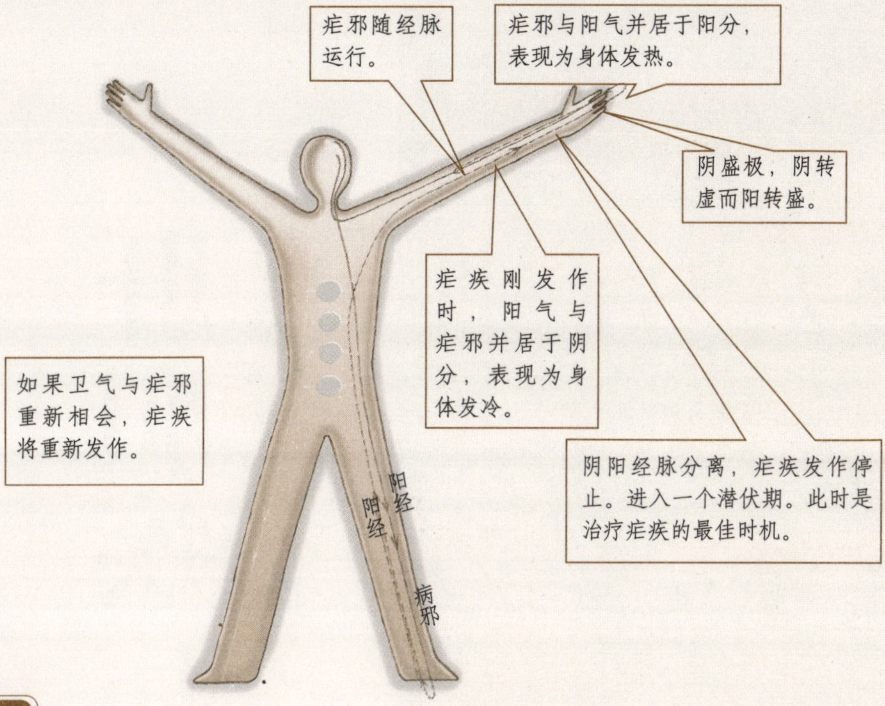

前胡

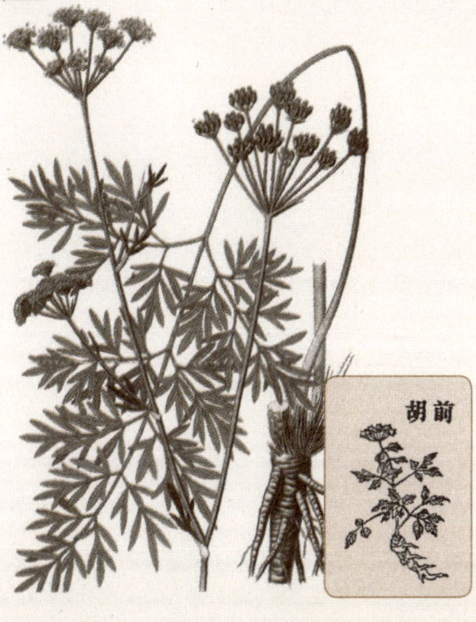

前胡歌诀

前胡微寒，宁嗽化痰，
寒热头痛，痞闷能安。

性味与归经：性微寒，味辛、苦。归肺经。

功效与主治：降气化痰，疏散风热。本品止咳祛痰功效甚强，主治痰热咳嗽，气喘，对外感风热所致的体热、头痛均有疗效。

建议用量：6～10g。

卷七 · 肝胆疾病

【防风补煎】

主治眼昏，看不清东西，细看则眼中发花等肝虚寒病症。

防风、细辛、白鲜皮、芎䓖、独活、甘草各三两，橘皮二两，大枣二十一枚，蜜五合，甘竹叶（切）一斗。

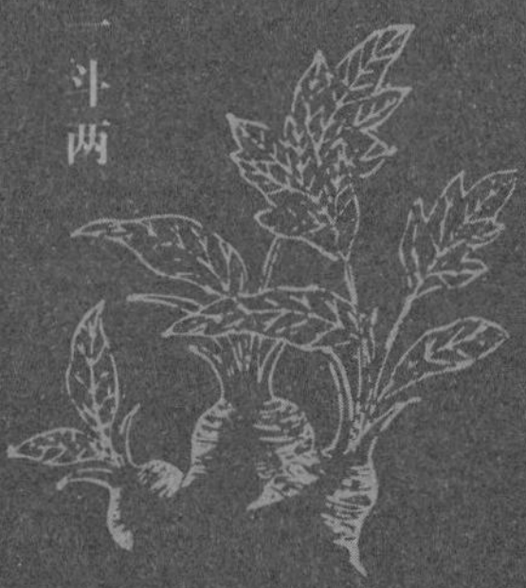

取所有药切细，加水一斗两升，先煮九味药物，取汁四升，除渣，下蜜再煎两沸，分服四次，白天三次，晚上一次。

注意事项：若是在五六月，需用干燥容器贮好，且藏入冷水为宜。

【补肝汤】

主此方主治两肋下满，筋急，肝气不足，大口呼吸困难，四肢发冷，并且发病时心腹痛，眼睛不明，妇女心痛，膝热消渴，乳上生痈，爪甲干枯且口面发青等肝虚寒病症。

甘草、山茱萸、桂心各一两，大枣二十四枚，细辛、柏子仁、桃仁、茯苓、防风各二两

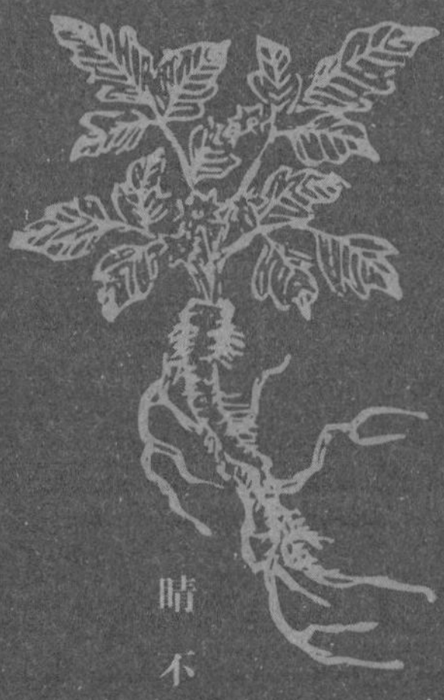

肝，作为人体五脏之一，是以代谢功能为主的一个器官，它与胆互为表里，肝脏开窍于眼，肝气与眼睛相通，眼睛调和则能明辨五色。

胆，与肝的关系甚为密切，胆附于肝之短叶，与肝相连，受肝的掌管，肝合气于胆。倘若胆腑患病，其症候为口苦，呕宿汁，不时叹息，心中不安定，多恐惧。

本章目录

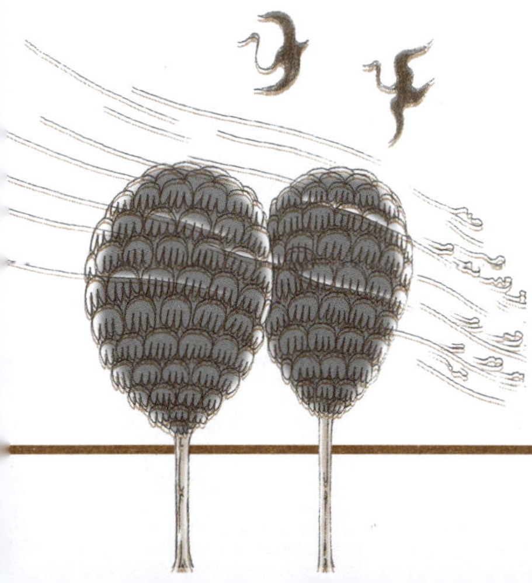

肝胆脉论

在中医里肝素有“郎官”的美称，因为它与胆互为表里，肝脏开窍于眼，肝气与眼睛相通，眼睛调和则能明辨五色。左眼为甲，属阳木，右眼为乙，属阴木，肝气流通循环到紫宫穴（在胸部，当前正中线上），通过爪甲可以察其状况。在外主管筋，在内主管血液。肝脏的结构，左边三叶，右边四叶，总共七叶。魂是五藏之中肝脏的所藏，也称为魂藏。所以与四季节气相呼应，肝藏血，血藏魂。肝在气则话多，在液则泪多。肝气虚会表现出恐惧，肝气实会表现出易怒的情绪。肝气虚则会出现梦见苑中生草，肝气盛则会梦见伏在树下不敢起，或者是梦中发怒；若有逆乱之气侵入，则会出现梦见山林树木的情形。

在人体处于睡眠时，血液主要藏于肝。因为血液通过肝脏在人体内循环，这样才使眼睛能看清东西，脚能行走，手掌能握东西，手指能抓东西。

五行当中，肝脏属木，与胆合成腑。足厥阴经（十二经脉之一，每侧14个穴位，左右两侧共28穴）属于肝脏的经脉，与足少阳胆经结为表里。肝脉为弦脉（有弓弦感觉的脉搏，是肝胆病的主脉），因为肝气在冬季生发，春季时旺盛。在春天万物萌生之时，肝气来势缓慢且弱，松缓且虚，所以肝脉为弦。肝气濡（意思是缓慢）则发汗困难，弱则不能泻下。人们常说肝脉要宽（松缓的意思）而虚，这是因为肝气宽则开，开则通，通则利。

胆与肝的关系甚为密切，胆附于肝之短叶，与肝相连，受肝的掌管，肝合气于胆。

在医书典籍中，胆被称为中清之腑。比如《甲乙经》中称为中精之腑，《难经》中称胆为清净之腑，因为胆与肝都具有疏泄的重要功能，且能调节制约各脏腑，因而它们也被称为将军之官。生理上，胆腑长约7～9厘米，宽约2.2～3.5厘米，其容积为30～50毫升，同时胆具有判断事物并作出决定的作用，能柔能刚，能喜能怒。当人眼睛边上胞肿胀时，胆就会横起来。在人体脏器中，胃、小肠、大肠、三焦、膀胱能够感受天之气，取法于天，因而泻而不藏，受纳五脏浊气，有“传化之腑”之称，也就是说它们所收纳之物不会久藏，最后都是要输送泄出体外的。相对而言，胆、髓、骨、脑、脉和女子子宫能够感受地气，取法于地，属阴，可藏精血，且藏而不泄，有“奇恒之腑”之称。日常生活中五脏六腑有“实而不满”，“满而不实”的说法，这主要在于五脏是藏精气而不泻的地方，因其精气充满而不收受水谷，所以不能被充实。六腑的作用在于将食物消化、吸收、输泻出体外，但是其虽充实却不能如五脏那样被充满，因为食物入口以后，胃里虽实，肠里却是空的，等到食物下去时，肠中充实，而胃里又空了，所以有此说法。

胆实病症的脉象通常为左手关部阳实，这时患者会出现腹中不安，身体飘举不稳等症状，诊治的方法是在足少阳胆经上取穴，刺足上第二趾节后一寸处，即可痊愈。

倘若胆腑患病，其症候为口苦，呕宿汁，不时叹息，心中不安定，多恐惧。咽喉中像有梗阻，常吐唾液；说明邪气在胆，而上逆于胃，胆液泄出而口苦，胃气上逆而呕苦汁，所以此症状也叫呕胆。诊治的方法，建议诊察足少阳的起止端，察看穴脉的陷下处而灸灼，患寒热症可刺阳陵泉。对胃气上逆患者，刺足少阳血络，可使胆闭藏，再调节其虚实邪正之气，以消除邪气。

邪气在肝对身体的影响

肝主藏血，滋养全身，如果邪气停留在肝脏，其所滋养的部位就会直接表现出疼痛等症状。

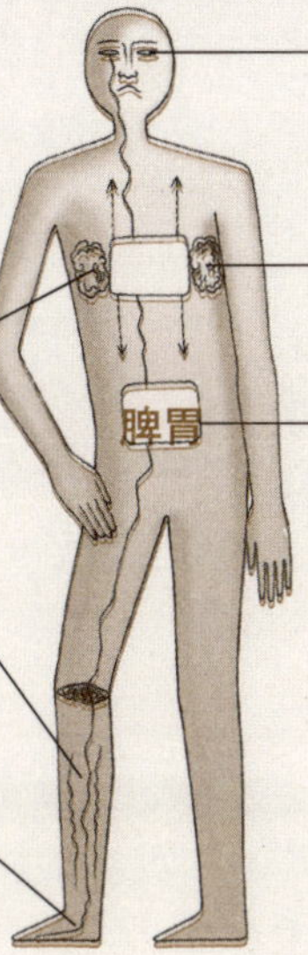

邪气侵犯人体不同部位造成的不同梦境

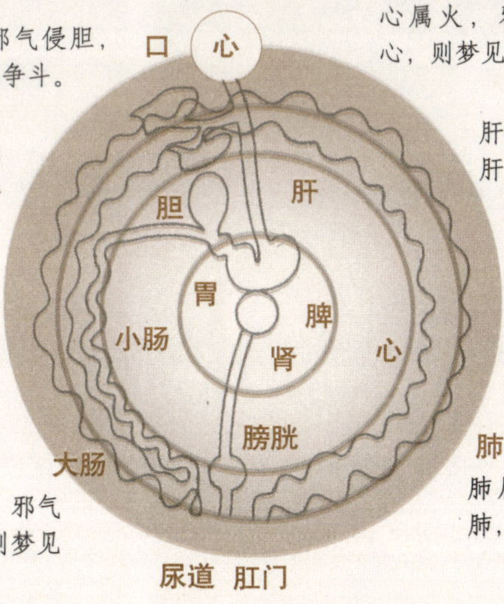

人体各脏腑器官属性和特点不同，所以邪气入侵不同的部位时，所见的梦境也不同。

肝·胆虚实方——缓解肝胆虚实所致的不适

【防风补煎】

主治眼昏，看不清东西，细看则眼中发花等肝虚寒病症。

防风、细辛、白鲜皮、芎䓖、独活、甘草各三两，橘皮二两，大枣二十一枚，蜜五合，甘竹叶（切）一斗。

取所有药切细，加水一斗两升，先煮九味药物，取汁四升，除渣，下蜜再煎两沸，分服四次，白天三次，晚上一次。

注意事项：若是在五六月，需用干燥容器贮好，且藏入冷水为宜。

【补肝汤】

主此方主治两肋下满，筋急，肝气不足，大口呼吸困难，四肢发冷，并且发病时心腹痛，眼睛不明，妇女心痛，膝热消渴，乳上生痈，爪甲干枯且口面发青等肝虚寒病症。

甘草、山茱萸、桂心各一两，大枣二十四枚，细辛、柏子仁、桃仁、茯苓、防风各二两。

先将准备的药切细，加水九升煮取五升药汁，除渣，分服三次即可见效。

【半夏千里流水汤方】

主治胆腑实热，精神不内守，泻热等症状。

半夏、宿姜各三两，远志、茯苓各二两，生地黄五两，黄芩一两，秫米一升，酸枣仁五合

先将所列药切细，取五斗水（长流水）煮秫米，达到起泡有声，但未沸腾状态，扬三千遍后澄清，用九升来熬药，得三升半汤药，分服三次。

【温胆汤】

主治大病初愈虚烦入眠困难等胆寒病症。

半夏、枳实、竹茹各二两，橘皮三两，生姜四两，甘草一两。

先将所列药物切细，用八升水熬取两升汤药，分服三次，即可见效。

【酸枣汤方】

对于虚劳烦扰，奔气在胸中，入眠困难症状有良好疗效。

酸枣仁三升，人参、茯苓、桂心、生姜、知母各二两，甘草一两半，石膏四两。

先将药切细，用一斗水熬酸枣仁取七升，除药渣后加入其它药，熬成三升汤药，每次一升，一日三次即可见效。

治虚劳且入眠困难的药方：酸枣、榆叶等份，

取两味药材研成粉末，用蜜调制成丸状，每次剂量为大小如梧子般十五丸，每日两次，疗效显著。

温胆汤

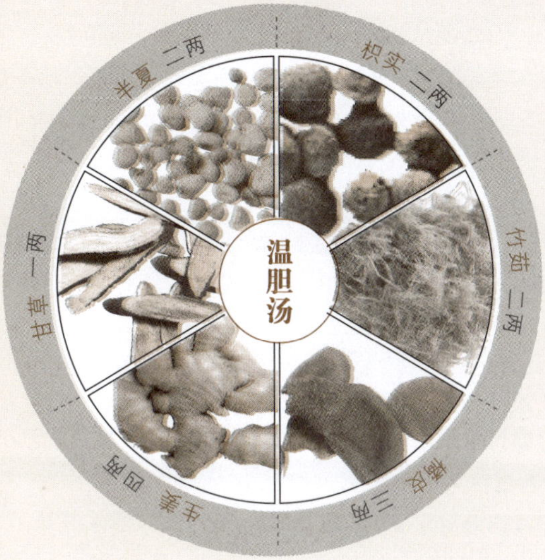

功效与主治

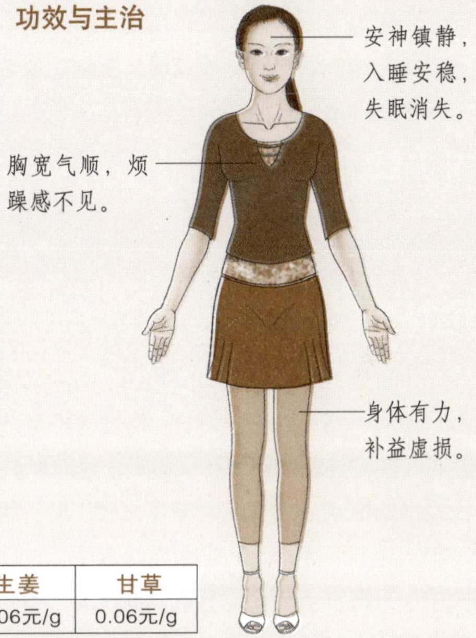

半夏	枳实	竹茹	橘皮	生姜	甘草
0.12元/g	0.04元/g	0.016元/g	0.03元/g	0.006元/g	0.06元/g

煎服方法：先将所列药物切细，用八升水熬取两升汤药，分服三次，即可见效。

服药禁忌：阴虚者及孕妇慎用。服药期间忌食刺激性食物。

现代应用：本方能养肝护胆，增强肠胃收缩功能。

枸杞

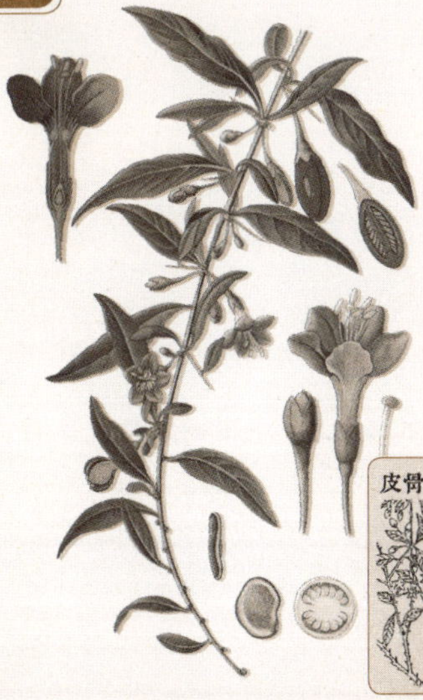

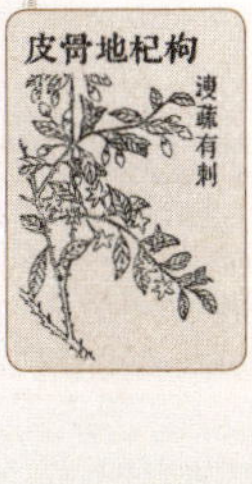

枸杞歌诀

枸杞甘平，添精补髓，
明目祛风，阴兴阳气。

性味与归经：性平，味甘。归肝，肾经。

功效与主治：滋补肝肾、明目益精。主治肝肾阴虚之症，对精血不足所致的视物不清、腰膝酸软亦有疗效。

建议用量：6～12g。

坚症积聚方——治疗邪气积蓄的妙方

病症的积与聚是有区别的。所谓积，即阴气积；而聚则是指阳气聚。阴气下沉称之为隐伏，阳气上浮称之为发动。因此可以说，五脏生成为积，六腑生成为聚。我们可以根据积聚的各自特点来进行辨别。聚是阳气，其始没有根本，上下无留止，作痛无固定的地方。积是阴气，其始有固定的地方，作痛也从不离开经脉的分属部位，上下也有始有终，左右有穷有尽。

当人体经络遭受病邪后，病邪首先进入肠胃，人体内五脏因此产生积聚之气，进而导致气喘、肾虚等五积之病疾。

如何解释由积聚而致病的原因呢？简言之，积的生成是从遭受寒邪开始，厥气上逆，积就形成了。

如何诊断肠中易患积病的症状呢？如果患者皮肤薄且无光泽，皮肉不坚实且柔弱，其肠胃也就容易被恶邪中伤，也就是伤恶，伤恶促使邪气滞留积聚，进而形成肠胃之积。倘若寒温接踵而至，则邪气就会加剧，等到邪气蓄积，也就形成了大聚。

伏梁病的症状表现通常是身体、腰、髀、股、胫都发肿，绕脐四周疼痛。多是由于气血结滞所致，此病症不可妄动，动则会导致水溺病，小腹盛满。如果患者肠胃外面裹有脓血，千万不可进行诊治，否则每次治疗都有致命的危险。由于伏梁病症，下行会因其为阴而必下脓血，上行逼迫胃管穿出膈，在胃管内两侧生为痈，属于典型的慢性病，不易治疗。倘若是在脐上则为逆，切勿妄动企图祛除，因为病气渗出大肠依附在肓上，肓的本源在脐下，因为绕脐四周，所以出现疼痛的症状。

【陷胸汤】

主治胸中心下结积，饮食消化不良等症。

甘遂一两，大黄、黄连、栝楼实各二两。

先将药切细，用五升水煮取两升五合药汁，分服三次，即可见效。

【甘遂汤】

主治腹部坚满，暴坚久痞等症状。

甘遂、黄芩、芒硝、桂心、细辛各一两，大黄三两。

将药物切细，加八升水煮取两升半药汁，分服三次即见疗效。

【神明度命丸】

此方对于长期患大小便不通，腹内积聚，气上逆抢心，腹中胀满，逆害饮食等病症有疗效。

芍药、大黄各二两。

先将二味药研制成末，制成蜜丸。每次剂量如梧桐子大小四丸，一日三次。

陷胸汤

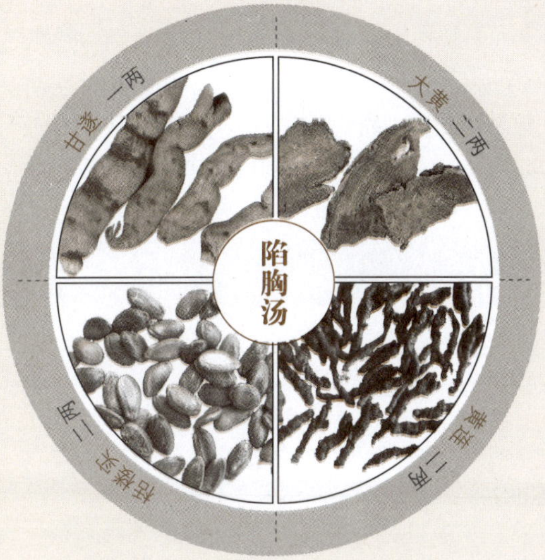

功效与主治

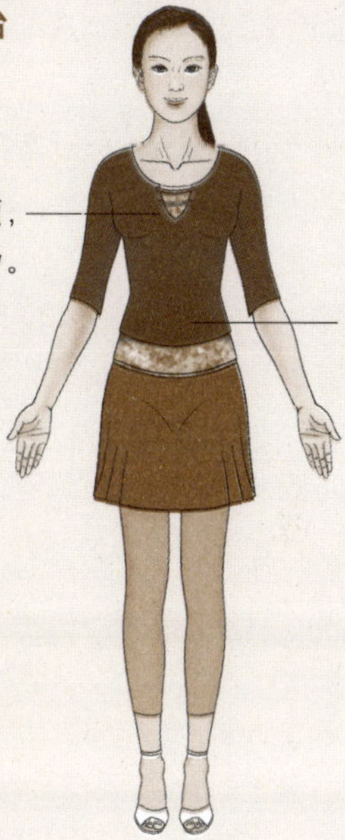

甘遂	大黄	黄连	栝楼
0.1元/g	0.03元/g	0.15元/g	0.05元/g

煎服方法： 将药物切细，加八升水煮取两升半药汁，分服三次即见疗效。

服药禁忌： 孕妇慎用；服药期间忌食刺激性食物。

现代应用： 本方能镇痛，增强胃肠道功能，主治消化不良。

甘遂

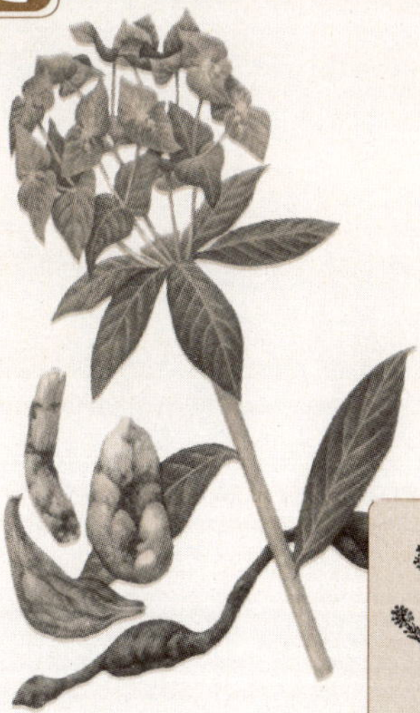

甘遂歌诀

甘遂苦寒，破癥消痰，
面浮蛊胀，利水能安。

性味与归经： 性寒，味苦。归肺、肾、大肠经。

功效与主治： 泻水逐饮，消肿散结。主治水肿、停饮等症，另对癫痫病具有治疗效果；外用还可以治疮毒。

建议用量： 0.5～1g。

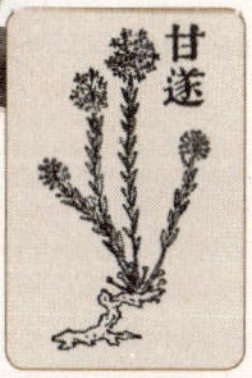

万病丸散方——丸、散剂疗病验方

病“凡事预则立，不预则废”、“防患于未然”，治病养生更是如此。古代已有各种药典经集里广泛搜集了各种药方以备意外只需，以使仓卒急迫之间，应手而得。但是因为这些药方大多零散，且散见于各经书中，所以常常使人利用起来比较困难。因而本卷中精选了人们日常生活中重要的玄妙药方，编成万病丸散一章，希望使用者即阅即得，为己所用。

【三物备急丸】

主治心腹中各种突发性疾病，是晋朝地图学家司空裴秀所制作的散药。

干姜、大黄、巴豆各等份。

三药都须精新，剂量随意。先将干姜、大黄制成散药，再单独研巴豆如脂，加入散药合捣一千杵，随即可用。也可加入蜜调制成丸药，用密器贮存以防药气挥散。

【大金牙散】

主治百疰不祥及一切蛊毒，对于医生都无法救治的病症。

金牙、鹳骨、石膏各八分，大黄、鳖甲、栀子仁、鬼督邮、龟甲、桃白皮、铜镜鼻、干漆各四分，桂心三分，龙牙、白术、雷丸、胡燕矢各六分，芍药三分，樗鸡、芫青各七枚，桃奴、巴豆各十四枚，射干、升麻、徐长卿、鸢尾、犀角各三分，蜂房、细辛、干姜、芒硝、由跋、马目毒公、羚羊角、蜣螂、龙胆、狼牙、雄黄、真朱各三分，地胆七枚，活草子六分， 铁精、赤小豆各二合，芫花、莽草、射罔、乌梅各一分，蛇蜕皮一尺，甘草、狼毒各三分，斑蝥七分。

先将所列药材治择捣筛后制成散药，每次一刀圭，可逐步增加到两刀圭。将其佩带在身上，有辟除百邪，医治九十九种疰病的特殊疗效。

【小金牙散】

主治脚弱风邪，南方瘴疠疫气，鬼疰等症状。

金牙五分，莽草、雄黄、乌头、萆薢、黄芩、蜀椒、由跋、桂心、天雄、朱砂、麝香各二分，干姜三分，黄连四分，蜈蚣（六寸者）一枚，细辛、萎蕤、犀角各三分，牛黄一分。

先将所列药材择捣筛后制成散药，然后与牛黄、麝香合在一起捣三千杵。以温酒送服五钱匙，白天三次，夜间二次，至见效。可以用绛袋盛装一方寸匙佩带，男左女右，夜行时将药涂在人中上，早晨傍晚有雾露时也涂上。

服丸药患者，需细下筛，制成如梧桐子大的丸，每次服七丸。如果是服散药患者，在细下筛后，和酒、水、浆而饮，每次一方寸匙即可，以见效为准，可适当加量。

患者在服用散药期间，最忌早起吃饭。如果吃了早饭，则必定引发大吐。此症虽无大害，但等到安定下来后，人会感觉咽喉疼痛，且持续两三天才能好转。凌晨服用，则需等到中午药效起作用后才可以先吃一些冷饭熬取的酱，等到午后药效发力后就可以任意地进食。当药物还为发作时，最好不要勉强地起床走路，否则容易出现闷晕旋而倒地，眼睛昏花一片暗然，心中迷绝等驱逐风邪引起的病症。

三物备急丸

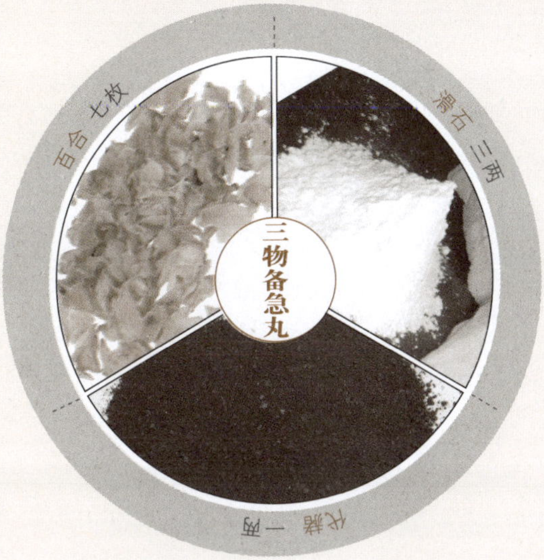

功效与主治

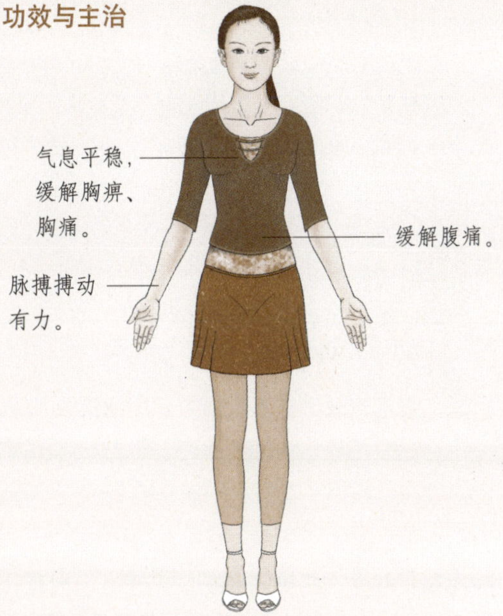

干姜	大黄	巴豆
0.006元/g	0.03元/g	0.05元/g

煎服方法：先将干姜、大黄制成散药，再单独研巴豆如脂，诸药混合制成丸药即可。

服药禁忌：孕妇慎用。

现代应用：本方能有效缓解便秘，还有抗菌消炎、降低血压的功效。

白前

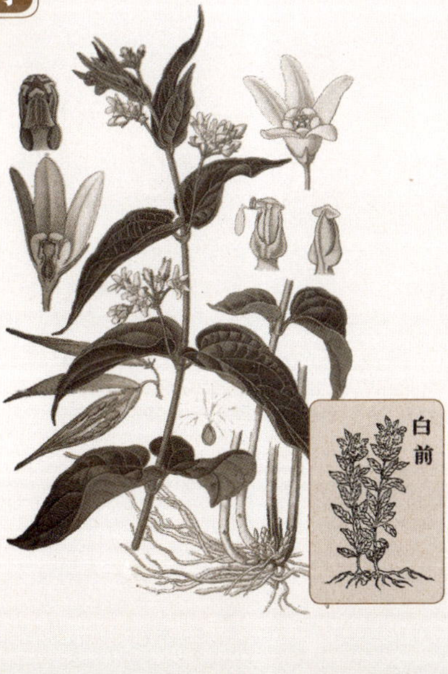

白前歌诀

白前微温，降气下痰，
咳嗽喘满，服之皆安。

性味与归经：性微寒，味辛、苦。归肺经。

功效与主治：降气化痰。本品擅于祛痰，降肺气，主治咳嗽痰多之症，尤以痰湿或寒痰阻肺最为擅长。

建议用量：3～10g。

风虚杂补酒煎方——药酒杂用综述

【巴戟天酒】

主治虚弱羸瘦，五劳七伤，食量大而下气，阳痿不能行房等各种病症。

巴戟天、牛膝各三斤，地黄、麦门冬、防风、枸杞根皮各两斤。

所列药均需生用。将其分别切细，用一石四斗酒来浸泡，七天后去掉药渣，温服。连续加饮，不宜过多。

【五加酒方】

主治虚劳不足等病症。

枸杞根皮、五加皮各一斗。

将所列药分别切细，用一石五斗水来熬取七斗汁，取四斗，浸一斗曲药，剩下的三斗用来拌饭，平常的酿法来下米，熟后压取汁来服用，多少随意，其禁忌将息两日如平常服药法。

【散药】

茯苓、人参、石斛、牛膝、柏子仁、杜仲、细辛、独活、桂心、覆盆子、橘皮、胡麻仁、白术、萎蕤、菖蒲、远志、泽泻、薯蓣、枳实、芎䓖、黄耆、苁蓉、续断、狗脊、萆薢、白芷、巴戟天、五加皮、大豆、黄卷、茯神、石南各二两，薏苡仁一升，阿胶十两，甘草六两，蜀椒一升，大枣（熬成膏状）一百枚，蔓荆子三两，鹿角胶五两。

将所列药物捣筛后制成散药，加入前面熬的药中，各加牛髓三升、鹿髓三升，疗效更佳。

注意事项：这一处方所列药材均须在九月下旬采收，到立冬日来制作服用，直至五月上旬止。

【填骨万金煎】

主治内劳少气，腰脊痛，寒疝里急，腹中喘逆等症状。

生地黄（取汁）三十斤，肉苁蓉、甘草、阿胶各一斤，桑根白皮（切）八两，干地黄两斤，牛髓三斤，清酒四斗，石斛一斤五两，当归十四两，干姜二十两，麻子仁三升，桔梗、五味子各五两，白蜜十斤，麦门冬两斤，大枣一百五十枚，蜀椒四两，茯苓、干姜、桂心各八两，附子、人参各五两。

将以上所列药物先用两斗六升清酒浸泡，放入桑根白皮、大枣、阿胶、麻子仁，刻个记号，再加一斗四升酒，待熬到前次作的刻度出现的时候，去除药渣，加入蜜、地黄汁、髓，用铜器在开水中熬煮，再加入其它药末，熬半日左右，直至可以制成丸药为止，再用大瓮盛装。

巴戟天酒

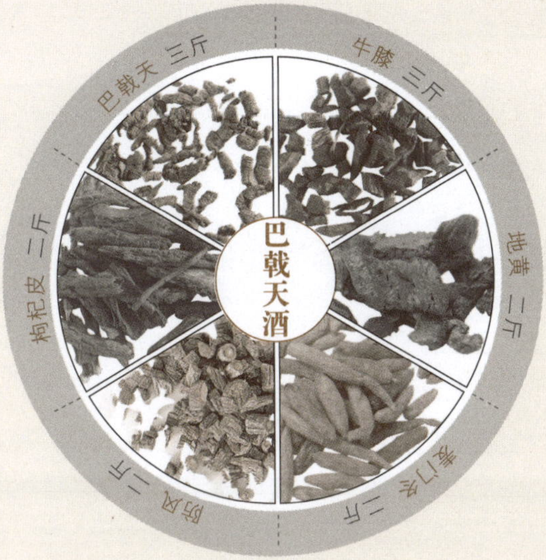

功效与主治

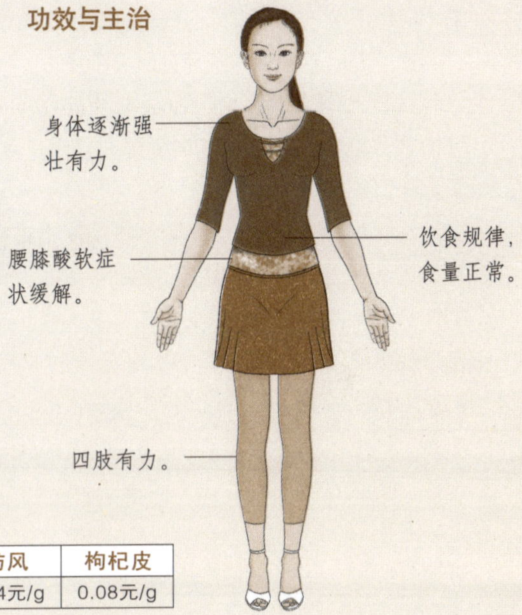

巴戟天	牛膝	地黄	麦门冬	防风	枸杞皮
0.1元/g	0.44元/g	0.09元/g	0.1元/g	0.24元/g	0.08元/g

煎服方法：将诸药分别研细，用一石四斗酒来浸泡，七天后去掉药渣，温服。

服药禁忌：本酒夏季不能服用；服用期间忌食刺激性食物。

现代应用：本药能强健体质，增强肾脏功能。

巴戟天

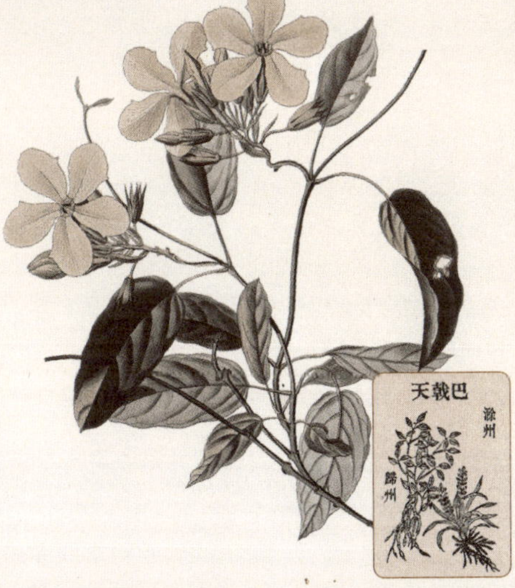

巴戟天歌诀

巴戟辛甘，大补虚损，
精滑梦遗，强筋固本。

性味与归经：性微温，味甘、辛。归肝、肾经。

功效与主治：补肾助阳，祛风除湿。主治男性阳痿不举，女性宫冷不孕之症，对小便频数，以及肾虚导致的腰膝酸软亦有疗效。

建议用量：5～15g。

【地黄小煎】

主治七伤五劳，对于虚弱羸瘦且憔悴症状疗效亦佳。

干地黄（末）、猪脂各一升，胡麻油半升，蜜两升。

将药材放入铜器中熬至可制成丸药的程度，以汤水送服，剂量如梧子大的三丸，日服三次，可渐加至十丸。同时此方也可长期服用，对于瘦黑体质者会变得丰满。

【陆抗膏方】

主治枯瘦虚冷，无精打采及各种虚损不足症状。《经心录》中说，此方对劳损百病、风湿，补益等具有神效，男女皆宜。

牛髓、羊脂（《经心录》中用猪脂）各两升，生姜汁、白蜜、酥各三升。

先熬酥至熟，加入姜汁后加入蜜，最后加入羊脂、牛髓，然后以微火熬，使汤汁沸三次，等到熬尽为膏状即成，搅拌凝结。以温酒送服，剂量依据个人体质而定。

【桃仁煎方】

茯桃仁（研为末）、胡麻（研为末）各一升，酥半斤，牛乳五升，地黄（取汁）十斤，蜜一斤。

将所列药材一起熬至如饴，随即服用即可。

【治五劳七伤方】

白羊头蹄（净治后用草火烧至红色状，并以净药棉急塞其鼻及脑孔）一具，葱白一升，豉两升，胡椒、荜拨、干姜各一两。

先用水煮白羊头蹄至半熟，然后加入其它药物熬到极烂，除去药后，冷暖任意服用。日用一具，七日用七具。

注意事项：禁忌醋、滑、五辛、生、冷、陈臭等食物。

【虚劳滋补方】

白术一升，羊肚（切）一具。

以两斗水来熬药至六升汤药，每次两升，日服三次。

【猪肚补虚方】

猪肚一具，人参五两，蜀椒一两，干姜二两半，葱白七两，白粱米（《千金翼方》用粳米）半升。

先将所列药材切细后调和均匀，与米一起纳入猪肚中缝合上，不可泄气，加四斗半水以缓火熬烂，空腹食用，疗效甚佳。

地黄小煎

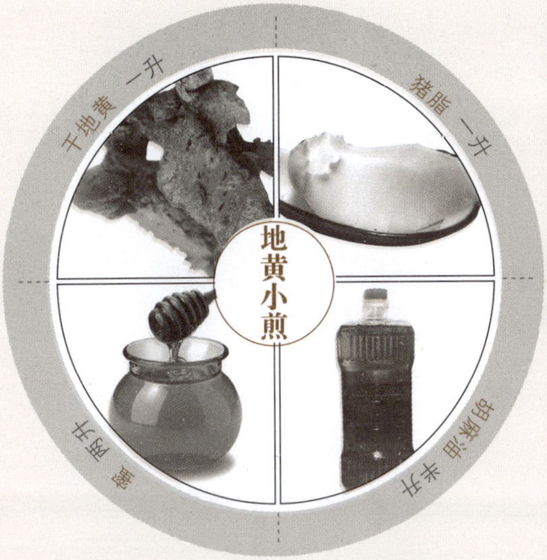

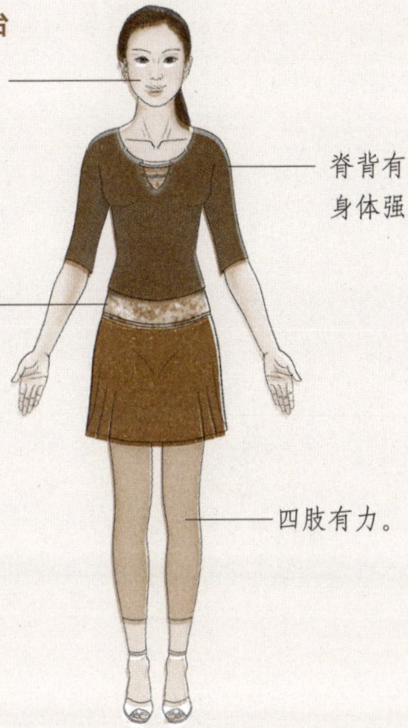

干地黄	猪脂	胡麻油	蜜
0.09元/g	0.01元/g	0.04元/g	0.08元/g

煎服方法： 将四味放入锅中，熬膏制成丸。日服三次，剂量如梧子大的三丸。

服药禁忌： 用药期间忌食刺激性食物。

现代应用： 本方能增强机体免疫力，强健身体，增强心功能，提高人体抗病力。

泽泻

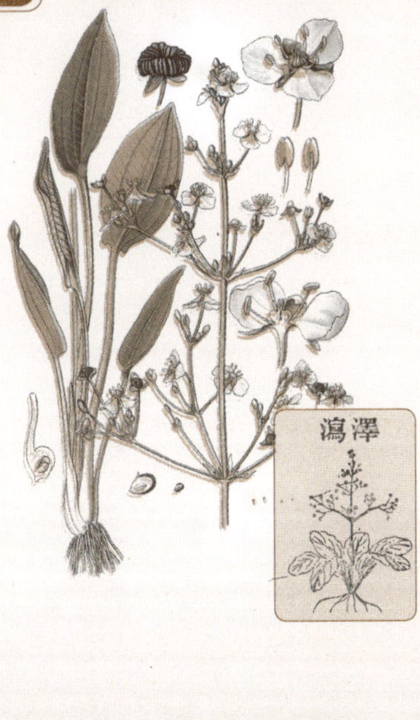

泽泻歌诀

泽泻甘寒，消肿止渴，
除湿通淋，阴干自遏。

性味与归经： 性寒，味甘。

功效与主治： 利水渗湿、清泻湿热。本品主治水肿，小便不利等症，另能清膀胱之热，对淋证及遗精亦有疗效。

建议用量： 5～10g。

卷八 · 心肺疾病

【三物备急丸】

主治心腹中各种突发性疾病，是晋朝地图学家司空裴秀所制作的散药。

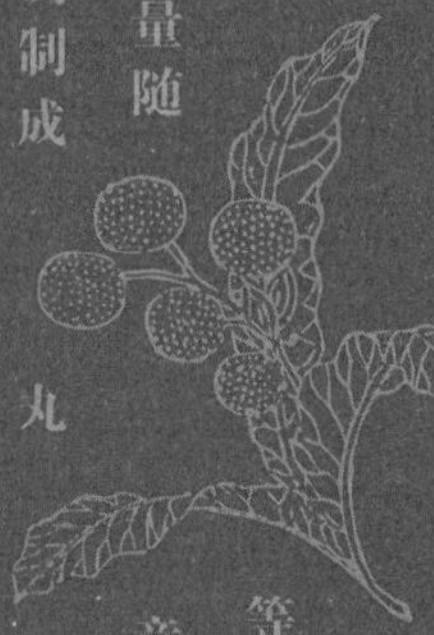

干姜、大黄、巴豆各等份。

三药都须精新，剂量随意。先将干姜、大黄制成散药，再单独研巴豆如脂，加入散药合捣一千杵，随即可用，也可加入蜜调制成丸药，用密器贮存以防药气挥散。

【大金牙散】

主治百疰不祥及一切蛊毒，对于医生都无法救治的病症

金牙、鹳骨、石膏各八分，大黄、鳖甲、栀子仁、鬼督邮、龟甲、桃白皮、铜镜鼻、干漆各四分，桂心三分，龙牙、白术、雷丸、胡燕矢各六分，芍药三分，樗鸡、芫青各七枚，桃奴、巴豆各十四枚，射干、升麻、徐长卿、鸢尾、犀角各三分，蜂房、细辛、干姜、芒硝、由跋、马目毒公、羚羊角、蜣螂、龙胆、狼牙、雄黄、真朱各三分，地胆七枚，活草子六分，铁精、赤小豆各二合，

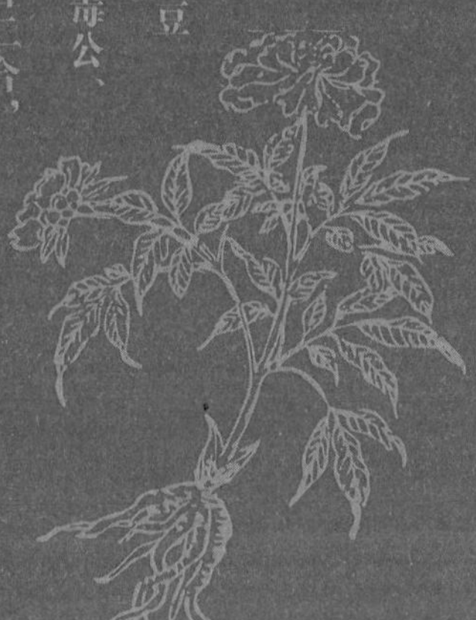

心肺功能是人体心脏泵血及肺部吸入氧气的能力，这两者的能力会直接影响到全身器官及肌肉的活动，因此十分重要。孙思邈早在千年之前，就分别阐述过心脏、肺脏的重要生理意义。本章我们将心脏和肺脏合为一章，详细讲解与两脏腑有关的病症。

本章目录

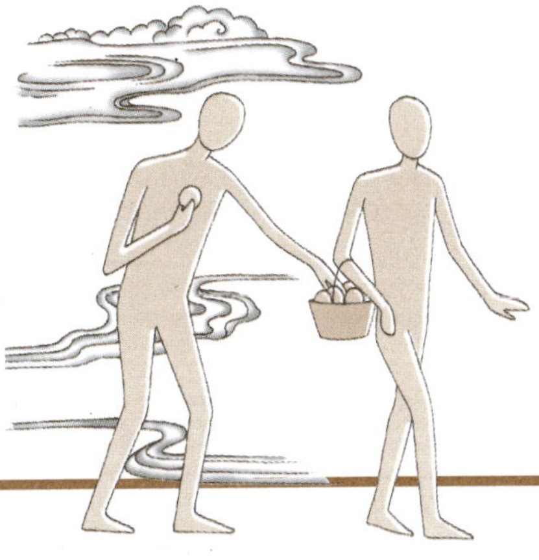

心肺脉论

◉ 心藏脉论

心脏是人体脏腑中最重要的器官，它主宰各脏腑进行协调活动。换句话说，各脏腑都是在心的领导下互相联系，分工合作，才构成了一个有机的整体。按照五行的说法，心属火，在四时中旺夏季，方位为南方离宫。心脏之本为五脏之精，主管人之神，而神是由五脏的精气结聚而生。心用来承受外物，与生俱来者为精，阴阳两精交合则称为神。在这里心以及心主管的神就好比帝王统领四方。与心脏紧密相连的外延器官为舌，即心气与舌是相通的。如果舌头调和，人才能感知辨明五味。舌不是窍，心气表现在九窍中为耳，也就是心附通于耳窍，左耳为丙，是阳火，右耳为丁，是阴火，阴阳在炎宫循环，向上则由口唇出。心与肾则是水火相济的关系，因为心属火，肾属水，当肾中真阳上升则养心火，心火抑制肾水泛滥而养真阳，同时肾水又抑制心火，两者相互协调，又相互制约。耳是心脏色诊的地方，心脏外主血脉运行，内则主五音。古代心神被称为呴呴，心主藏神，称为五神居，并与时节相应会。心藏脉，脉为神的居舍，在气表现为吞，在液表现为汗水。心气实则会笑个不停，心气虚人就容易悲伤不已。梦中嘻笑以及恐怖畏惧说明心气盛，梦见救火和阳物则说明心气虚，并且在心气相应的时辰季节还会梦见烧灼，倘若逆乱之气侵扰心中，则会梦见山丘以及烟火。

心脉如夏季万物旺盛地成长，来时旺盛去时衰弱。夏脉就是心脉。夏脉与此逆反者则说明发生了病患。判断脉象是否逆反的方法是，心气来时不盛去时反而旺盛，是不及的反应，说明病在内；如果心气来时旺盛去时也旺盛，这是太过，表明病在外。不及易心烦，在上为咳嗽吐涎，在下为放屁症状；太过的话，人的皮肤发痛，身体容易发热，即生为浸淫病。

心脏受寒邪侵扰的症状为患者心中好像吃了蒜末，严重者背痛彻心，心痛彻背，就如同患有蛊注（因蛊虫侵食府脏致病，并能流注传染他人），倘若脉象浮则可自己催吐后，即可痊愈。

【定心汤】

大枣二十枚，茯神、人参、茯苓、紫菀、远志、甘草、白术、龙骨、干姜、当归、芍药、桂心、防风、赤石各二两。

用一斗两升水将所列药材熬取两升半药汁，白天三次，晚上两次分服即可。

【小定心汤】

甘草、芍药、干姜、远志、人参各二两，茯神四两，桂心三两，大枣十五枚。

用水二开将所有药材煮取两升药汁，白天三次，晚一次，分服即可。

五脏开窍

五脏虽然深居体内，但它们都在面部开有官窍。通过观察五脏官窍的变化，可以推测身体的健康状况。

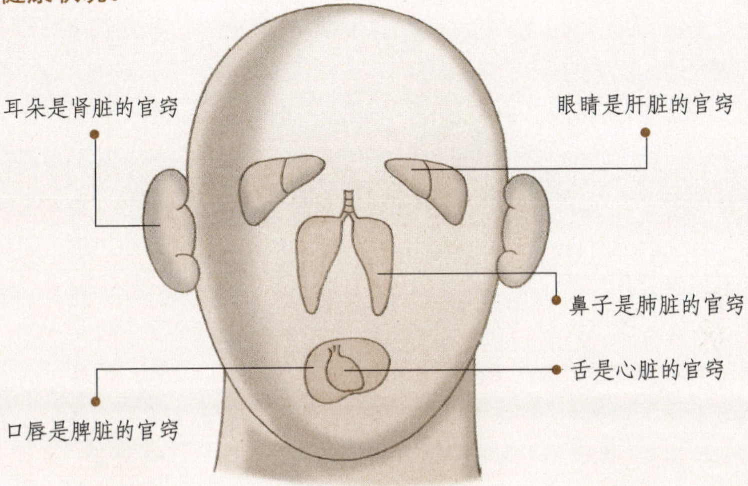

心肾不交

心属火，藏神；肾属水，藏精。正常情况下，心火与肾水互相作用，互相制约，以维持正常的生理活动。肾中真阳上升，能温养心火；心火能制肾水泛滥而助真阳；肾水又能制心火，使不致过亢而益心阴。如果肾阴不足或心火扰动，两者失去协调关系，称为心肾不交。主要表现为：心烦，失眠，多梦，怔忡，心悸，遗精等。

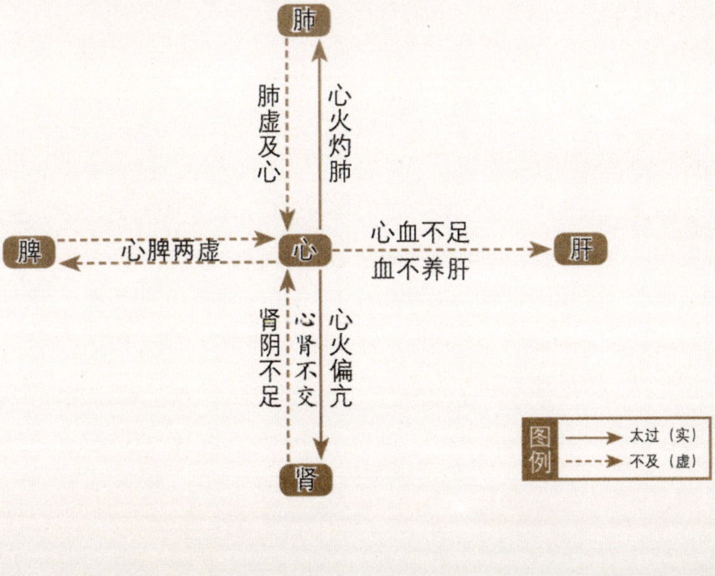

◉ 肺脏脉论

肺的经脉是手太阴经，与手阳明经互为表里，在五行中属金。肺是五脏的顶棚，相当于上将军，肺主管魄，魄是藏在肺里所有物体的精华，与精一起出入。鼻是肺功能的外在体现，肺之气通于鼻，通过鼻子就能体会到香臭的气味。肺脏的脉象为浮脉，肺气在季夏开始上升旺盛，直到秋季才会达到旺盛的顶峰。秋季是草木开始枯黄的季节，但是秋风气爽，秋气依存，此时的脉象是微浮的。秋天的脉象浮，由于秋脉为肺脉，属西方金，此时万物收成，所以其气之来轻虚而浮，来时急，去时散，所以说浮，如果与这种脉象相反的，说明身体患病了。如果肺脉来时忽上忽下，如鸟的羽毛的排列，说明肺有疾患；如果肺脉来时如羽毛浮在半空中，这种脉象是肺死症的表现；如果肺脉来时如被微风吹动而上下翻飞的树叶，这叫平肺脉。若阳气不能下降，阴气又不能上升，邪气就会乘虚而入。阴气被外邪所侵就会紧缩，阴气紧就变为颤栗，阳气被外邪所侵就会收敛，阳气敛就会恶寒，颤栗与恶寒相逼迫，人就会患疟疾。如果早晨被邪气所侵，人就会在早晨发；如果是傍晚被邪气所侵，人就会在傍晚发病。

肺有三斤三两重，六叶加两耳，共八叶。肺气运行在紫宫，上出于颊，下出于鼻，流回到肺中，它的盛衰表现在毛发，在内主胸，在外主气，与乳相对，右乳为辛属阴金，左乳为庚属阳金。肺有藏魄的功能，被称为“魄脏”，又有：气藏于肺中，而魄又居于气中，其变动在液表现为鼻涕，在气表现为咳嗽。如果肺气虚弱就会导致短气，鼻息不通；如果肺气实就会出现气喘，胸满；如果肺气与时令相得就会梦见战争场景；如果肺气虚弱就会梦见白色场景，有人失血过多而死的模样；如果肺气旺盛就会梦见惊恐痛哭；如果邪气侵入肺，就会梦见铁金等东西，或者自己能飞翔；如果肺气与时令相得就会梦见战争场景。

因为气藏于肺中，而魄又居于气中，如果苦笑无常必会伤及魄，魄受伤后就会疯癫，发狂，出现面色苍白，毛发干枯，丧失了意识，皮肤发黑的症状，一般会在夏天死亡。手太阴经顺畅运行会使皮毛得到润泽，如果手太阴经的脉气不正常，皮肤和毛发就会干枯发黄，皮毛焦枯就会失去津液，津液失去后皮肤骨节就会受伤，皮肤骨节受伤就使指甲干枯，毫毛折断，这种人气已经死去了，如果在丙日病重，那么在丁日就一定会死去，因为火克金。丙丁在五行上属火，而肺属金。

秋天属金，肺气旺盛，正常的脉象是平脉，浮涩而短。如果是沉闷而滑的脉象，那么说明肾邪在侵害肺脏，由于肾水为肺金之子，子袭母位，此为实邪，就算有病也会自己痊愈，无须烦心；如果是大而缓的脉象，那么说明脾邪在侵害肺脏，由于脾土为肺金之母，母居子位，此为虚邪，就算有病治疗起来也相当容易；如果是弦细而长的脉象，那么说明肝邪在侵害肺脏，由于肝木是肺金所克者，木来克金，此为微邪，就算有病也会立即痊愈；如果肝邪侵害肺脏，那一般没有大碍；如果是浮大而洪的脉象，那么说明心邪在侵害肺脏，由于心火是肺金之敌，火克金，此为贼邪，一般很难救治。

五脏枯荣在面色上的表现

一个人五脏的荣枯会在面色上有所表现。而五色又对应身体的五脏，所以，观察面部颜色的变化可以推测这个人五脏的健康状况。

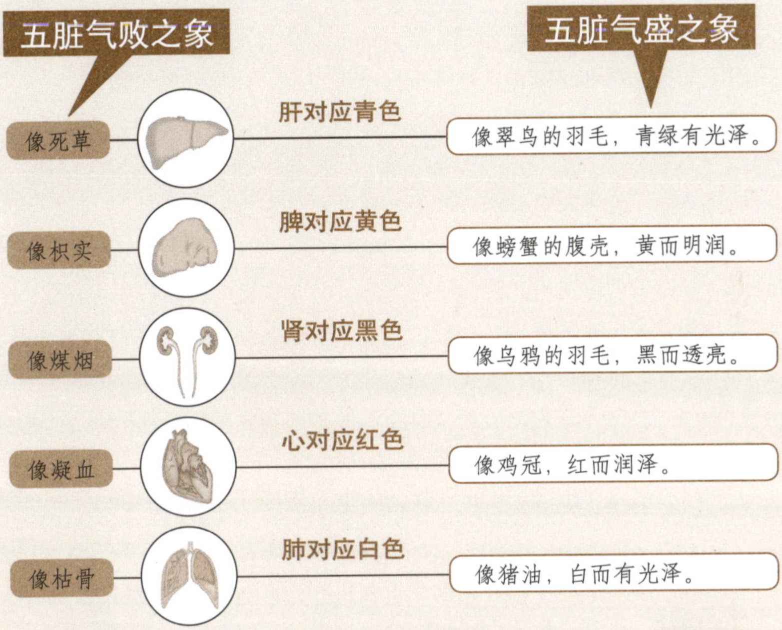

肺对脏腑的影响

肺在人体中具有重要作用，全身气血都由它来分配，所以，如果肺感受邪气，不仅自身会发生病变，其所主的皮毛也会发生病变，还会将这种邪气传到身体其他脏腑。

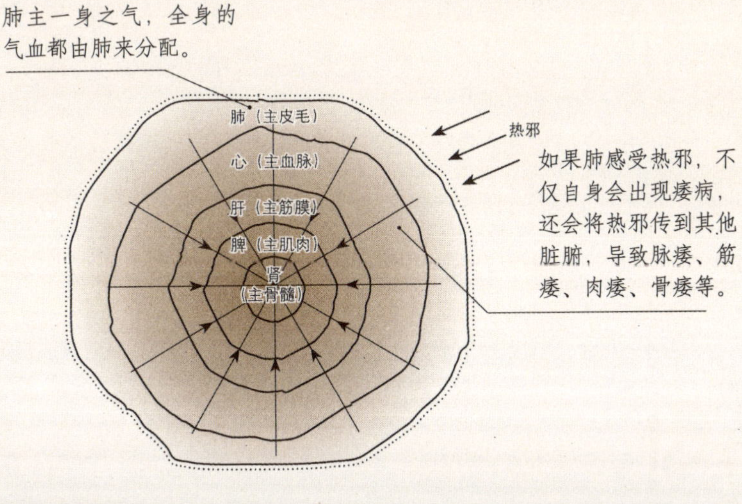

心肺虚实——保护心肺的“千金妙方”

心肺疾病是比较常见的慢性病，以下介绍一些疗效较强的治疗心肺虚实病的方子：

【茯苓补心汤】

主治烦闷，心气不足，面黄，易悲愁愤怒，出血，善忘易恐，行走不稳，妇人崩中，五心发热，或独语而不知觉，喉咽疼痛，舌根强直，流冷口水，面色发赤等症状。

茯苓四两，麦门冬三两，甘草、桂心各二两，人参、紫石英各一两，赤小豆一十四枚，大枣二十枚。

先将以上药材切细，加入水七升后煮取药汁两升半，分服三次。

【大补心汤】

对心气弱悸，虚损不足，气力孱弱，脸色憔悴且经常妄语，四肢劳伤等症状均有疗效。

石膏、远志、半夏各四两，干地黄、桂心、甘草、阿胶、茯苓、麦门冬各三两，附子、黄芩各一两，大枣二十枚，饴糖一斤，生姜六两。

先切细所列药物，加水一斗五升熬煮，取汁水五升，制成药汤后加饴糖，分服四次。

【石膏汤】

主治心实热或烦闷喘气，头痛及想吐又吐不出来的病症：

石膏一斤，栀子仁二十一枚，淡竹叶、香豉各一升，小麦三升，茯苓三两，地骨皮五两。

将七味药材切细，加入水一斗五升，煮小麦和竹叶，取八升汁水澄清后，放入其它药材煮取药汁两升，除渣即可。分服三次，疗效明显。

【麻子汤】

主治肺气不足，咳血，气短的处方：

麻子一升，人参、桂心各二两，生姜三两，阿胶、紫菀各一两，干地黄四两，饧一斤，桑白皮一斤。

将以上九味药切细，用一斗五升酒、一斗五升水合熬取四升汤药，分五次服用。

【橘皮汤】

主治肺热，气上逆咳嗽的处方：

橘皮、麻黄各三两，宿姜、杏仁各四两，干紫苏、柴胡各二两，石膏八两。

将以上七味药切细，加水九升来煎熬麻黄两沸，去沫，加入其它药，熬取汤药三升，去渣，分三次服下，若未愈，就给病人服两剂药。

主治肺热，酒后受风邪，风入肺的处方：

母姜五两，麻黄四两，甘草、五味子各三两，杏仁五十枚，淡竹叶一升。

将以上六味药切细，先用七升水来熬麻黄，去渣，再加入其它药熬取两升汤药，去渣，分为三次服用。

橘皮汤

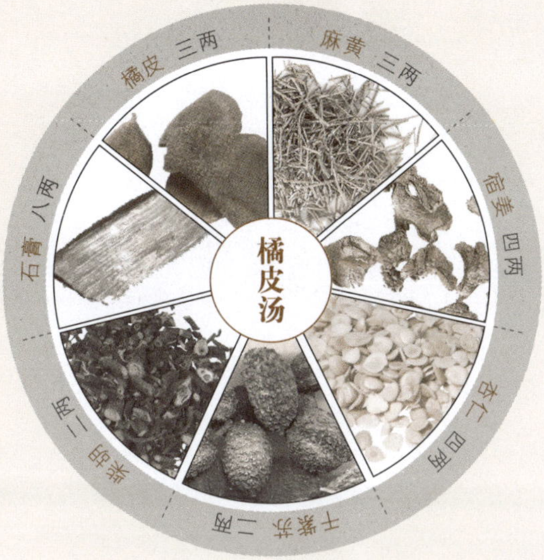

功效与主治

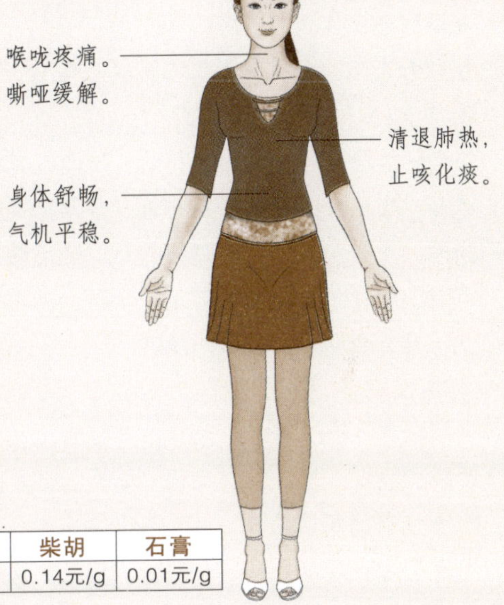

橘皮	麻黄	宿姜	杏仁	干紫苏	柴胡	石膏
0.03元/g	0.04元/g	0.006元/g	0.07元/g	0.08元/g	0.14元/g	0.01元/g

煎服方法： 将以上七味药切细，加水九升来煎熬麻黄两沸，去沫，加入其它药，熬取汤药三升，去渣，分三次服下。

服药禁忌： 阴虚者遵医嘱用；服药期间忌食刺激性食物。

现代应用： 本方具有抗病毒、抗炎的作用，可用于抑制流感病毒。

姜黄

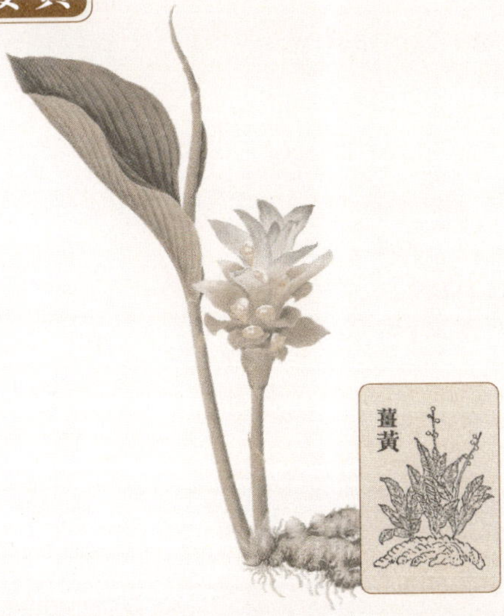

姜黄歌诀

姜黄味辛，消痈破血，
心腹结痛，下气最捷。

性味与归经： 性温，味辛、苦。归肝、脾经。

功效与主治： 活血行气，调经止痛。主治气滞血淤，对女性经闭、产后腹痛具有治疗作用；另可治风湿痹痛。

建议用量： 3～10g。

脉极·脉虚实方——护脉就等于护心

脉极，就是血脉亏损的疾患，又称血极。脉与心相合，心与脉相应，心若患病则由脉上开始。夏季脉患病为脉痹，脉痹未痊愈又受病邪侵袭，病侵驻心中，就会出现脉象空虚、脱血、颜色苍白无光泽、饮食不能营养肌肤、咳嗽、口唇呈赤色等病状。

【生地黄消热止极强胃气煎】

主治脉热极而导致的面色苍白、干燥无光，血气脱，饮食不滋养肌肤等病症。

赤蜜、生地黄、蒓心汁各一升，甘草二两，茯苓、芍药、人参、白术、干地黄各三两，生萎蕤四两，生麦门冬一升，石膏六两，远志两升。

将以上所列药物切细，加水一斗两升煎煮，取药汁两升七合，除渣后加入蜜和地黄，再煎取汁水三升五合即可。分服四次。

【防风丸方】

主治脉虚及惊跳不定，忽来忽去等病症。

防风、桂心、麦门冬、人参、甘草、白石英、茯神、通草、远志各三两。

将所列药物研成末状，用白蜜调和后制成如梧桐子大小的药丸。用酒服三十丸，一日两次，可逐渐增至四十丸。

【升麻汤】

主治脉实洪满等病症。

升麻、子芩、栀子仁、泽泻、淡竹叶、芒硝各三两，生地黄（切），一升。

将以上七味切细，加水九升后，煮取汁水三升，除渣后下芒硝，分服两次。

【麻黄调心泻热】

主治心脉厥大于寸口脉，龋齿喉痛，小肠热等病症。

子芩、茯苓、芍药、细辛各五两，生姜、麻黄四两，白术二两，桂心一两，生地黄（切），一升。

将以上九味切细，加水九升后，煮取汁水三升，除渣，分服三次。若须下痢，再加芒硝三两。

针刺不容穴（幽门两旁各一寸五分处），可治疗心脉不出的症状。

灸巨阙穴十四壮，对心闷痛，上气牵引小肠病症有疗效。

灸上门（夹巨阙两边各相隔半寸处），可诊治胸中疼痛牵引腰背心下，呕逆，脸不滋润等病症。患者多少岁就灸多少壮即可治愈。

灸肩髃穴（指肩关节的上方，用手按有关节的地方）下陷处一百壮，对于颜色焦枯，劳气失精，肩臂疼痛不能举过头病症，诊治即可见效。

灸肩髃穴解脉虚

精确取穴

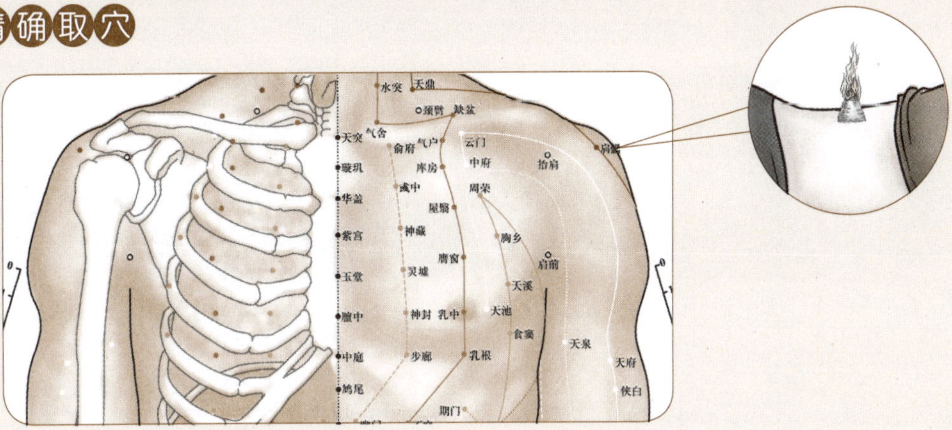

功效解读： 灸肩髃穴能改善因心脉虚弱引起的面色无华、精气不足、肩臂酸痛不能举过头顶等症状，疗效甚佳，灸后即刻能缓解。

麻黄调心泄热方

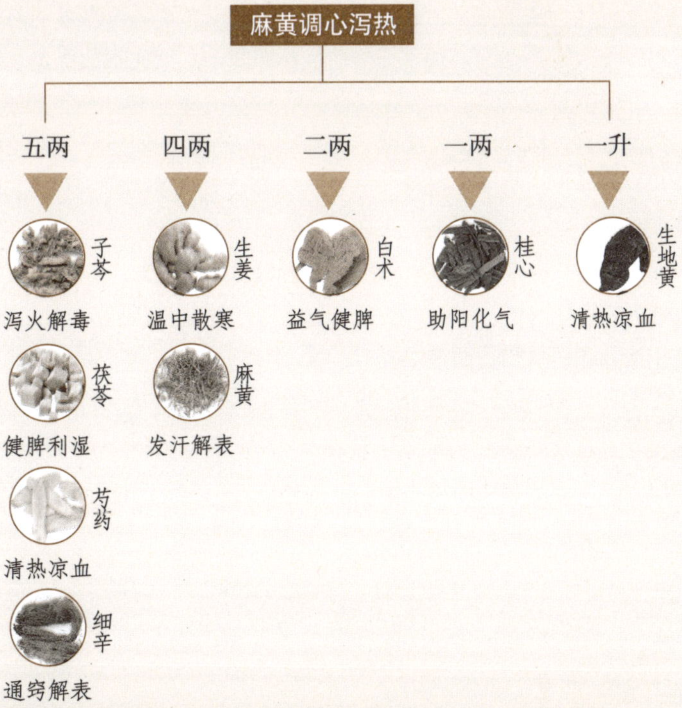

煎服：

将以上七味药切细，加水九升来煎熬麻黄两沸，去沫，加入其它药，熬取汤药三升，去渣，分三次服下。

功效：

补益虚损、止痛泻热。

主治：

心脉厥大于寸口脉引起的齿痛、咽痛，另本方有泻实热之功效。

心劳病·肺劳病方——心肺劳病要补气

对于心劳病患者，补益脾气为最佳的治疗途径。因为只有脾气旺盛才能感于心脏。倘若违逆夏季时气，手太阳经就不旺盛，心气虚衰于内。只有顺应规律才能得以生发；顺应安定，违逆则变乱。

【大黄泄热汤】

对心劳热，口中生疮，心满胀痛，小肠发热，大便痛苦，闭涩不通等症状有可靠疗效。

大黄、泽泻、黄芩、芒硝、栀子仁各三两，大枣二十枚，通草、桂心各二两，石膏八两，甘草一两。

将药材切细，取水九升，先用一升水单独浸泡大黄一宿，然后用剩余的八升水煮其余诸药，取汁水两升五合，除渣后下大黄，再煮两沸，去渣，下芒硝烊化即可，分服三次，疗效显著。

补肾气可以治疗肺劳病，只要肾旺，肾气旺就传到肺了。如果违背了秋季收藏的特点，肺气就不能很好地收敛，肺上就有积热，从而导致气郁胀满。人只有顺应时气才能养生，违背时气自然就会疾病缠身，顺应时气就有规律，不顺应时气就会混乱。

【半夏汤】

主治肺劳，虚寒，气逆、胸胁气满，呕逆，吃了饭就吐的处方：

半夏一升，生姜一斤，桂心四两，橘皮、麦门冬、人参各三两，厚朴、甘草各二两。

将以上八味药切细，加水一斗煎取汤药四升，分成四次饮用。

【厚朴汤】

主治肺劳，风邪虚冷，失眠，上气胸满，气喘的处方：

厚朴、黄芩、麻黄、桂心、石膏、橘皮、大戟各二两，枳实、秦艽、甘草、茯苓、杏仁各三两，细辛一两，生姜十两，大枣十五枚，半夏一升。

将以上十六味药切细，加水一斗三升煎取汤药四升，分为五次饮用。

【麻黄引气汤】

主治肺劳，气喘，面肿的处方：

麻黄、生姜、杏仁各五分，紫苏四分，白前、细辛、桂心各三分，竹叶一升，半夏五分，橘皮二分，石膏八两。

将以上十一味药切细，加水一斗煎取汤药三升，除去药渣，分成三次饮用。

半夏汤

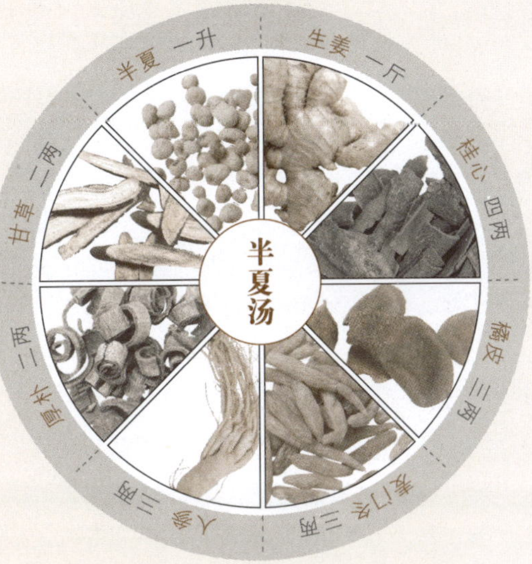
半夏汤
半夏 一升
生姜 一斤
桂心 四两
橘皮 三两
麦门冬 三两
人参 三两
厚朴 二两
甘草 二两

功效与主治

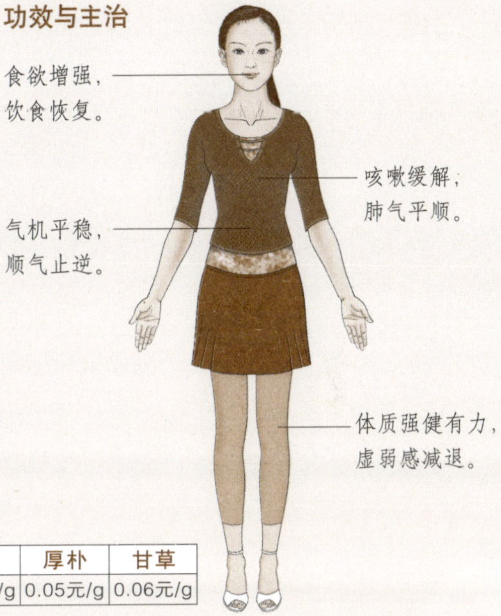

半夏	生姜	桂心	橘皮	麦门冬	人参	厚朴	甘草
0.12元/g	0.006元/g	0.1元/g	0.03元/g	0.1元/g	0.33元/g	0.05元/g	0.06元/g

煎服方法：将以上八味药切细，加水一斗煎取汤药四升，分成四次饮用。

服药禁忌：阴虚有热者遵医嘱用；服药期间忌食刺激性食物。

现代应用：本方具有抗炎、抗病毒的作用，对于咳嗽气喘有治疗作用；同时能缓解胃溃疡。

地榆

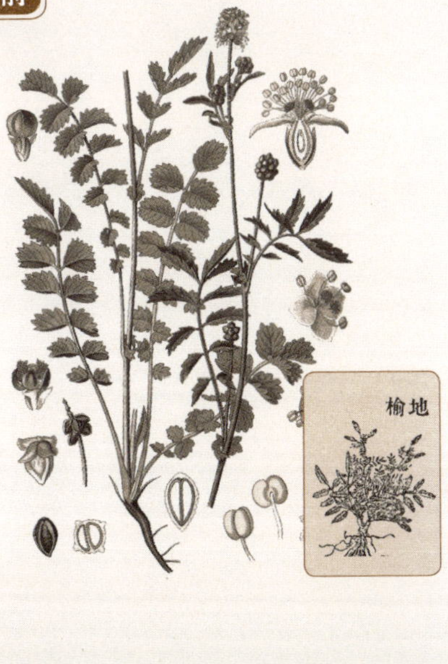

地榆歌诀

地榆沉寒，血热堪用，
血痢带崩，金疮止痛。

性味与归经：性微寒，味酸、苦。归肝、大肠经。

功效与主治：凉血止血，解毒消疮。本品主治血热、出血证具有治疗作用，尤其擅长止大便、痔疮出血，以及妇女崩漏下血。另对烫伤、湿疹亦有疗效。

建议用量：10～15g。

积气方——治疗“七气”所致疾病的良方

恚气、喜气、怒气、忧气、愁气、寒气、热气这七种气导致人体犯病时，就会出现腹内积气，腹中疼痛难忍，无法进食。恚气，是指气聚集在心下，致使人不能正常饮食；喜气，是指人走得不快，也不能站立太久；怒气，是指气逆上攻于肺，热痛上攻于心，气短，呼吸急促，困难；忧气，是指容易劳累，夜晚睡眠不佳；愁气，是指耳聋和健忘，不能着急，否则就会四肢浮肿，手足筋挛，握住手就举不起来；寒气，就是呕逆恶心；热气，就是易于发怒和着急。这些都是七气所致的病状。男人饮食无规律就会患此病，妇女如果产后被风邪所侵害也会患此病。

【七气丸】

主治七气病。例如：寒气引发的吐逆心满；热气导致的恍惚失常；怒气引发的上气于肺，热痛向上冲逆于心，气短急促；恚气引发的积聚心满，不得饮食；喜气导致的不可快走久站；忧气引发的不能劳作，卧不安席；愁气导致的易于发怒，健忘，四肢浮肿，不能举动。

大黄二两半，人参、半夏、吴茱萸、柴胡、干姜、细辛、桔梗、菖蒲各二分，茯苓、芎䓖、甘草、石膏、桃仁、蜀椒各三分。

将以上十五味药碾成粉末，用蜂蜜制成如梧子大的药丸，每次用酒送服三丸，每日三服，渐渐加到十丸。

【五膈丸】

主治忧膈、气膈、食膈、饮膈、劳膈五种病的处方：

麦门冬、甘草各五两，蜀椒、远志、桂心、细辛各三两，附子一两半，人参四两，干姜二两。

将以上九味药碾成粉末，加入蜂蜜调和制成药丸，白天服用三丸，夜间服用两丸，连服七日便可痊愈。

【枳实汤】

主治下气，胸中胀满的处方：

枳实三枚，大枣十四枚，半夏五两，附子两枚，人参、干姜、甘草、白术、厚朴各二两。

将以上九味药切细，加水七升煎取汤药两升半，每日服三次，每次服用八合。

【半夏汤】

主治气逆，腹满，胸肋痛，心腹痛，呕逆，霍乱后吐逆，忧气结聚的处方：

半夏一升，生姜、桂心各五两，橘皮四两。

将以上四味药切细，加水七升煎取汤药三升，分成四次服用，白天三次，夜间一次。

积七气与机体患病

七气

形成 → 男子饮食无规律

形成 → 女子产后被风邪侵害

- **恚气**：邪气聚集在心下，令人不能正常进食。
- **喜气**：人行走不能太快，也不能长久站立。
- **怒气**：邪热攻于心肺，让人气喘，呼吸困难。
- **忧气**：稍微劳作就会感觉累，并且睡不安稳。
- **愁气**：耳聋健忘，身体和四肢可能出现浮肿。
- **寒气**：呕逆、恶心，饮食不正常，吃饭会吐。
- **热气**：人情绪不稳定，动辄会生气、发怒。

半夏汤

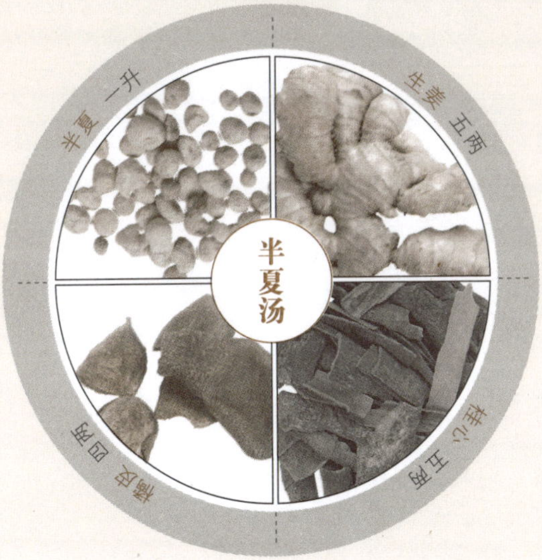

功效与主治

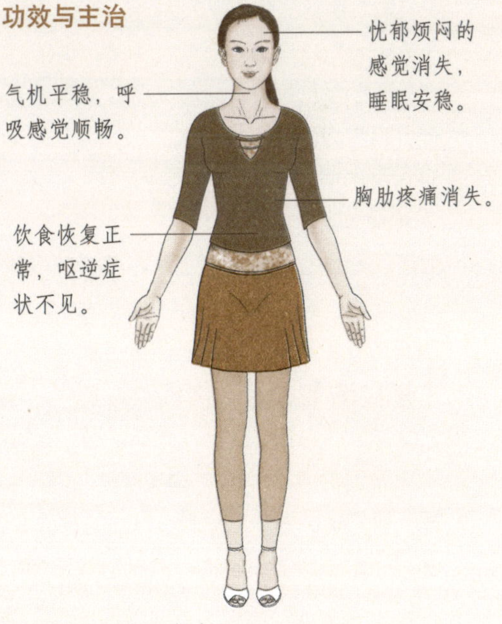

半夏	生姜	桂心	橘皮
0.12元/g	0.006元/g	0.1元/g	0.03元/g

煎服方法：将四药研细，加水七升煎取汤药三升，分成四次服用，白天三次，夜间一次。

服药禁忌：阴虚内热者慎用；服药期间忌食刺激性食物。

现代应用：本方能杀菌抗炎，还有镇痛作用，同时对胃病溃疡亦有疗效。

心腹痛·胸痹方——缓解心痛，治疗心脏疾病

突然发作心痛胸痹，说明五脏六腑受到寒气的侵袭。寒邪致病，轻则咳嗽，重者发痛下泻。因五脏逆乱搅心而导致的心痛彻背，牵引背部，易发狂，像有东西从后面刺激心脏，身体佝偻的，属于肾心痛；脾心痛为患者感觉有人像用针锥刺心脏，心痛得更厉害；胃心痛表现为腹胀满，心痛得厉害；睡卧时如果从心间发痛，动便痛得更厉害，且脸色不变的，是肺心痛。脸色苍白如死灰，终日不能叹息一声的属于肝心痛；心痛之极危重者，手脚冷彻骨节，早上发作晚上死亡，晚上发作来日早上丧身。心腹中疼痛发作，有肿物聚集一团并上下移动，痛时停时止，腹中发热，爱流口水，是蛔咬，此时用手将肿物按住保持不动，用大针刺肿物，虫不动时将针取出。心下不能针刺，其中有成聚，不宜在腧中诊治。肠中有虫蛔咬时是不能用小针刺。

【九痛丸】

主治虫心痛、食心痛、饮心痛、风心痛、心悸痛、冷心痛、注心痛、热心痛及生来心痛等九种心痛，同时可治愈冷冲上气、血病、落马堕车等病症。

吴茱萸、巴豆、人参各一两，生狼毒四两，干姜、附子各二两。

将药物研成末状，用蜜调和，空腹进服如梧桐子般大一丸。若是突然中恶邪患者，比如口不能说话的，腹部胀痛，可服两丸，每日一次；对于连年积冷，流注心胸的，服用后疗效亦佳。

【温中当归汤】

当归、芍药、甘草、桂心、人参、干姜、木香、桔梗、茯苓、厚朴各二两。

将所列药物切细，加水八升后，煮取汁水三升，分五次用温水服用，一日三次。若是不耐木香的，用犀角一两代替。

【枳实薤白桂枝汤】

主治胸痹，肋下气逆抢心，心中痞气聚结在胸，胸满等症状。

枳实四两，薤白一斤，桂枝一两，栝楼实一枚，厚朴三两。

将上列药物切细，加水七升后煮取药汁两升半，分服两次即可。

【栝楼汤】

主治胸痹病，胸背疼痛，短气，关上脉小紧数，寸口脉沉而迟等症状。

栝楼实一枚，薤白一斤，生姜四两，枳实二两，半夏半升。

将上列药物切细，加白醋一斗后，煮取四升，每次服一升，日服三次。

心胸痹痛

- 心痛至极，透至背部，像心脏被刺，使人发狂，身体伛偻的，属五脏逆乱搅心而导致。→ 属于肾心痛
- 患者感觉有人像用针锥刺心脏，心痛得更厉害，甚至无法忍耐的。→ 属于脾心痛
- 心痛难忍，非常难受，同时腹部胀满。→ 属于胃心痛
- 在睡觉时如果突然从心间发痛，不能移动，否则会痛得更厉害，且脸色不变的。→ 属于肺心痛
- 脸色苍白如死灰一般，如若叹息疼痛感加重的。→ 属于肝心痛

心胸痹痛：由五脏六腑感受到寒气而引起。寒邪致病，一般轻则咳嗽头痛，呈外感风寒状；重则感觉心胸疼痛、下泻，甚至致命。

↑ 心痛极为严重者，早上发病，晚上即丧命。

↓ 心痛严重，冷彻至关节者，晚上发病，次日清晨丧命。

栝楼汤

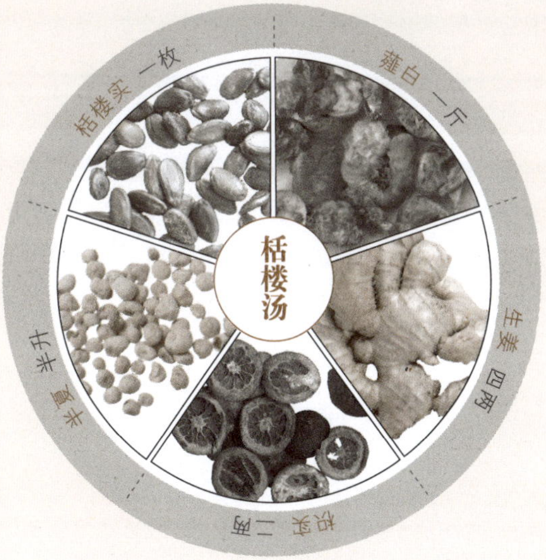

功效与主治

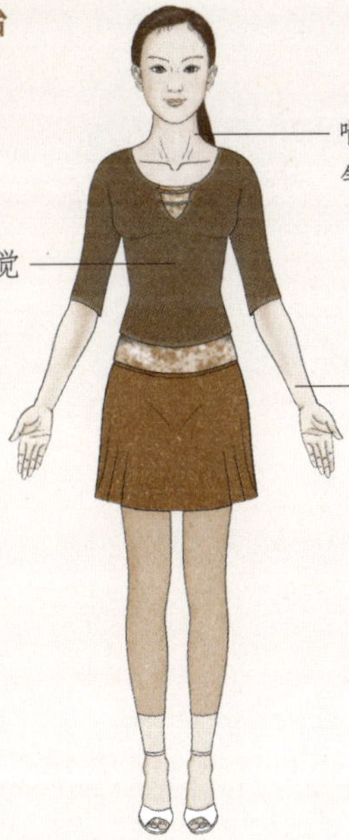
喘气平顺，气机平稳。
胸痹疼痛感觉消失。
脉象恢复正常，节奏规律且有力。

栝楼实	薤白	生姜	枳实	半夏
0.05元/g	0.08元/g	0.006元/g	0.05元/g	0.12元/g

煎服方法：上述药物研细，加白醋一斗后，煮取四升，每次服一升，日服三次。

服药禁忌：体质虚寒者慎用；服药期间忌食刺激性食物。

现代应用：本方能有效抑制流感杆菌，还能增强胃肠的收缩能力，对胃溃疡亦有治疗效果。

肺痿·肺痈方——滋润肺部，止咳消痈

寸口脉数，咳嗽，口中有浓唾涎沫流出，这是肺痿病的表现。病的热邪在上焦，因为咳嗽而成为肺痿。出汗，呕吐，消渴病，大便困难，严重地损失了津液，都可能会导致患上肺痿病。患肺痿病想咳却咳不出来，咳出来的也是干沫，小便不通。患肺痿吐涎沫而不咳嗽的，病人不口渴，必遗溺，小便数，之所以这样，是因为上虚而不能制下的缘故，这是肺中冷，必定发生晕眩。

【皂荚汤】

主治肺痿，吐涎沫不止的处方：

皂荚一挺，桂枝、生姜各三两，甘草二两，大枣十二枚。

以上五味药切细，加水七升煎取汤药三升，除去药渣，分成三次服用。

【麻黄汤】

主治肺胀，咽喉燥而喘，心下有水的处方：

麻黄、芍药、桂心、生姜、细辛各三两，半夏、五味子各半升，石膏四两。

将以上八味药切细，加水一斗煎取汤药三升，分成三次服用。

如果口中异常干燥，只要一咳嗽胸中就隐隐作痛，脉反滑数，这是肺痈的表现。病人寸口脉微而数，其微就是风邪，其数就是热邪。风邪入侵卫分，只呼出气而不吸入，风邪伤皮毛，风邪侵驻于肺，便会咳嗽，口干喘满，喉咙干燥而不口渴，多唾浊沫，时时恶寒颤抖；热邪入侵荣分，就只吸气而不呼出，热邪伤血脉，热邪所经过的地方，血就会凝滞，蓄结痈肿，出现呕吐症状。如果病势始发还可救，若脓血已成则难治。趺阳脉浮缓，胃气如经，这是肺痈。恶寒颤振而发热，寸口脉滑而数，而病人饮食起居还和从前一样，这是痈肿病，医生一般不知道，就按伤寒病来医治，肯定不能治愈。假如脓血在胸中的，这是肺痈，其脉数，咳唾有脓血。如果脓血未成，其脉自紧数，到紧的脉象清除只有数时，则脓血已生成。

【桔梗汤】

主治咳嗽，胸满，恶寒，咽喉干而不渴的处方：

桔梗三两，甘草二两。

将以上两味药切细，加水三升煎取汤药一升，除去药渣，分成两次服用，必定会吐脓血。

【葶苈大枣泻肺汤】

葶苈三两、大枣二十枚。

先用三升水来熬枣煎两升汤汁，除去枣喝汤汁，一次服完，三日服一剂。

葶苈大枣泻肺汤可治疗肺痈胸肋胀，面目浮肿，鼻塞，咳逆上气，喘鸣迫塞。先服小青龙汤一剂，再服葶苈大枣泻肺汤一剂。

认识肺痿与肺痛

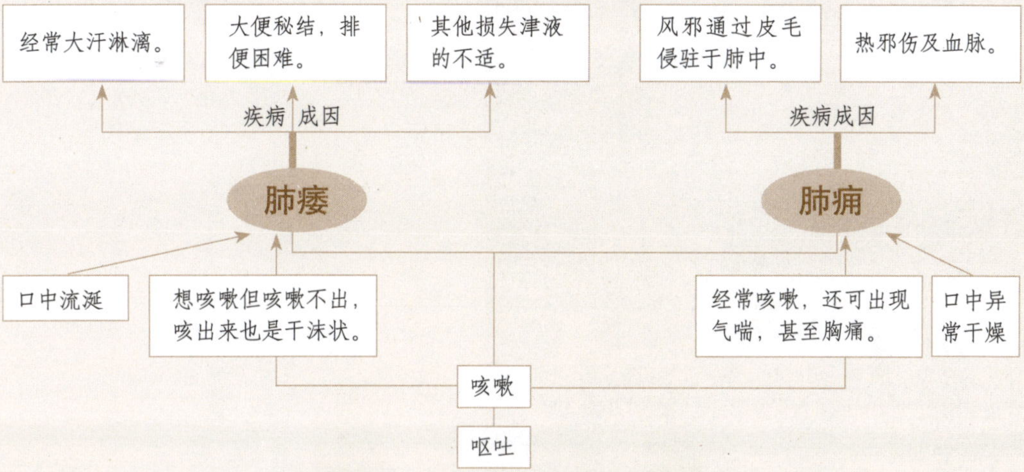

麻黄汤

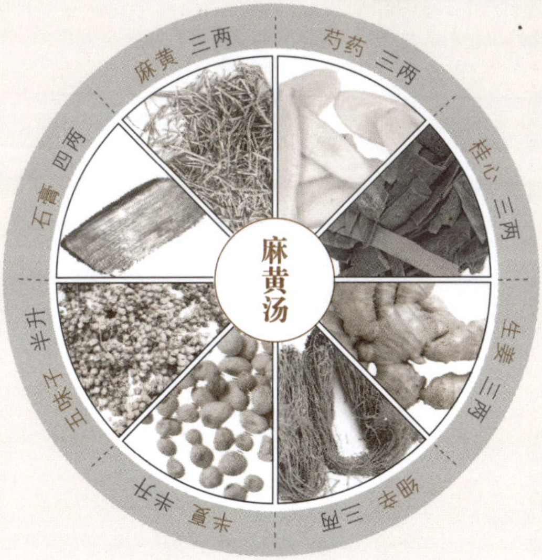

功效与主治

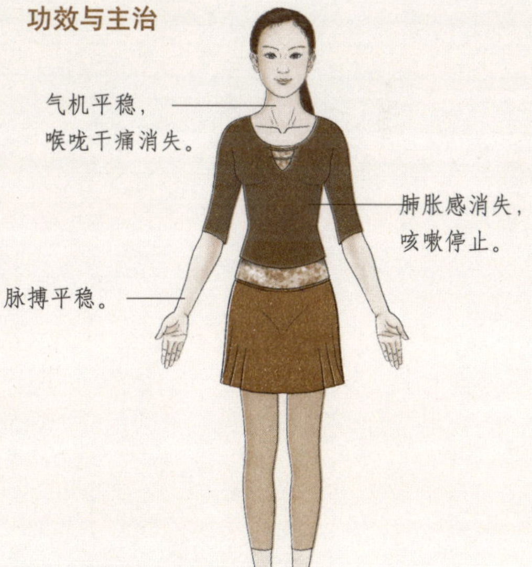

麻黄	芍药	桂心	生姜	细辛	半夏	五味子	石膏
0.04元/g	0.07元/g	0.1元/g	0.006元/g	0.26元/g	0.12元/g	0.19元/g	0.01元/g

煎服方法：将以上八味药研细，加水一斗，煎取汤药三升，分成三次服用。

服药禁忌：阴虚者慎用；服药期间忌食刺激性食物。

现代应用：本方具有缓解支气管平滑肌痉挛的作用，对于肺病咳嗽具有明显的治疗功效。

【茯苓补心汤】

主治烦闷，心气不足，面黄，易悲愁愤怒，出血，善忘易恐，行走不稳，妇人崩中，五心发热，或独语而不知觉，喉咽疼痛，舌根强直，流冷口水，面色发赤等症状。

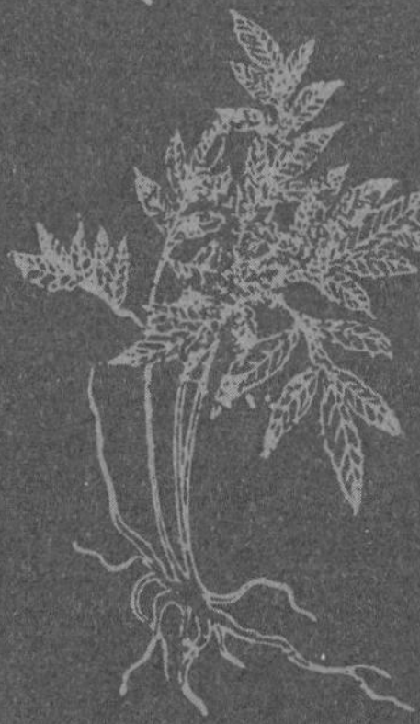

茯苓四两，麦门冬三两，甘草、桂心各二两，人参、紫石英各一两，赤小豆二十四枚，大枣二十枚。

先将以上药材切细，加入水七升后煮取药汁两升半，分服三次。

【大补心汤】

对心气弱悸，虚损不足，气力孱弱，脸色憔悴且经常妄语，四肢劳伤等症状均有疗效。

石膏、远志、半夏各四两，干地黄、桂心、甘草、阿胶、茯苓、麦门冬各三两，附子、黄芩各一两，大枣二十枚，饴糖一斤，生姜六两。

先切细所列药物，加水一斗五升熬煮，取汁水五升，制成药汤后加饴糖，分服四次。

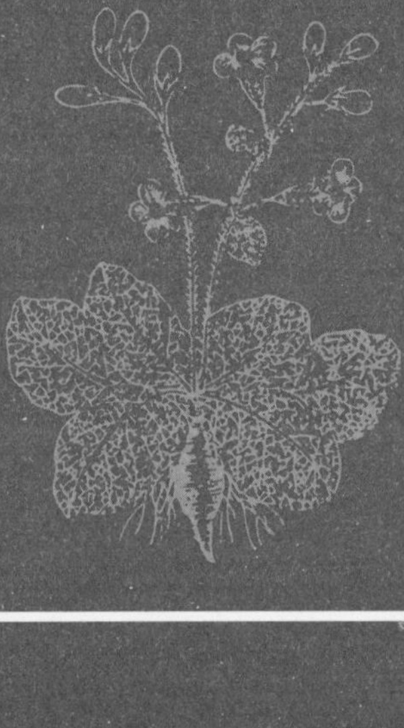

卷九 · 脾胃疾病

胃主消化，古时候人们认为脾有辅助消化的作用，因此经常将脾胃同时介绍。本章我们也以脾胃为重点，对其基本功能进行介绍，同时亦列举一些与脾胃相关的各种疾病。

本章目录

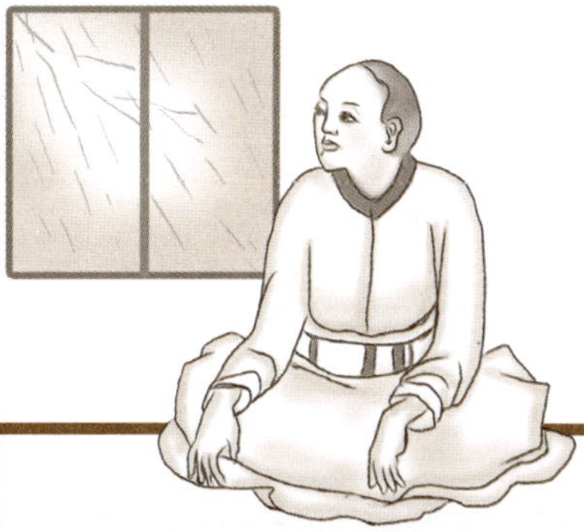

脾胃脉论

脾主意，它是意归藏的地方。脾重两斤三两，长五寸，宽三寸，脾四周脂状膜半斤，主统摄血液，温暖五脏。脾又称俾俾，名为意藏，主藏营气，与时节相对应，所以说脾藏营气，营藏意。脾在液表现为涎，在气表现为噫。脾气实就会让人感到腹胀，大小便不利；脾气虚就会导致五脏不安稳，四肢不举，脾气盛就会梦见欢歌笑语；身体沉重手足不能举动，脾气虚容易梦见吃不饱；在属土的时节就会梦见搭建房屋；逆乱之气入侵脾脏，人就会梦见风雨大作。

病先从脾上开始的，腰酸背痛，身体壅塞不通，病邪第一天到达胃部，就会引起腹胀腹痛；第二天就会迁延到肾脏，导致小腹疼，腰脊痛；第三天病邪到达膀胱，引起背脊筋痛，小便不通；第十天过后还未康复，人必定会死亡。夏天死于傍晚，冬天死于人定亥时。病在脾脏，早上严重，日中相持指病不愈也不死，可以支持，午后申酉时平静，下午二时左右神情轻爽，病情有所缓和。

胃受制于脾，口唇是其外在表现。胃受纳水谷，被称为“仓禀之官”。肌肉隆起部细小的，胃就薄。肌肉隆起部小而细的，胃不坚实。肌肉隆起部坚大的，胃就厚。肌肉隆起部与身体不相称的，是胃的位置低。胃的位置低的，胃脘收束。肌肉隆起部不坚实的，是胃平缓。肌肉隆起有象小果核那样突起的，是胃急。肌肉隆起部有很多小果核一样相连的，是胃结。胃结的的人，是胃上脘收柬而不通利。

胃迂回盘屈，一般一次可以接纳水谷三斗五升。平常人不饮不食，七天就会死去。这是什么道理呢？因为，人一天一般要上两次厕所，每次排泄两升半，一天中就要排泄五升。七天，五七就是三斗五升，而留在肠胃中的三斗五升水谷就排泄完了，水谷精气与津液也就消耗完了，所以，人不吃东西七天便会死去。

如果胃被五谷充满，就会出现脸颊涨红，胸部突张，颈部肿胀，而且从上焦泄出了五谷的精微之气；同时，会从下焦向下泄到小肠，这样，肠胃所接受的水谷之气就被泄尽了。一般人不会出现上面所说的情况。胃一旦充实，肠就会空虚；而肠充实的时候，胃就会空虚。因为只有胃与肠交替空虚与充实，气才能够上下运行，血脉才能得以通顺，五脏才能和谐。所以，五脏之气不足时，可以通过补胃气来调和。

右手关上脉象浮而芤时，脉象浮就是有阳邪，脉象芤就是有阴邪，阳邪与阴邪相抗争，就会使胃气生热，而将胃的阳气推向极至。趺阳脉浮大的，这是胃虚烦，每天排泄至少两次。就算轻微的运动也会引起头疼脑热，这是胃气过旺。但是如果人没有了胃脉，就会出现吞酸，头痛，胃冷等症状。此时可针刺足太阴脾经上的位于足大趾后一寸的公孙穴；右手关上脉象阳实的人，是胃实证，人会苦于肠中急促，不思食物，消化不良，此时可针刺足阳明胃经上的位于足上动脉处的冲阳穴。腹胀满，胃腑疼痛，胃气上逆引起两胁膈咽不通，饮食不下，可针刺三里穴。

脾的运化与升清

进入胃中的食物被腐熟，然后由脾将胃中的水谷精气运送到五脏六腑，这是五腑六腑的营养来源。

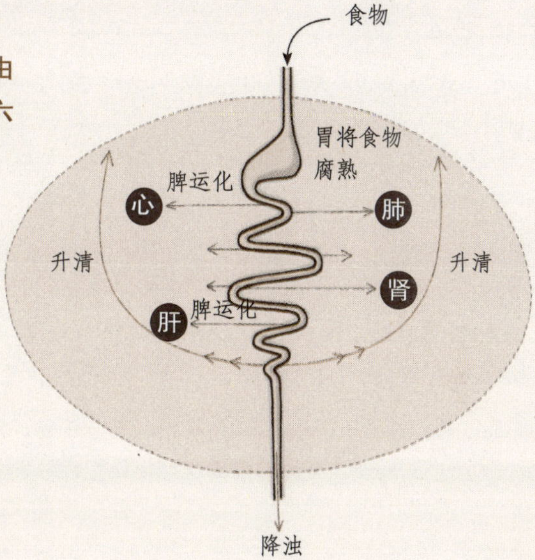

一般人7天不进食就会死亡

肠胃的容量是有限的，但人的排泄却是每天都在进行。所以，人如果不吃不喝，坚持不了多久就会死亡。一般情况下，人只能坚持7天。

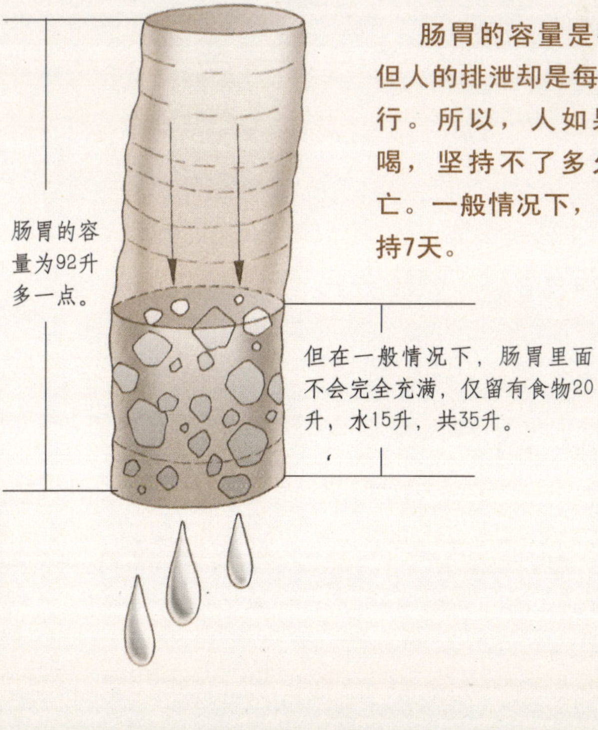

正常人每天大便两次，每次排出2.5升，一天就排出5升，七天就排出35升，这样肠胃留存的水谷就全部排尽了。所以，正常人若七天不进饮食就会死亡。

脾胃虚实方——强健脾胃，补益虚损

◉ 脾虚冷

脾虚冷的表现是右手关上脉象阴虚，即足太阴经阴虚，泻痢，气逆腹胀，肠中鸣叫，呕吐不止，心烦无法入睡。

◉ 胃虚冷

足阳明胃经阳虚会出现右手关上脉象阳虚的征象。病人会出现腿脚发冷，失眠，目痛，腹痛，耳鸣，忽冷忽热，唇口发干，面目浮肿的胃虚冷症。

【温脾丸】

治疗久病虚弱，脾气不足，消化不良，连连嗳气。

大黄、黄柏、黄连、大麦蘖、吴茱萸、曲、桂心、细辛、附子、当归、干姜各一两。

将以上十一味草药研末，用蜜制成如梧桐子大小的药丸，空腹用酒送服，一日三次，每次服十五丸。

【大黄泻热汤】

治疗身体沉重，脾脉厥逆，大腹中热，心烦，腹部发胀，饮食不下，彻痛，舌强直，脾急。

大黄、甘草各三两，茯苓、泽泻、黄芩、芒硝、橘皮、细辛各二两。

将以上八味草药切细，加水七升煮取三升三合，去渣后，将事先浸泡了一夜的大黄置入，再煎两沸，去渣后下芒硝，分二次服。

【人参散方】

补胃中虚寒，全身骨节痛，身体消瘦枯黄

远志一两，人参、细辛、甘草各六两，干姜二两，吴茱萸二分，蜀椒三分，麦门冬、桂心、当归各七分。

将以上十味草药筛后制成散药，饭后，用温酒送服下方寸匙。

【补胃汤方】

治皮肤干燥，少气、口苦。

桂心、防风、细辛、柏子、橘皮各二两，甘草一两，芎䓖、吴茱萸、人参各三两。

将以上九味药研细，用一斗水煎出汤药三升，分成三次服用。

【泻胃热汤方】

射干、茯苓、栀子仁、升麻各二两，芍药四两，白术五两，蜂蜜、生地黄汁各一升。

将以上八味药切细，加七升水煎汁一升半，去掉药渣，又熬两沸，然后再加入一升蜂蜜煎取三升汤药，分三次饮用。老人小孩酌情加减。

大黄泻热汤

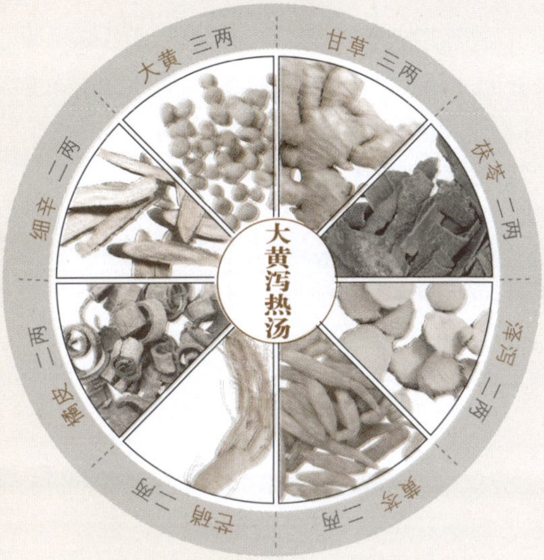

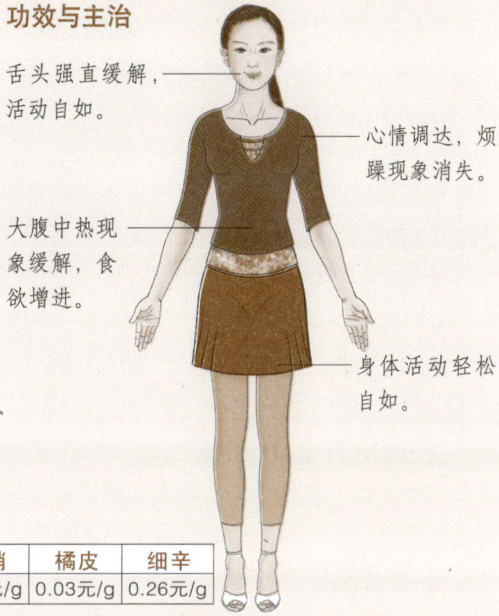

大黄	甘草	茯苓	泽泻	黄芩	芒硝	橘皮	细辛
0.03元/g	0.06元/g	0.06元/g	0.03元/g	0.04元/g	0.01元/g	0.03元/g	0.26元/g

煎服方法：先煎煮除大黄、芒硝外的药物，后放入浸泡一夜的大黄，再放芒硝，一日分三次服。

服药禁忌：孕期及经期妇女禁用；服药期间忌食刺激性食物。

现代应用：本品能增强肠胃蠕动，增进食欲，另外还有杀菌、抗菌的作用，主治痢疾杆菌、流感病菌。

泽泻

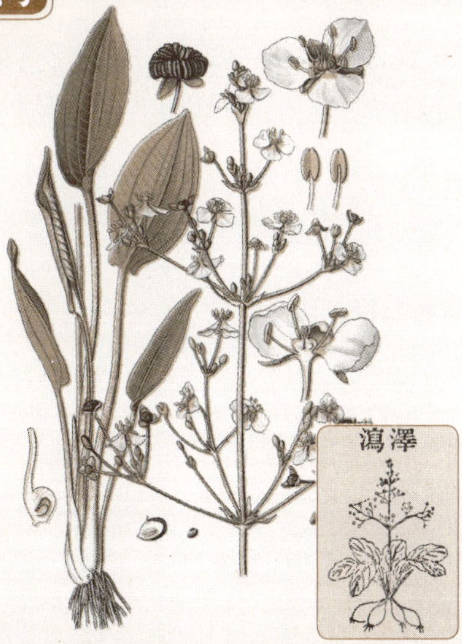

泽泻歌诀

泽泻甘寒，消肿止渴，
除湿通淋，阴干自遏。

性味与归经：性寒，味甘。归肾，膀胱经。

功效与主治：利水渗湿，清泻热毒。主治水肿、泄泻及小便不利等症，尤宜擅长治疗应小便不通畅，水湿停蓄所致的水肿。

建议用量：5～10g。

秘涩方——缓解便秘，治疗大便不通

有的人在流行病治愈后，却患上了大便不通的疾患，以致于死亡。这种大便不通的病看似无关紧要，也没有及时去就诊而耽误了最佳治疗时间，而发展到无药可医的地步，实在令人扼腕叹息。凡是大便不通，都可用润滑的东西以及凉水来疏通，如果面色发黄，就可以知道大便困难。

趺阳脉浮而涩，脉浮是胃气强，涩就是小便多，浮涩两种脉气相搏，大便就会变得干燥，也就是脾约病。患脾约病的人，大便干燥，小便利而不渴，可服用麻子仁丸。

【麻子仁丸】

麻子仁两升，大黄一斤，杏仁一升，枳实、芍药各八两，厚朴一尺。

将以上六味药研磨成粉状，用蜜调制成如梧桐子大小的丸。每次五粒，一日三次，以后渐加至十粒。

【便秘方】

大黄八两，桑白皮、乌梅各五两，杏仁、芍药各四两，麻仁、芒硝各二两。

将以上共七味草药切细，加水七升煮汁三升，分三次服。

【三黄汤】

治疗下焦热结，大便不通。

大黄三两，栀子十四枚，甘草一两，黄芩二两。

将以上四味草药切细，加水五升煮汁一升八合，分三次服。若大便秘结十分严重，可加芒硝二两。

缩砂蔻

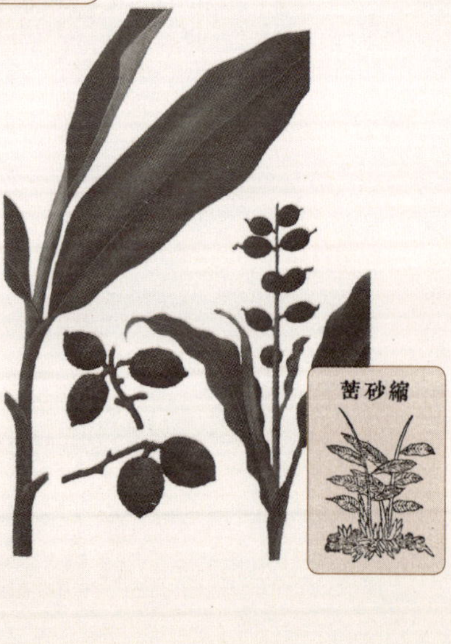

缩砂蔻歌诀

泽泻甘寒，消肿止渴，
除湿通淋，阴干自遏。

性味与归经：性温，味辛。归脾、胃、肾经。

功效与主治：化湿行气，温中止泻。主治脾虚气滞引起的脘腹胀痛，食物积滞不化之症，同时对脾胃虚寒引起的呕吐腹泻有疗效；另可缓解产妇因气滞而引起的胎动不安。

建议用量：3—6g。

痼冷积热方——祛体内寒气，利饮食正常

如果人着凉中了寒邪，就会流鼻涕，口干燥，打哈欠，下痢，打喷嚏，严重的还会发热，这是因为里虚的原因。如果中寒邪，人的脉象沉而弦；如果脉象双弦的，是寒证。脉数而弦的，应当去除患者的寒气。

【大建中汤】

主治心胁寒痛，呕吐不能饮食，饮食下咽后好像腹中寒气向上冲，上下疼痛的处方。

蜀椒二合，人参二两，干姜四两，饴糖一升。

将以上四味药切细，加水四升煎取汤药两升，去渣加饴入糖，用微火煮取一升半，分成三份。服汤间隔如煮三斗米饭的时间，可辅助食用粥两升左右。

【曲末散】

主治心腹寒冷痼块的处方。

曲末三升，白术五两，桂心、干姜各三两，蜀椒、吴茱萸各二两。

露宿丸

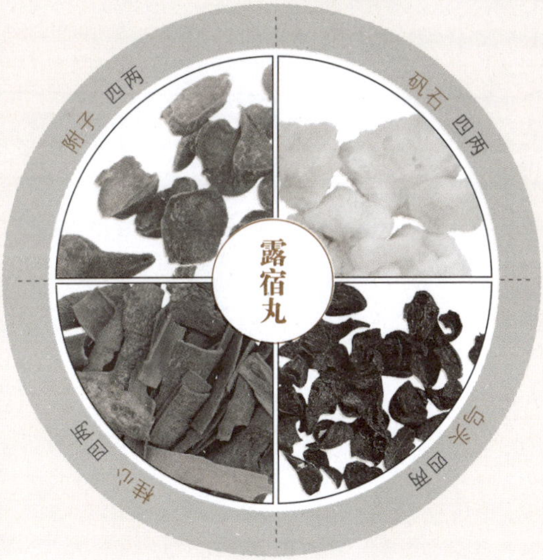

功效与主治

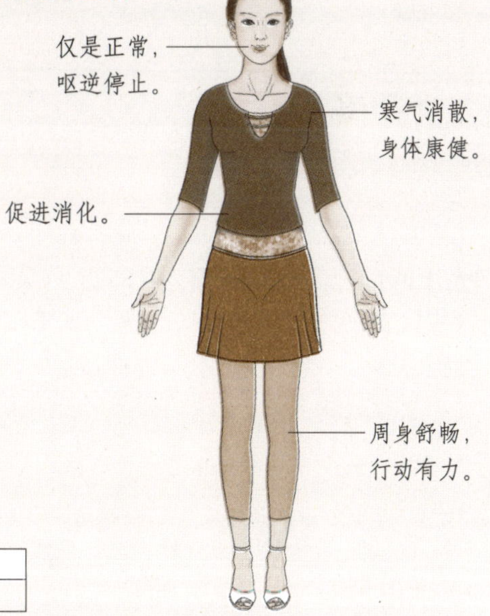

附子	矾石	乌头	桂心
0.04 元/g	0.01元/g	0.2元/g	0.03元/g

煎服方法：上药研末，加入蜂蜜制成如黄豆大的药丸。用酒送服三丸，每天三服。

服药禁忌：孕妇慎用；服药期间忌食刺激性食物。

现代应用：本方能抗菌消炎，对大肠杆菌、金黄色葡萄球菌均有明显的抑制作用，可增强胃肠道功能，促进消化。

各种痢疾方——冷痢与热痢的调养与治疗

我一生就患过两次热痢，一次冷痢，患此种病一天要上厕所百十遍，甚至想把床搬到厕所，真是苦不堪言；但只要是经我治疗的病人，都是很快就能痊愈，可是有些人心骄气傲，放纵任性，觉得良药苦口而不肯尽早服药，指望着疾病能自然痊愈。如此错过最佳治疗时机，而使病势一天天严重，胃气渐渐衰弱，心力俱微，饮食和药物都吃不进去了，自然过了很久疾病也不能痊愈，于是就说痢病难以治疗，这都是自己耽误了的。另外，患者应该特别忌口，病情严重的在病愈一百天后仍须谨慎，病情稍轻的也须忌一个月。古今治痢病的处方成千上万种，不可能全都记录在这里，只选择其中疗效确切的药方。虽然我把它们记载在这里了，而发挥它们的功用，则全在人们了。

凡是服用止痢药的，刚开始都会感觉病情加重，有人不懂得其中道理，就停止服药，这样做是完全错误的。如果不对症的药，当然就不能继续服用了；只要是对症下药，就算病情一时加重也坚持继续服用药物，两三次后，效果就出来了。

【苦参橘皮丸】

治热毒痢。

苦参、橘皮、蓝青、鬼臼、黄柏、甘草、独活、黄连、阿胶各等份。

研成细末，以蜜与融化的阿胶相调和，制成如梧桐子大的丸药，阴干。每次以汤水送服十丸，每日三次，突然下泻与久痢的病人用此方有很好的疗效。

【温脾汤】

治下痢过久而呈红白色，以脾胃冷实不清为证候。

大黄四两，附子一枚，干姜、甘草、人参各二两。

将以上五味药切细，以八升水来煎取两升半汤药，分三次服用。起锅时加入大黄。

治下痢绞痛，肠滑而不得痊愈的处方：

黄连六两，阿胶、鼠尾草、当归、干姜各三两。

以上五味药分别切细，若大便冷、白、多，以一斗清酒来熬取三升汤药，分作三次服用。若发热以及不痛者，去掉干姜、当归，以水来熬。

可以治疗长期患冷热赤白痢。

大黄、桂心各三两，附子、人参、干姜各一两。

将以上五味药分别切细，用七升水来熬制两升半汤药，分三次服用。

【桃花丸】

治疗脐下搅痛，冷痢

干姜、赤石脂各十两。

将以上两味药制成如豇豆大的蜜丸，每天三次，每次服十丸，以后逐渐增加到二十丸。

温脾汤

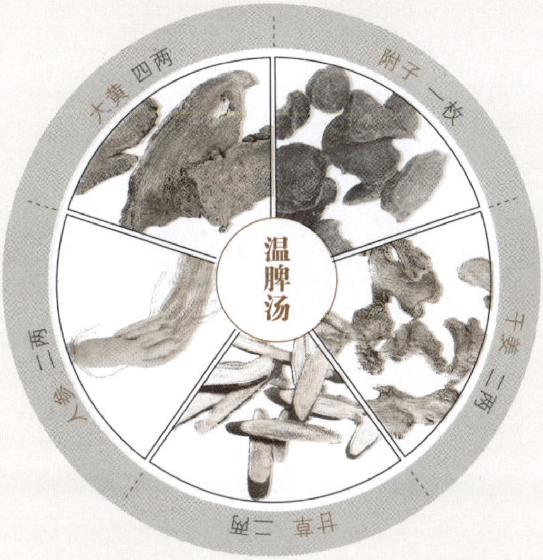

功效与主治

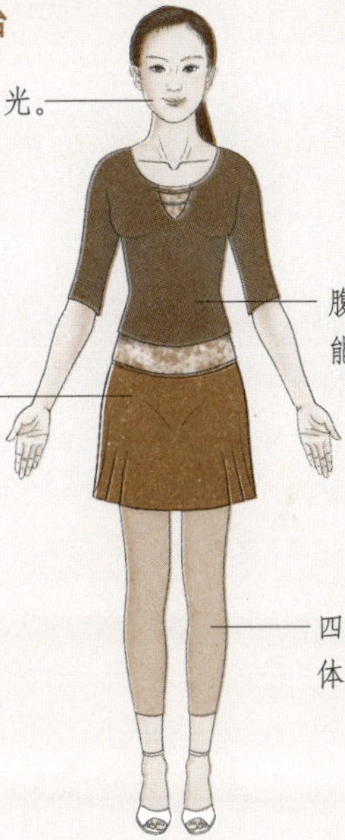

大黄	附子	干姜	甘草	人参
0.03元/g	0.04元/g	0.006元/g	0.06元/g	0.33元/g

煎服方法：将上药研细，以八升水来煎取两升半汤药，分三次服用。起锅时加入大黄。

服药禁忌：孕妇慎用；服药期间忌食刺激性食物。

现代应用：本药方能抗病毒、消炎，还有抗溃疡，抑制胃酸分泌，缓解胃肠平滑机痉挛的作用。

秦艽

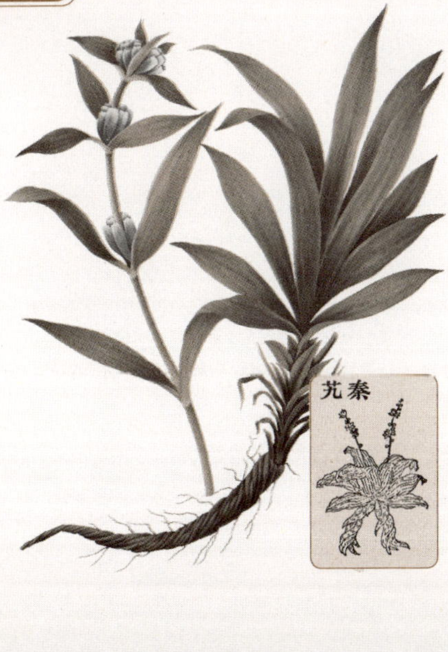

秦艽歌诀

秦艽微寒，除湿荣筋，
肢节风痛，下血骨蒸。

性味与归经：性平，味辛、苦。归胃、肝、胆经。

功效与主治：祛风逐湿，通络止痛，清退虚热。主治风湿痹痛，中风所致的半身不遂，以及疳积发热等症。

建议用量：3～9g。

【椒艾丸】

治疗三十年下痢，消化不良，四肢沉重，容易晕倒，肌肉松垮，两足冰凉，腹中火热。

蜀椒三百粒，熟艾一升，乌梅一百枚，干姜三两，赤石脂二两。

将蜀椒、干姜和熟艾筛过，乌梅放于一斗米下蒸至饭熟，去掉核，加入蜀椒、干姜，一起捣三千杵，以蜜调和制成梧桐子般大的药丸，每日服三次，每次十丸。如果不愈，可增加到二十丸，另加黄连一升。

【厚朴汤】

治疗三十年痢病未绝。

厚朴、阿胶、干姜各二两，黄连五两，艾叶、石榴皮各三两。

将以上六味药分别切细，以七升水来熬取两升汤药，分两次服用。

【七味散】

治疗下痢长期不愈。

黄连八分，龙骨、赤石脂、厚朴、乌梅肉各二分，甘草一分，阿胶三分。

将以上药物经拣择捣筛制成散药，每次用浆水送服，每日服两次。

【马兰子丸】

治积冷而下白脓痢。

炒熟马兰子一升，干姜、附子、甘草各二两，阿胶、神曲、麦蘖各五两，黄连三两，蜀椒五合。

将以上九味药研成粉末，做成如梧桐子大的蜜丸，每次服二十丸，每日一次，直到见效为止。

【乌梅丸】

治疗已经数十年长期下痢，各种药都不能治愈。

乌梅肉、干姜、黄连、吴茱萸各四两，当归三两，桂心二两，蜀椒一两半。

将以上七味药研成末，制成如梧桐子大小的蜜丸。每日饭后服十丸。

【猪肝丸】

治疗下痢肠滑。

炒干的猪肝一斤，黄连、乌梅肉、阿胶各二两，胡椒三两。

以上五味药研成末，制成如梧桐子大的蜜丸。每次用酒送服二十丸，每日三次。

厚朴汤

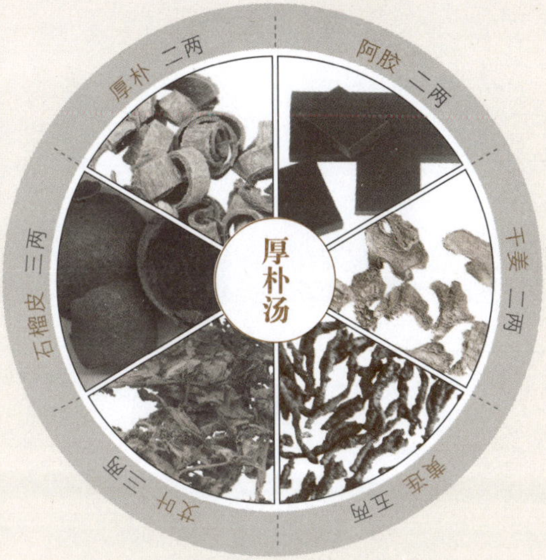

功效与主治

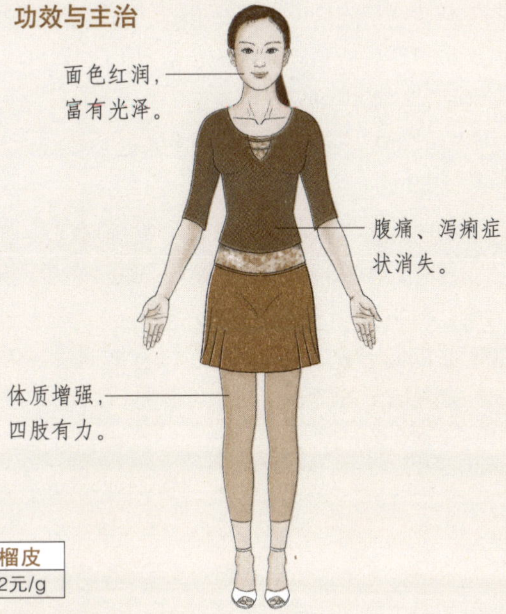

厚朴	阿胶	干姜	黄连	石榴皮
0.05元/g	0.13元/g	0.006元/g	0.15元/g	0.02元/g

煎服方法：将以上六味药分别研细，以七升水来熬取两升汤药，分两次服用。

服药禁忌：阴虚内热者遵医嘱用；服药期间忌食刺激性食物。

现代应用：本方具有镇痛、杀菌、抗炎的功效，对痢疾具有治疗作用。

安石榴

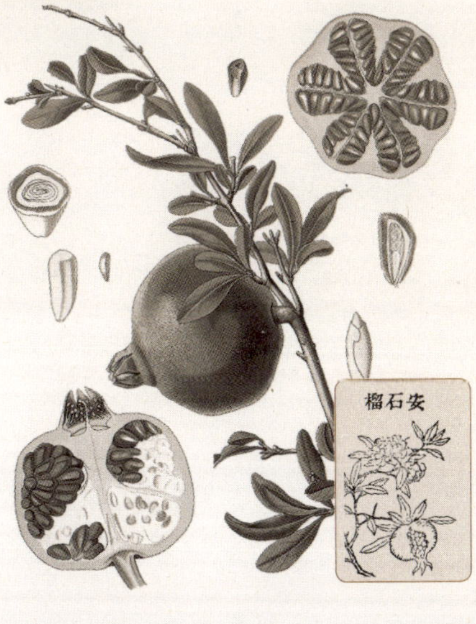

石榴皮歌诀

石榴皮酸，能禁精漏，
止痢涩肠，染须尤妙。

性味与归经：性味与归经：性温，味酸、涩。归大肠经。

功效与主治：祛涩肠止泻，止血收敛。石榴皮能涩肠道，止泻痢，是治疗久泻、痢疾的常用药物，同时本品还能治疗便血、崩漏之症。

建议用量：3～10g。

噎塞胀满方——腹部胀满以及噎塞的紧急处理

《古今录验》中记载：五噎，即气噎、忧噎、劳噎、食噎、思噎。气噎，指上下不通，嗳气，心悸，胸胁苦痛；忧噎，指阴天时就厥逆，心下悸动，手足逆冷；劳噎，是指气膈，胁下支撑胀满，胸中填塞，手足逆冷；食噎，是指吃食物引起胸中堵塞闷痛，气喘；思噎，是指心中悸动，健忘，视力下降。这些都是由于忧虑与恼怒，导致寒气向上侵入胸胁所致。

【五噎丸一】

主治五种气使人噎的处方。

桂心、防风、人参、甘草、半夏、附子、细辛各二两，茱萸、芍药、乌头、紫菀、干姜各六分，枳实一两。

将以上十味药研为粉末，用蜜调制成如梧桐子大小的药丸。每天三次，每次用酒送服五丸。如果效果不显著，就加到每次十五丸。

【五噎丸二】

主治呕逆，逆气，饮食不化，气淤的处方。

干姜、茱萸、桂心、蜀椒、人参各五分，细辛、茯苓、白术、附子各四分，橘皮六分。

将以上十味药研磨成粉，用蜜调和成如梧桐子大的药丸。每天三次，每次用酒送服三丸。如果效果不显著，就加至每次十丸。

【竹皮汤】

主治噎气而不能出声的处方。

竹皮、细辛各二两，生姜、通草、甘草、人参、桂心、茯苓、藤黄、五味子各一两。

将以上十味药切细，用水一斗煮竹皮，然后除去竹皮加入其它药，一起煎取汤药三升，分三次饮用。

【羚羊角汤】

主治饮食不下，气噎不通的处方。

羚羊角、橘皮各、通草各二两，厚朴、吴茱萸、干姜各三两，乌头五枚。

将以上七味药切细，加水九升煎取汤药三升，分成三等份，每天三服。

【通气汤】

主治胸满气噎的处方。

桂心三两，半夏八两，生姜六两，大枣三十枚。

将以上四味药切细，加水八升煮取汤药三升，分成五等份，白天三服，夜间两服。

噎塞胀满之五噎

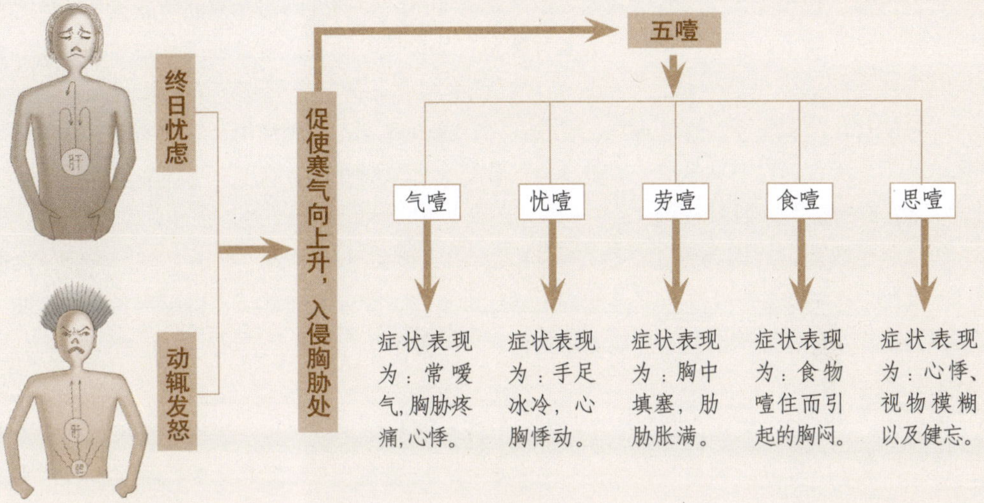

治疗噎塞的民间小窍门

噎塞状况	民间治噎小窍门
忽然噎着	喝一杯蜂蜜水，食物自会下咽。
各种噎塞	可食用干粳米饭，立刻就会治好。
鱼骨噎在喉咙	取如鸡蛋黄大的饴糖丸，吞下。如果不下，再吞，逐渐加大丸，可增到十丸止。
小儿误吞钱	艾蒿五两，用五升水煮取一升，一顿服下，钱易下。
误吞金银	白糖两斤，一顿渐渐食下，多食更好。
误吞钗方	将韭菜蒸熟不要切，食一束即出。
吞铜铁而哽噎	烧铜弩牙令赤，内酒中，饮之立愈。
误吞针方	取悬针磁石末，饮服方寸匙，即下。

呕吐反胃方——降逆止呕的民间良方

关上脉数，病人会呕吐。呕吐病人，饭后就立即呕吐，病人的阴脉数而阳脉紧，脉的形状好像刚起床时的样子。寸口部脉象芤而紧，脉象芤是虚证，脉象紧就是寒证，虚与寒搏击，脉象就会变得阴结而迟，病人就会噎气。趺阳脉微而涩，脉微就会引起下痢，脉涩就会引起呕吐，不思饮食；趺阳脉浮，胃气虚弱，忧气在下，寒气在上，二气相搏，只出不入，患者就会呕吐，且不思饮食，胃中宽敞后一般就会自己恢复。如果呕吐而且脉弱，身体有微热，小便通利，气逆，这种情况一般很难治疗。

如果服用汤药时，因为呃逆，汤药无法入腹的，可将甘草三两，加水三升，煎取汤药两升，一次服用完毕就会呕吐了，只是服药后不吐则更好，等症状缓和后，再服用其它的汤药，就不再会呕吐，这样汤药也能顺利地流通到全身。生姜是治疗呕吐的良药，呕吐的人可多吃。

【桂心汤】

主治呕吐，气逆，腹热，四肢冷痛麻木，三焦不调的处方：

桂心、前胡、芎䓖、甘草、当归、人参、橘皮、石膏各二两，芍药三两，半夏四两，生姜五两，大枣三十枚。

将以上十二味药切细，加水一斗三升煎取汤药三升，分三次服用。

【小茯苓汤】

主治气上冲而逆气，心中烦闷的处方：

茯苓、桂心各五两，生姜一斤，半夏一升。

将以上四味药切细，加水八升煎取汤药两升半，分三次服用。如果有少气症状，加入甘草二两。

【小麦汤】

主治呕吐不止。

小麦一升，厚朴、人参各四两，甘草一两，青竹茹二两半，生姜汁三合。

将以上七味药切细，加水八升煎取汤药三升，除去药渣，分三次服用。

【半夏汤】

治反胃，胃不接纳饮食，食后就立即呕吐。

半夏三升，生姜三两，人参二两，白术、白蜜各一升。

将前四味药切细，加入五升水和一升白蜜，煎取汤药一升半，分三次服用。

治嗳气又吐酸的处方：

吴茱萸半斤，人参二两，生姜三两，大枣十二枚。

将以上四味药切细，加六升水煎取汤药两升，每天两次，饭前服用。

吃入的食物又被吐出的原因

吃入的食物有时候会被再次吐出，这是膈证。膈证的发生可能在上，也可能在下。发生在上的为上膈证，发生在下的为下膈证。

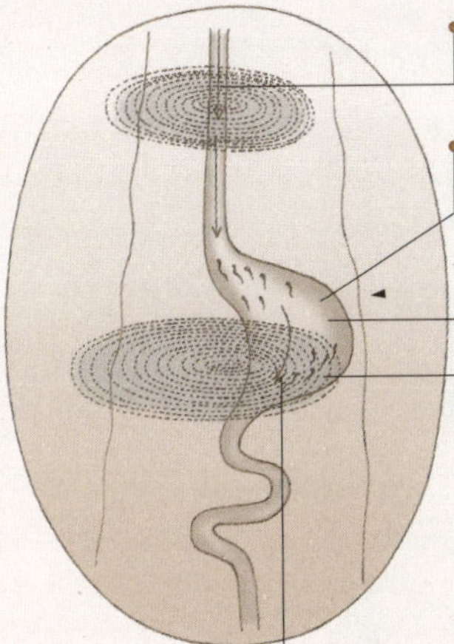

半夏汤

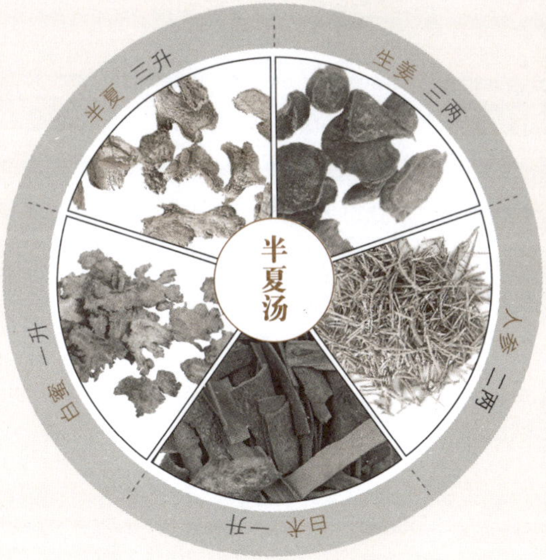

功效与主治

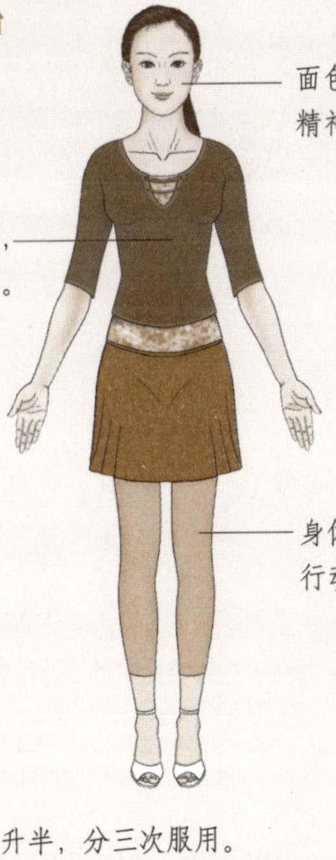

半夏	生姜	人参	白术	白蜜
0.12	0.006	0.33	0.16	0.05

煎服方法：将前四味药切细，加入五升水和一升白蜜，煎取汤药一升半，分三次服用。

服药禁忌：阴虚者慎用；服药期间忌食刺激性食物。

现代应用：本方能抑制呕吐中枢，从而达到止呕的目的，同时还有抗菌功效。

卷十·大小肠病及痔漏

【温脾丸】

治疗久病虚弱，脾气不足，消化不良，连连嗳气。

大黄、黄柏、黄连、大麦蘖、吴茱萸、曲、桂心、细辛、附子、当归、干姜各一两。

将以上十一味草药研末，用蜜制成如梧桐子大小的药丸，空腹用酒送服，一日三次，每次服十五丸。

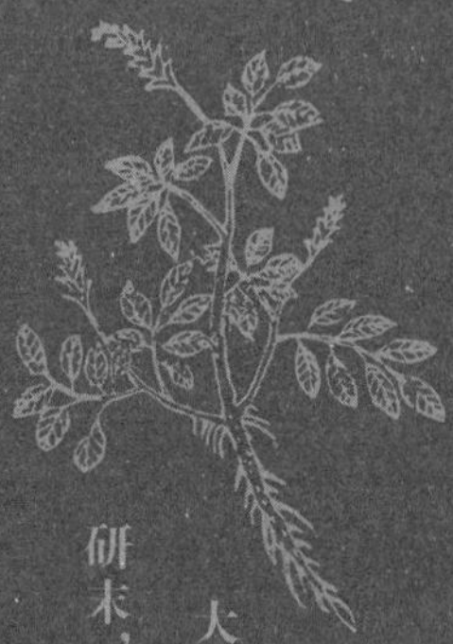

【大黄泻热汤】

治疗身体沉重，脾脉厥逆，大腹中热，心烦，腹部发胀，饮食不下，彻痛，舌强直，脾急。

大黄、甘草各三两，茯苓、泽泻、黄芩、芒硝、橘皮、细辛各二两。

将以上八味草药切细，加水七升煮取三升三合，去滓后，将事先浸泡了一夜的大黄置入，再煎两沸，去滓后下芒硝，分三次服。

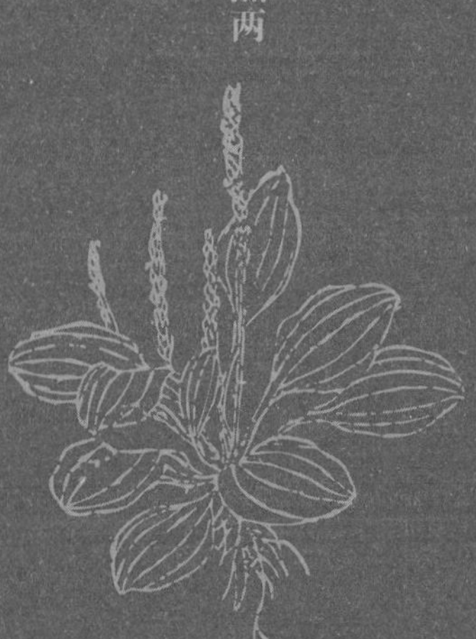

【人参散方】

补胃中虚寒，全身骨节痛，身体消瘦枯黄

大肠和小肠都是人体的消化器官。大肠是通行疏导传泻的腑脏，它受寒会便溏，受热则下痢。小肠位于腹中，其患病的临床表现为，脉滑，耳前发热，小腹痛等。

本篇根据大、小肠不适所引起的各种病症进行解析，并有一些良方推荐给读者。

本章目录

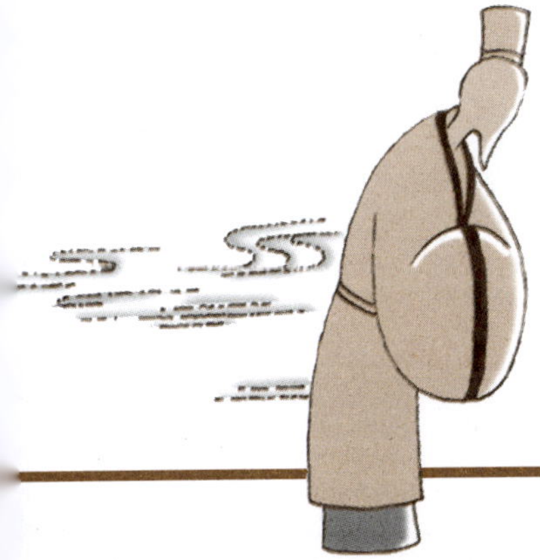

大小肠脉论

被为“监仓掾”，主掌肺的大肠腑，是通行疏导传泻的腑脏，它的色诊部位是鼻梁中央。大肠在脐的右边堆叠，一共十二个弯折，能储存水谷一斗两升，主十二时辰，可安定血脉，和利精神。

大肠受寒气侵袭，就会患鹜溏，粪便青黑色如鸭屎；大肠被热邪侵袭，就会下痢，粪便出现腐蚀垢腻状物。肺感受病邪在前，后迁移至大肠，就会咳嗽，一咳嗽就会流屎便痢。

小肠腑，位于腹中，上端接幽门与胃相通，下端通过阑门与大肠相连。小肠与心相合，受心主管，舌是它的外在征象。它是食物消化吸收的主要场所，属于受盛之腑，因此也被称为监仓吏。小肠的后部附于脊骨，盘曲于腹腔内，从左向右环绕，层层折叠接回肠，与回肠相接部分的外侧附着于脐的上方，再回运环绕十六曲，全长约三到五米，张开有半个篮球大,通常可盛水谷二斗四升，其中一斗两升是食物，一斗两升为水。

一般唇厚，人中长，就可以推断此人小肠功能较强。当小腹牵引睾丸和腰脊疼痛时，则会上冲心脏，而病邪在小肠，连睾系，属于脊，贯肝肺，连结于心系。气盛容易引起厥逆，上冲肠胃，牵动肝肺，到肓散开，又在脐聚结。所以通过刺太阴经上的穴位来帮助小肠康复，通过灸刺肓原驱散小肠之邪，通过灸刺厥阴经上的穴位来使小肠中的病邪下泻出去，通过按小肠经脉所经过的部位来调节它，通过取巨虚、下廉即下巨虚来消除其病邪。

手阳明大肠经循行路线

手太阴肺经的循行路线：起于中焦（1），下络大肠，还循胃口（2），上膈（3），属肺（4）。从肺系横出腋下（5），下循臑内（6）行少阴、心主之前，下肘中（7），循臂内上骨下廉(8)，入寸口(9)，上鱼(10)，循鱼际（11），出大指之端(12)。另外，手太阴肺经还有一分支：从腕后，直出次指内廉，出其端。此经脉联系的脏腑：肺、胃、大肠、肾。

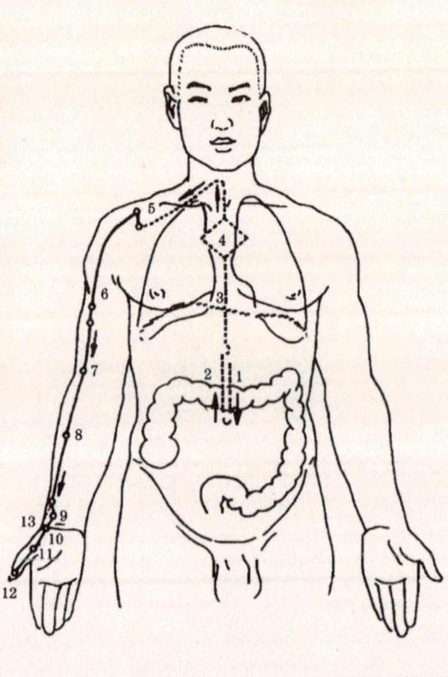

舌论·肛门论

舌，可辨别滋味、帮助咀嚼，是人和动物发音的器官。在医学上，舌是心与小肠的外在征候，舌在人体中的作用譬如政权的枢要机关，具有非常重要的作用。食物有食性，人所吃食物，会通过舌脉反应出来。比如多吃苦味，则舌皮枯槁而体毛焦枯；多吃咸味，舌脉有凝而变色的症状；多食辛味，就会使舌筋急而爪枯干；多食甘味则舌根痛而头发脱落；多食酸味，容易造成舌肉肥而唇之皮膜开裂并外翻。五味与五脏之气相合，心喜苦味，肾喜咸味，肺喜辛味，脾喜甘味，肝喜酸味，如果心脏发热，舌头就会生疮，容易引起唇外翻并显红色；若是小肠腑发寒，舌根就会收缩，唇显青色，牙关紧闭口不能言。用补法对寒证有效；热证用泻法医治疗效明显；不寒不热建议根据脏腑关系来调理就可以了。升麻煎药方对于患者舌根收缩、口不能言、唇青的症状有很好的疗效。

讲过人体重要的咀嚼器官——舌，我们再来了解一下与之功能相对应的，人体的排泄器官——肛门，中医称肛门为“魄门”，魄与粕通，传送糟粕，故名魄门。肛门重十二两，长一尺二寸，宽二寸二分，与十二时相应。它是人体排除浊气，浊去新生的所在，既受脏气控制，也能影响脏气。如果肺过热，那么肛门就会闭塞，大便不畅，肛门就可能红肿，导致生疮，此时就应开通肛门；如果大肠受寒，肛门就会张开，大便通泄无度，肛门凸出，此时就应补益，以使虚实平和。

人体舌息图

中医认为，心开窍于舌，即“舌为心之苗”，心和舌之间有着密切的关系。了解舌不同部位和脏腑的对应关系，可以更好地掌握自身的健康状况。

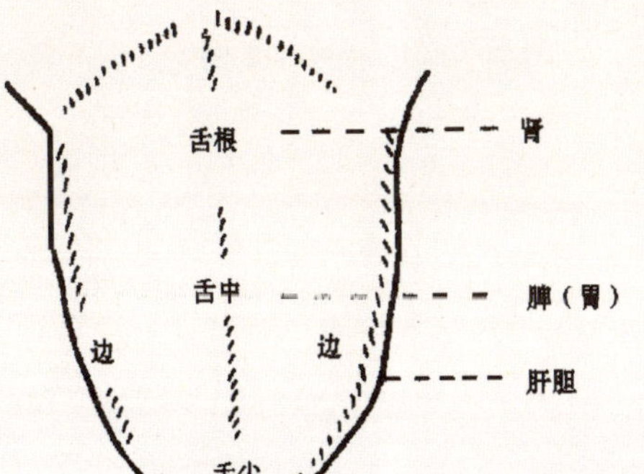

老年人要常做舌操

老年人常做舌操，可以预防舌麻和舌体不灵活。另一方面，通过做舌操可促进心脑的血液循环，使冠心病、脑供血不足等病情得到一定的缓解。具体做法是：

1.先闭目调息，全身放松；

2.把舌头伸出又缩回，反复做30次；

3.把舌头向左右口角来回摆动30次，再把舌头向口腔顶部做上翘、伸平30次，再做几次顺、逆时针搅拌。

大小肠虚实方——肠鸣腹泻的调理妙方

大肠虚冷一般会出现胸中气喘，肠鸣，唇干虚渴，目急易惊，泄白痢等症状。如果肠中常鸣，气上冲心，灸脐中可治；如果肠鸣发痛，温溜穴可治；如果患者饮食不下，腹中雷鸣，大便不节，小便赤黄，针刺阳纲穴可治；如果患者出现肠中雷鸣接连不断，下痢的症状，可灸位于巨阙两旁，相隔五寸的承满穴五十壮；如果患者腹胀肠鸣，气上冲胸，腹痛鸣响，泄泻，肠胃之中有气游动并彻痛，食不消化，厌食，体沉，天枢穴可治。

【黄连补汤】

主治大肠虚冷，下青白痢，肠鸣不停的处方：

黄连四两，芎䓖、茯苓各三两，酸石榴皮五片，地榆五两，伏龙肝一枚。

将以上六味草药分别切细，加七升水煎取两升半药汁，滤去药渣，然后加入伏龙肝，分三次服。

大肠实热是指右手寸口、气口以前阳脉实的，即是手阳明经实，病人一般会出现肠满，体热面赤，喘气，咳嗽等症状。肠中以及胪胀不消，可灸大肠输四十九壮。大肠有热，肠鸣，腹满，脐四周疼痛，不能久立，食不消化，喘气，可灸巨虚穴和上廉。

【生姜泄肠汤】

主治大肠实热，口中生疮，腹胀不通的处方：

生姜、橘皮、栀子仁、青竹茹、黄芩、白术、茯苓、芒硝各三两，桂心一两，生地黄十两，大枣十四枚。

将以上十一味分别切细，加入七升水煎取汤药三升，除去药渣，再下芒硝，分成两次服用。

手太阳经发生病变，则左手寸口人迎以前部位的脉象为阳实。患者身体会有阵阵发热的病苦，心中烦满，汗不出，身体沉重，口中生疮，也就是人们常说的小肠实热症。

【大黄丸】

具有调治小肠热结，胀满不通等病症的神奇疗效。

大黄、朴硝、葶苈、大戟、芍药各二两，巴豆七枚，杏仁五十枚。

将所列药物研成细末状，加蜜调和后制成丸药。以汤水送服，剂量如梧桐子般大的药丸，成年人每次七丸，小孩每次二三丸，日服两次。

温、灸穴位治疗肠鸣腹泻

脐中穴

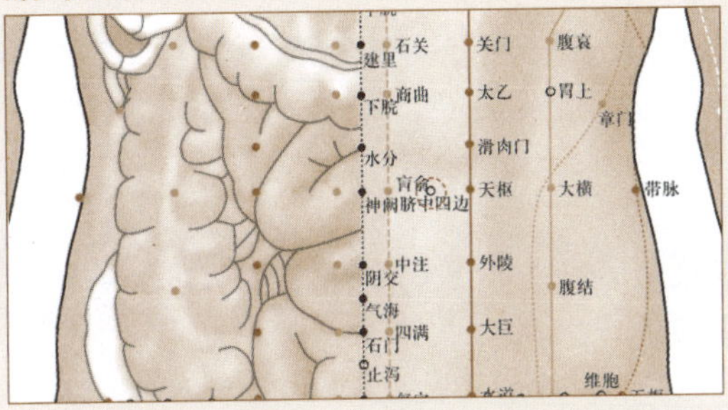

肠中常鸣、腹泻，可灸脐中；此穴位于腹部，肚脐中央。

阳纲穴

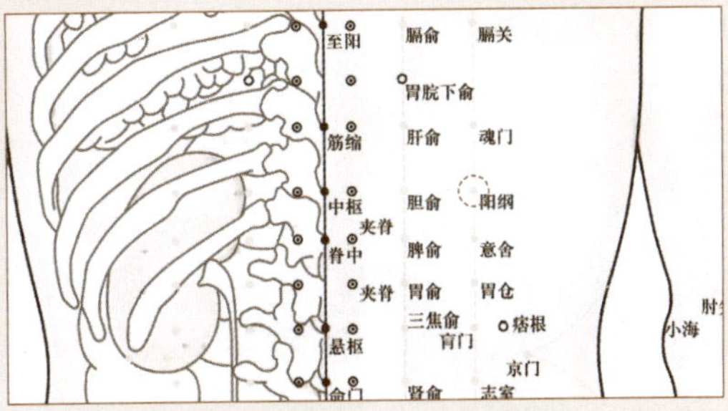

饮食难消，小便赤黄，可针刺阳纲；此穴在背部，当第10胸椎棘突下，旁开3寸。

承满穴

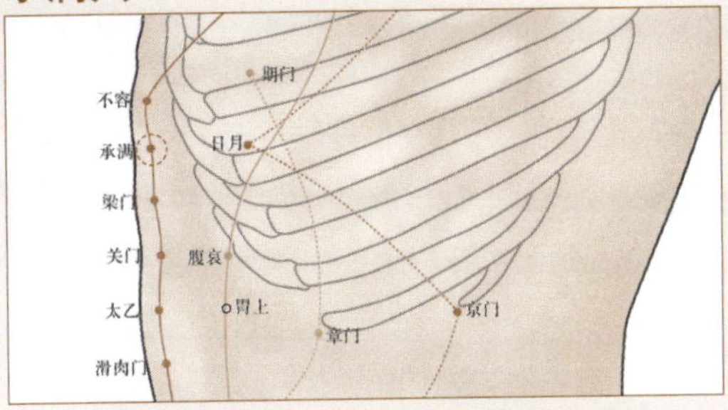

肠鸣似雷鸣接连不断，应灸巨阙旁的承满穴；此穴在上腹部，当脐中上5寸，距前正中线2寸。

温溜穴

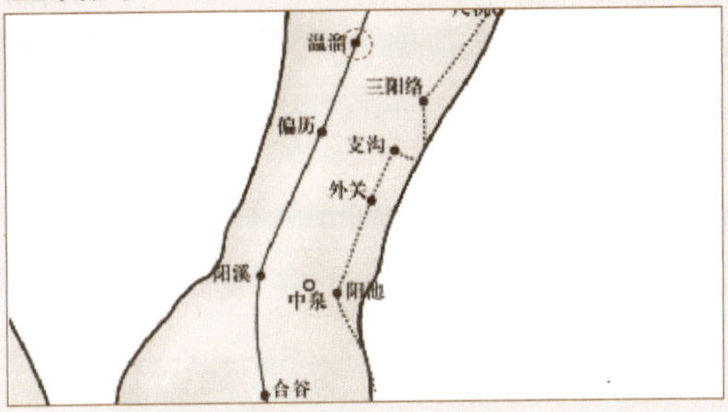

肠鸣，且腹部疼痛，应灸温溜穴；手臂一弯曲，肘部内侧横向皱纹的前端，与大拇指根部连线，此线中点即是温留穴。

葶苈

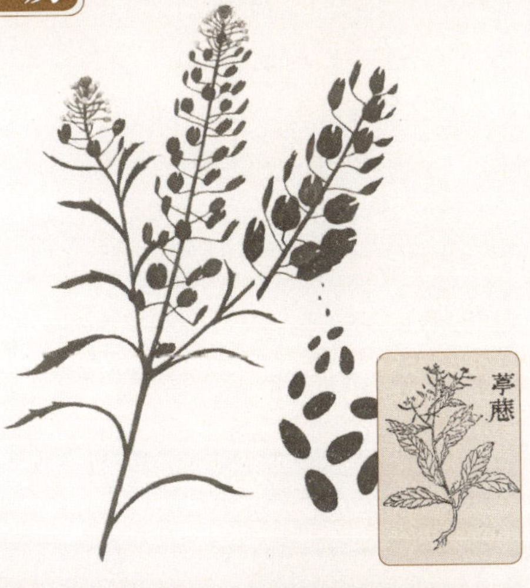

葶苈歌诀

葶苈辛苦，利水消肿，
痰咳症瘕，治喘肺痈。

性味与归经：性大寒，味苦、辛。归肺、膀胱经。

功效与主治：利水消肿，泻肺平喘。主治咳嗽痰多，喘息不能平卧，另对水肿、小便不利有明显疗效。

建议用量：5～10g。

好忘方——治疗健忘，增强记忆力

因为疾病、年龄增长亦或一些其他问题，每个人都会有健忘的时候，有的健忘只是在一段时间内，而有人的好忘，则会陪伴其一生，本篇总结了一些治疗健忘的方剂，以备好忘者选择使用。

【知枕中方】

龟甲、远志、菖蒲、龙骨各等份。

拣择捣筛，然后调制成散药，一日三次，每次用酒送服方寸匙，常服可使人听力更好。《千金翼方》说：每次在饭后以水送服。

使人不健忘方：

远志七分，菖蒲二分，人参、茯神、茯苓各五分。

将所列药物拣择捣筛，然后调制成散药，每次用酒送服方寸匙，白天三次，夜间一次，五日后即可见效。

【开心散】

主治多忘等病症。

远志、人参各四分，菖蒲一两，茯苓二两。

将所列药物拣择捣筛。然后制成散药，每次用汤水送服方寸匙，一日三次即可。

【首蒲益智丸方】

主治多忘恍惚，有止痛，安神定志，破除积结，使耳聪目明等作用。

茯苓七分，菖蒲、人参、牛膝、远志、桔梗各五分，附子四分，桂心三分。

将所列药物研成粉末状，制成如梧子般大小的蜜丸。一次服七丸，逐渐增至二十丸，白天两次，夜间一次。

【养命开心益智方】

苁蓉、菟丝子、远志各三两，蛇床子二分，茯苓、干地黄、人参各二两。

将所列药物拣择捣筛，然后制成散药，一日两次，每次服方寸匙。忌食兔肉。

【北平太守八味散方】

天门冬六分，干地黄四分，石韦、菖蒲、远志、五味子各三分，桂心、茯苓各一两。

将所列药物拣择捣筛，然后制成散药，每次在饭后用酒或水来送服，约方寸匙药末，坚持送服，三十日可气力倍增，六十日可强壮有力，志意完足。

治健忘的处方：

天门冬、远志、茯苓、干地黄各等份。

将所列药物研成粉末状，制成如梧桐般大小的蜜丸。每次用酒送服二十丸，一日三次，逐渐增至三十丸，连续服用，莫断绝，效果显著。

开心散

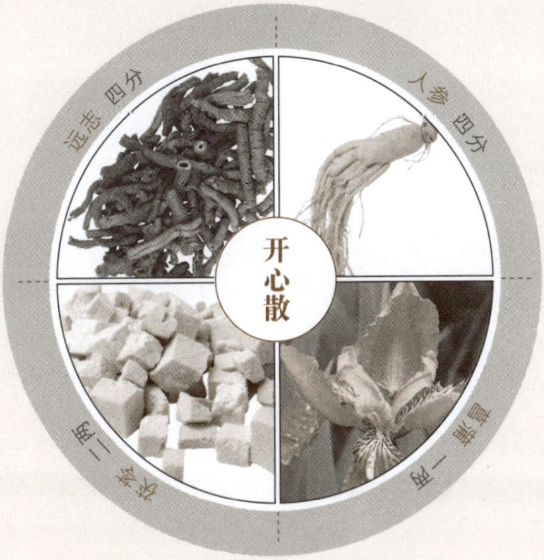

功效与主治

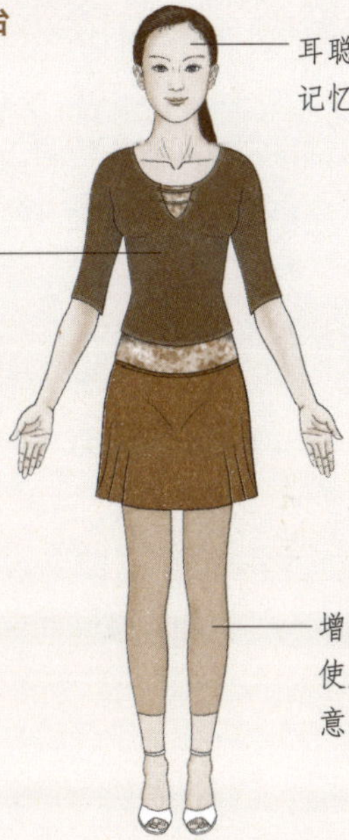

远志	人参	菖蒲	茯苓
0.3元/g	0.33元/g	0.07元/g	0.06元/g

煎服方法：将诸药拣择捣筛，然后制成散药，每次用汤水送服方寸匙，一日三次即可。

服药禁忌：有实热者慎用；服药期间忌食刺激性食物。

现代应用：本方有镇静、催眠和抗惊厥的作用，可改善失眠多梦、健忘等症。

菖蒲

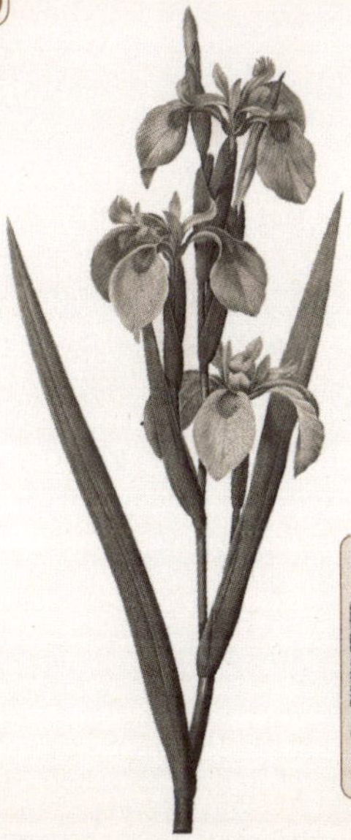

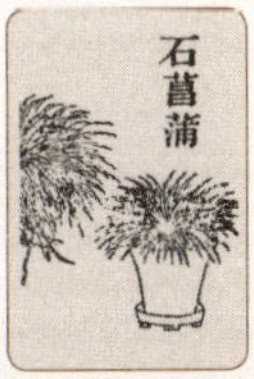

菖蒲歌诀

菖蒲性温，开心利窍，
去痹除风，出声至妙。

性味与归经：性味与归经：性温，味辛、苦。归心、胃经。

功效与主治：开窍醒神，安神定志。主治湿阻中焦所致的脘腹胀满，胀闷疼痛等症，同时对健忘、失眠以及耳鸣、耳聋均有疗效。

建议用量：3～9g。

九虫方——快速驱虫，保护肠腑

因人体内有九虫，它们分别是：伏虫、弱虫、赤虫、蛲虫、尤虫、白虫、肉虫、肺虫、胃虫。伏虫是人体九虫的首领；弱虫又名膈虫，使人多吐口水；赤虫使人肠鸣；蛲虫生在大肠中，多则生痔疮，严重的生为癞；尤虫穿心就会杀人；白虫繁衍，子孙众多，母虫变大，可长达四五丈，也会杀人；肉虫使人烦闷；肺虫使人咳嗽；胃虫使人易呕。同时，人的腹中还有尸虫，它是人体的大害，它依附在脾上，长短都是三寸长，它的形状像大马尾。用白筵草沐浴可以驱逐尸虫，根叶都可用。

主治肺劳热，肺中生虫而生病的处方：狼牙三两，吴茱萸根白皮五合，桑根白皮一升。

将以上三味中药分别切细，加七升酒煎取一升药汁，每天早晨服用。

主治心劳，心热，蛊虫穿心而成病的处方：雷丸、桃仁、橘皮、石蚕各五分，狼牙六分，青葙、芜荑、干漆各四分，贯众两枚，僵蚕二十一枚，吴茱萸根皮十分，头发灰一钱。

将以上十二味中药碾成粉末，用蜜制成药丸。用酒空腹送服七丸，以后渐渐加至十四丸，一日服两次。

主治肾劳热，四肢发肿，肾中有蛲虫的处方：贯众三枚，干漆二两，胡粉、芜荑、槐皮各一两，吴茱萸五十枚，杏仁四十枚。

将以上七味中药治后过筛，用早上的井水送服一方寸匙，以后逐渐加至一匙半。

【桃皮汤】

主治蛲虫、蛔虫以及痔疮，䘌虫蚀下部生疮的处方。

桃皮、艾叶各一两，大枣三十枚，槐子三两。

将以上四味中药分别切细，加三升水煎取半升药汁，顿服。

【杏仁汤】

主治䘌虫

杏仁五十枚，盐一合，苦酒两升。

将以上三味中药碾成粉末，加水煮取汤药五合，顿服。

主治伤寒䘌病方：将一合干漆注入生鸡蛋中，均匀搅拌，直到泡沫出来，一口吞服，一顿饭功夫或半日后会上吐下泻，虫病严重的服两次，虫被杀尽热被消除病就痊愈了。

【青葙散】

主治热病有䘌，下部生疮。

青葙子一两，蔄芦四两，狼牙三分，甘草一分，橘皮、匾竹各二两。

将以上六味中药治后过筛，用米汤调和一合服用，一日三次。

桃皮汤

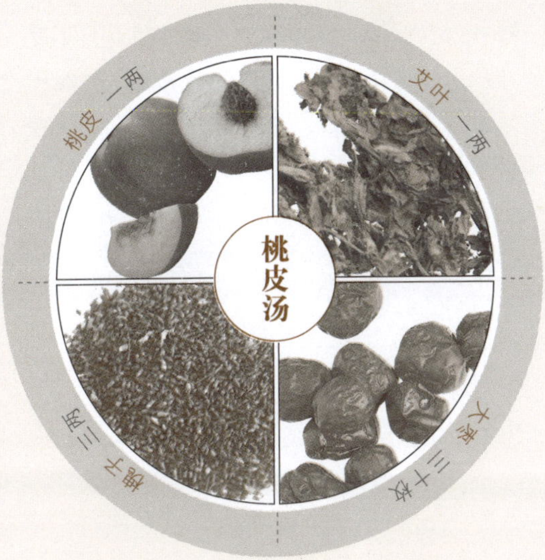

功效与主治

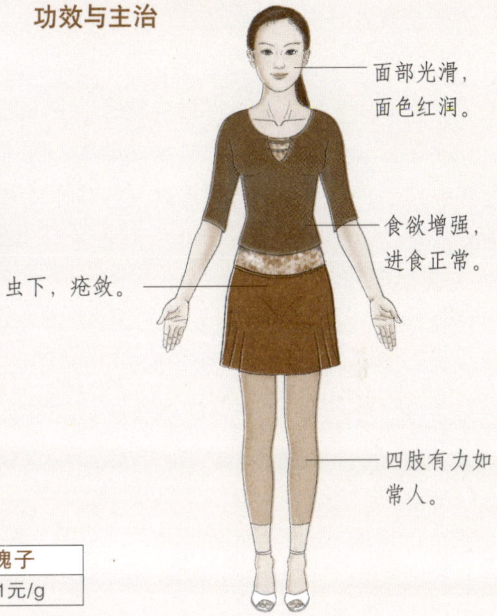

桃皮	艾叶	大枣	槐子
0.06元/g	0.02元/g	0.02元/g	0.1元/g

煎服方法：将以上四味中药分别研细，加三升水煎取半升药汁，顿服。

服药禁忌：服药期间忌食刺激性食物。

现代应用：本方能缩短凝血时间，同时对皮肤真菌有抑制作用，可用于治疗痔疮。

桃

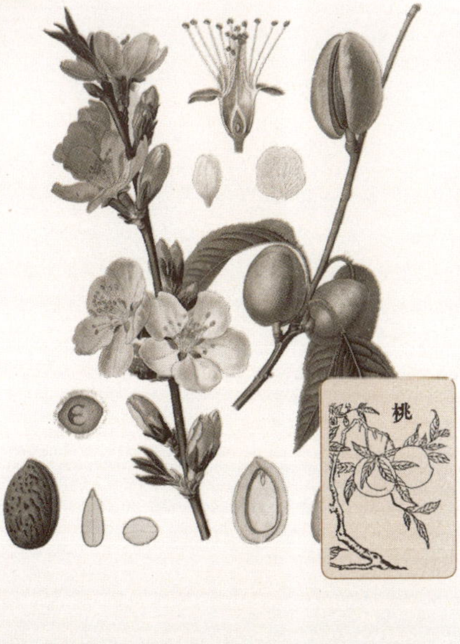

桃仁歌诀

桃仁甘平，能润大肠，
通经破淤，血瘕堪尝。

性味与归经：性平，味苦、甘。归心、肝、大肠经。

功效与主治：活血化淤，润肠通便，止咳平喘。本品主治肺痈、肠痈，对于肠燥便秘、咳嗽气喘均有治疗作用。

建议用量：5～10g。

肠痈方——治疗肠痈的救命方

人若突然患肠痈，愚医若是不了解它的病候，就会致人死亡。肠痈病的主要症状有：小腹下坠沉胀，用手按压它会感觉疼痛，小便像淋病那样频繁，人不断出虚汗，身上的皮肤坚燥不滑，人怕寒畏冷，腹部皮肤紧绷如肿胀，病人脉象为数，肠中有脓。《巢源》讲：脉象为洪数的，说明病已经衍化成脓了，脉象迟紧者是病还没成脓，最严重的症状是病人腹部胀大，转身侧转都会听到体内有水声，严重者有的肚脐眼周围生疮，有的肚脐眼中流脓，有的则会大便出脓血。

【大黄牡丹汤】

治疗肠痈。

桃仁五十枚，大黄四两，牡丹三两，瓜子一升，芒硝二两。

以上五味药切细，用五升水来熬取一升汤药，一次服完，可泻下脓血。

【汤药】

治疗肠痈。

甘草、生姜、牡丹、败酱、茯苓各二两，薏苡仁、桔梗、麦门冬各三两，丹参、芍药各四两，生地黄五两。

以上十一味药切细，用一斗水来熬取三升汤药，一日三次，每次一升。

【天麻汤】

治疗黄烂热疮、痒疽、湿阴蚀、小儿头疮。

取五升天麻草切碎，用一斗半水来熬取一斗汤药，在寒热适当时分来洗乳，洗完后拭干，敷上膏或药散，用来止痒治病。

【飞乌膏】

各种热疮及黄烂疮、浸淫汁痒、男子阴蚀痒湿疮、小儿头疮、口角疮、痔疮等。

倾粉（又叫湘粉是烧朱砂加入水银上的黑烟）、矾石各二两。

以上二味药研磨为末，配上指甲灰煎调和成脂状，一日三次，用它来敷抹乳疮。也可不混合上汁作成散药来涂敷患处。

治疗乳疮、各种湿疮、黄烂肥疮：

黄连二两，胡粉十分，水银一两。

先将黄连研磨为末，再与另两种药物相调和，调到颜色像成熟的果皮时，三者自然完全混为一体，也可以把水银细散加入胡粉中，涂抹在各种疮处，要想加快治愈速度可再覆上用指甲灰煎制成的药膏。

患痈疽难以治愈的部位

内经认为，人患痈疽必死有五个重要部位：伏兔、小腿肚子、背、五脏腧。后世医家对此又有补充，认为脑、须、鬓、颐，亦为痈疽必死之处。

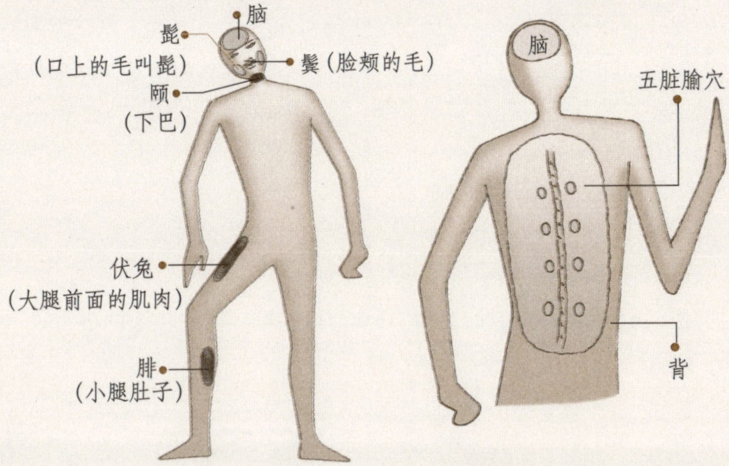

大黄牡丹汤

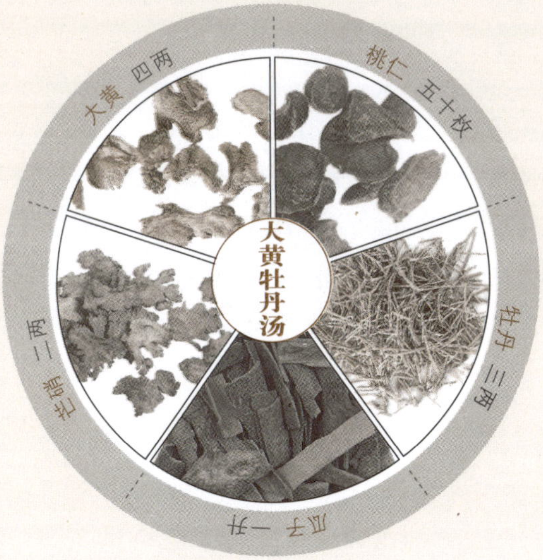

功效与主治

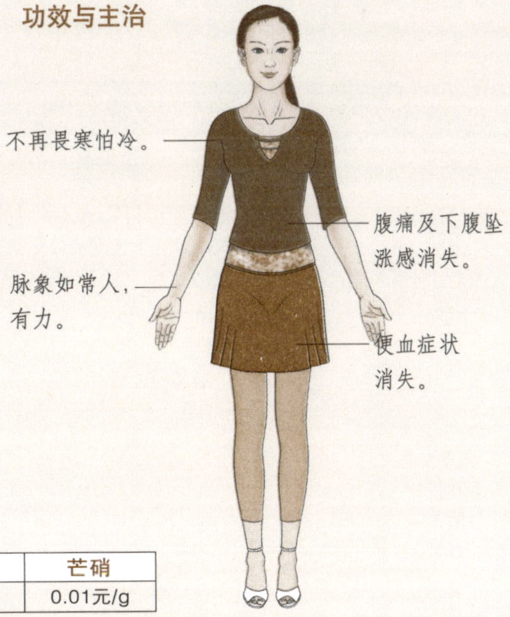

大黄	桃仁	牡丹	瓜子	芒硝
0.03元/g	0.064元/g	0.05元/g	0.01元/g	0.01元/g

煎服方法：以上五味药切细，用五升水来熬取一升汤药，一次服完。

服药禁忌：孕妇慎用，服药期间忌食刺激性食物。

现代应用：本方具有润滑肠道，促进排便的作用，同时还能抗菌、镇痛、消炎。

皮虚实方——皮虚实与大肠病的调理

在外与肤肉皮毛相应，在内与骨髓相联结的是五脏六腑。如果病从外部开始，那么肤肉皮毛营卫闭塞不畅，皮肉紧绷；如果病从内部开始，那么骨髓就会疼痛。皮虚是因为有寒气，皮实是因为有热气。肺和大肠主掌在人体上的皮虚实，热在肺上则病在皮毛上发作。

【栀子煎】

主治皮实，肺病热气的处方：

栀子仁、枳实、大青、杏仁、柴胡、芒硝各二两，生地黄、淡竹叶各一升，生玄参五两，石膏八两。

将以上十味分别切细，加九升水煎取三升药汁，除去药渣，再下芒硝，分成三次服用。

栀子煎

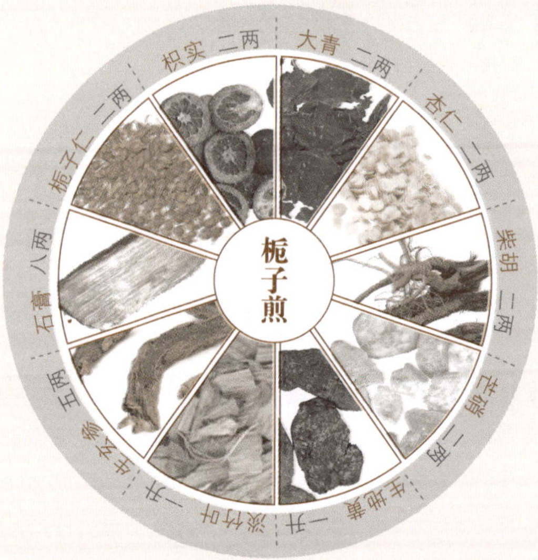

功效与主治

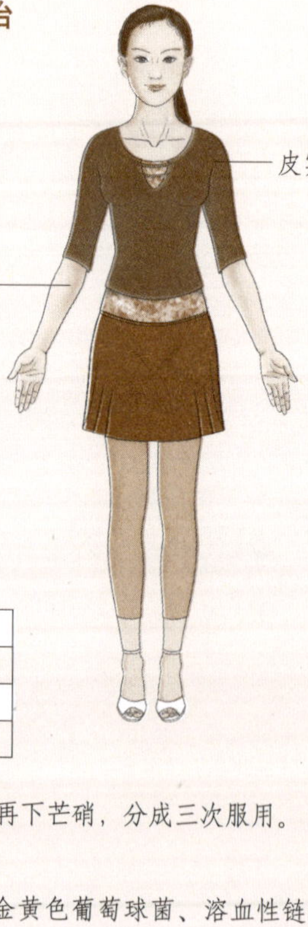

栀子仁	枳实	大青	杏仁	柴胡
0.03元/g	0.05元/g	0.03元/g	0.07元/g	0.14元/g
芒硝	**生地黄**	**淡竹叶**	**玄参**	**石膏**
0.01元/g	0.09元/g	0.03元/g	0.06元/g	0.01元/g

煎服方法：将以上十药研细，加九升水煎取三升药汁，除去药渣，再下芒硝，分成三次服用。

服药禁忌：孕妇慎用；服药期间忌食刺激性食物。

现代应用：本方有一定的退热作用，同时亦有抗菌消炎功效，对金黄色葡萄球菌、溶血性链球菌都有抑制作用。

痔疮的常见部位图示

痔疮的对症按摩

内痔是肛门病的一种，它是指发生在齿线以上的痔静脉曲张团。一般以截石位3点、7点、11点最为多见。它的发病原因多是因便秘或其他原因引起痔静脉回流受阻而形成的。

每天按压秩边、长强穴各5分钟，可以缓解内痔这一病症加剧。

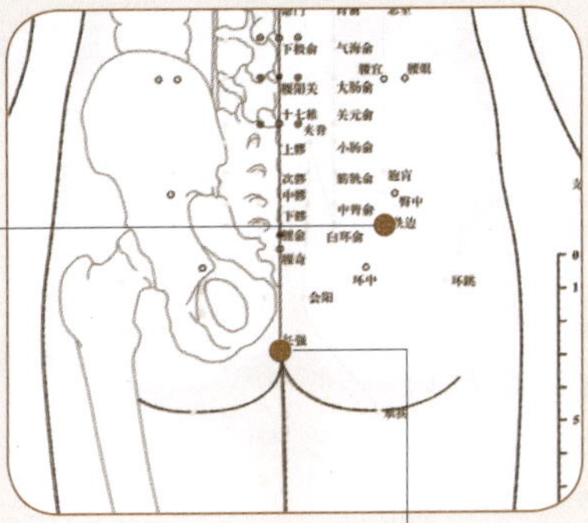

❶ **秩边**

背正中线旁开3寸，平第四骶后孔。

❷ **长强**

尾骨端下，当尾骨端与肛门连线的中点处。

内痔好发部位

以3点、7点、11点发病最为多见。

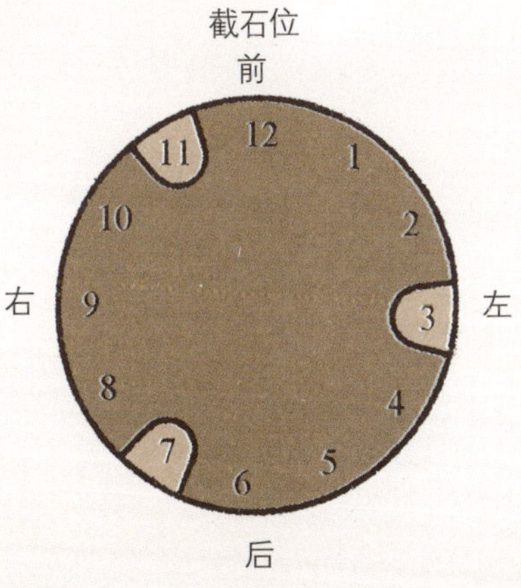

内痔示意图

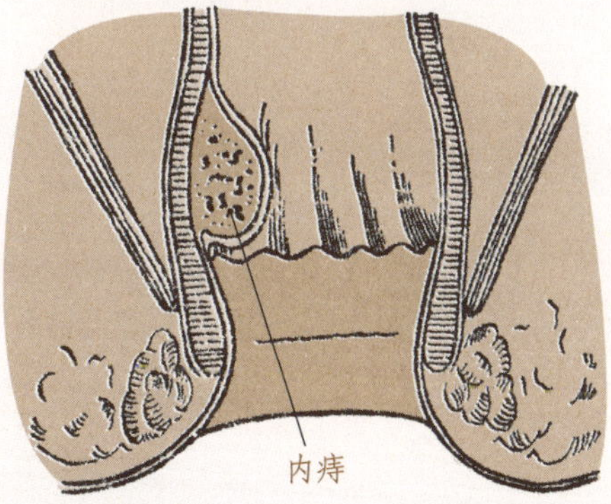

恶疾大风与疥癣——严重杂病与皮肤瘙痒的治疗

恶疾大风是一种症状表现复杂的疾病。有的人发病之初，可能周身没有异常大变化，但眉毛胡须可能会掉落；有的病虽已经恶化得很深，而眉毛胡须仍很整齐；有的各处表现与正常人无异，但四肢、腹、背部会有极深的病处；病情严重的，可能手、足十指都会断落；有的特别怕寒冷，有的却非常怕热，有的身体枯瘦如蒿；有的口流津液不止；有的身体干痒露骨，挠抓时白皮如麸哗哗下落，手的下部长疮；有的疮痍丛生，苦痛不已；有的又完全没有痛痒的感觉。而疥癣只是发生在皮肤表面的一种皮肤红肿及破溃的现象，主要由内毒内热所致。下面介绍几个治疗恶疾大风和疥癣的方子。

【石灰酒】

治疗由恶疾引发的脱毛、发、眉、须等症。

石灰一石，搅拌上水和成泥灰，炼好的松脂十斤，研磨成粉末，上曲一斗两升，黍米一石。

把石灰放在大铛里炒，炒至置于石灰中的木札冒出火即止。用刀铿五斗枸杞根，加一石五升水来熬煮，选取九斗，过滤掉渣，用来淋浇石灰三遍后，选出澄清的石灰质汁来浸泡药曲，选取剂量可以遵照日常酿酒的用量，准备完毕后，将其封藏二十一天。

服用期间要注意风忌，其米泔及饭糟要及时深埋处理掉，别让人、畜等误食。膈热之人，服药后要用少量冷饭来压压火。

治疗疥疽各种疮：

姜黄十分，胡粉、水银各六分，黄连、黄柏各八分，矾石、蛇床子、附子、苦参各三分。

以上九味药，将水银、胡粉单独研末似泥状，其它的研成末，用成煎猪膏来调和拌匀，将两者混合后涂抹患处。

【治细癣】

蛇床子一升，白盐或写作白垩一升，羊蹄根一升，赤葛根、苦参、菖蒲各半斤，黄连、莽草各三两。

以上八味药切细，以七升水来熬取三升汤药，待水温寒热适当时用来洗身上，一日多次，每次一小时左右（煮1石米的用时）。

治身体瘙痒，白如癣状：

楮子三枚，猪胰一具，盐一升，矾石一两。

在1升苦酒里放上以上四味一起捣到熟后，一日三次，用它来擦拭身体。

治细癣

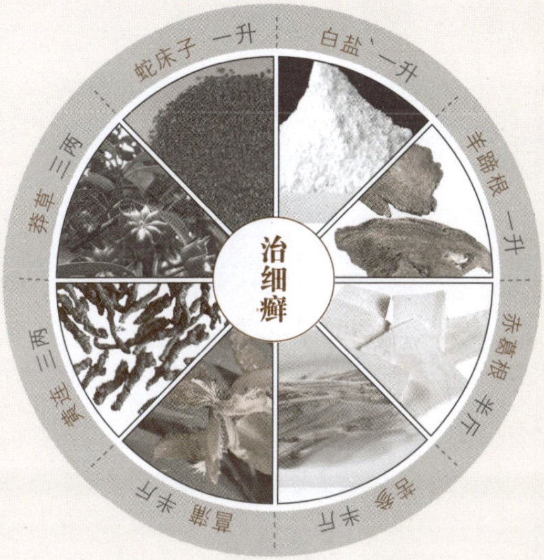

功效与主治

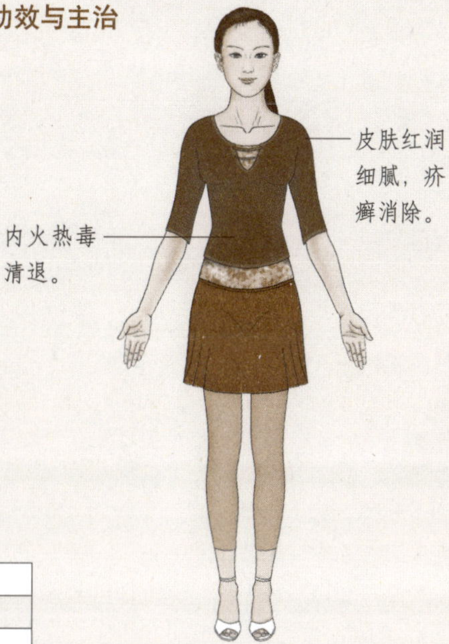

蛇床子	白盐	羊蹄根	赤葛根
0.03元/g	0.01元/g	0.03元/g	0.09元/g
苦参	菖蒲	黄连	莽草
0.03元/g	0.07元/g	0.15元/g	0.06元/g

煎服方法：诸药研细，以七升水来熬取三升汤药，待水温寒热适当时用来洗身上，一日多次。

服药禁忌：外用时水温湿度，不宜太烫。

现代应用：本方具有抗菌、消炎、消肿的作用，可用于治疗各种皮肤病。

葛

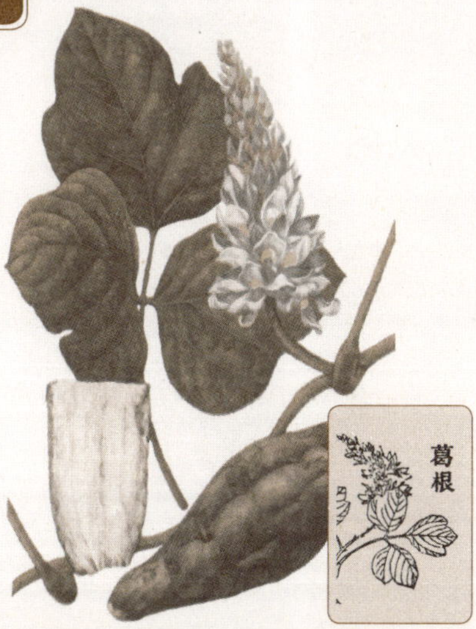

葛根歌诀

葛根味甘，祛风发散，
温虐往来，止渴解酒。

性味与归经：性凉，味甘、辛。归脾、胃经。

功效与主治：活解肌退热，透疹生新，生津止渴。主治皮肤疥癣，麻疹不透，同时对脾虚泄泻、阴虚消渴有治疗作用。

卷十一 · 肾·膀胱·泌尿疾病

【黄连补汤】

主治大肠虚冷，下青白痢，肠鸣不停的处方：

黄连四两，芎䓖、茯苓各三两，酸石榴皮五片，地榆五两，伏龙肝一枚。

将以上六味草药分别切细，加七升水煎取两升半药汁，滤去药渣，然后加入伏龙肝，分三次服。

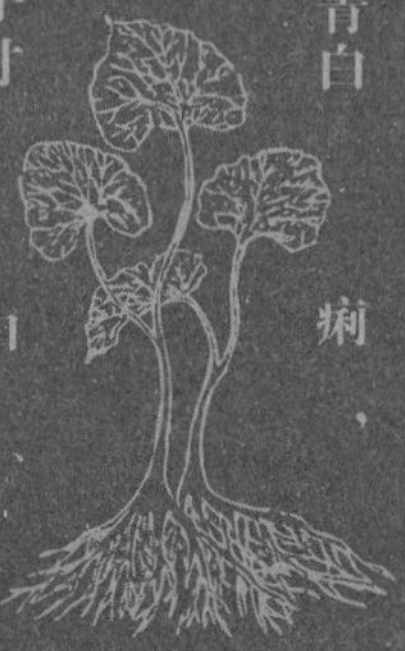

大肠实热是指右手寸口气口以前阳脉实的，即是手阳明经实，病人一般会出现肠满，体热面赤，喘气，咳嗽等症状。肠中以及胪胀不消，可灸大肠输四十九壮。大肠有热，肠鸣，腹满，脐四周疼痛，不能久立，食不消化，喘气，可灸巨虚穴和上廉

【生姜泄肠汤】

主治大肠实热，口中生疮，腹胀不通的处方：

生姜、橘皮、栀子仁、青竹茹、黄芩、白术、茯苓、芒硝各三两，桂心一两，生地黄十两，大枣十四枚

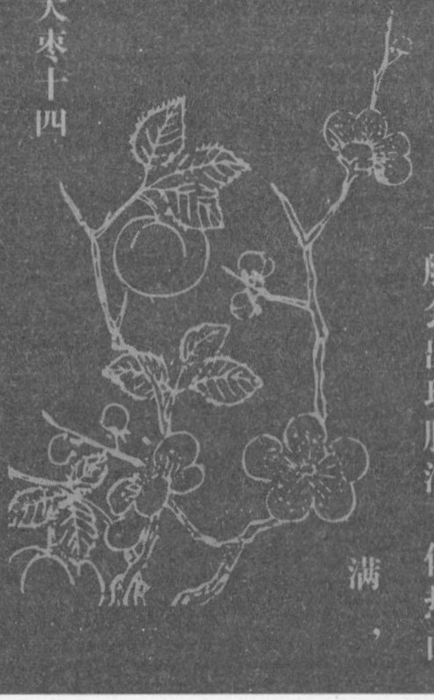

肾及膀胱属人体泌尿系统，两者关系密切，相辅相成。肾脏与膀胱合为腑，取象于水，它的经脉是足少阴肾经，与足太阳膀胱经互为表里。俗话说："膀胱主肾"。这也能看出膀胱与肾息息相关。本篇就围绕肾与膀胱来介绍与这两器官有关的疾病及养生保健知识。

本章目录

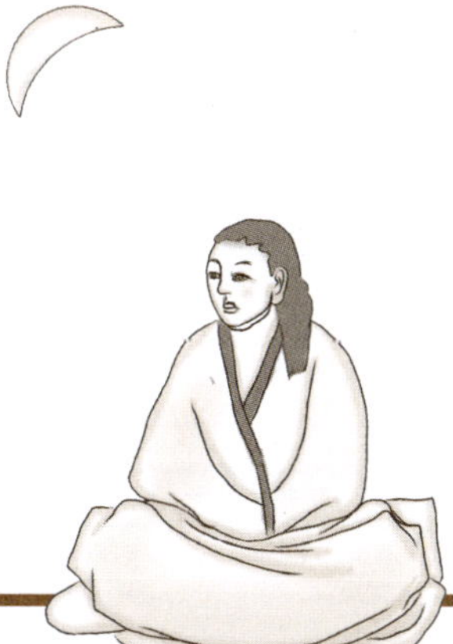

肾、膀胱及胞囊脉论

肾共有两颗，重一斤一两。它是阴脏，主藏真精，是封藏的根本。肾藏先天之精，是人的灵性的本源。人依附天德、地气而生，天德地气上下流动、相交相融而有人诞生。精先生成而后人才能生成，而精是藏在肾脏里的，肾脏功能的外在表现是耳朵。但是肾气不仅上通于耳，还下通于阴。右肾属癸，左肾属壬，肾气循环于玄宫，向上出于耳门，可听到四面八方的声音，向下至膀胱。肾脏外主骨，内主膀胱。肾位于夹对脊的左右，与脐相当，肾气经于上焦，荣于中焦，卫于下焦。肾藏精，肾气的变化在五液方面表现为唾，在五气方面表现为呵欠。

肾脏与膀胱合为腑，取象于水，它的经脉是足少阴肾经，与足太阳膀胱经互为表里。肾气从秋季开始上升，冬季最旺，冬天百虫蛰伏，万物闭藏，阳气下陷，阴气上升变为霜雪。此时阴气在表面，而阳气深藏于内，千万不能用下法，否则就会伤害脾脏。脾脏在五行中属土，如果脾土受到伤害水气便会妄行，此时用下法便将加重病情。另外，也不能用熏法，因为熏法会使邪气逆行，引起气喘，口生烂疮，血淤不通的病症。

俗话说："膀胱主肾"。简单地讲出膀胱与肾息息相关。它重九两二铢，（两、铢，古代重量单位，一两等于十钱，十两等于一斤，二十四铢等于旧制一两）。膀胱向左回旋上下叠积，从纵向看它宽九寸，能贮存九升九合津液，就是9.9升津液，（升、合是古代容量单位，十合为一升，十升为一斗）。膀胱有两个，大小相等且对称，与二十四节气相应，膀胱主要功能就是津液的排放。

疾病先在膀胱发作的，背脊和筋会感觉疼痛，小便会出现不畅。疾病发生五天后会迁移到肾，此时小腹腰脊就会疼痛，更有甚者会出现腿酸痛。若不及时治疗，拖一天就会迁到小肠，此时小肠会发胀。再拖延一天会迁延到脾脏，此时人体全身会闭塞不通，身体疼痛感加剧，若再得不到及时治疗，在两天之内不痊愈的则会出现死亡，若是疾病发生在冬天而得，则会死于鸡鸣的黎明拂晓，若是疾病发生在夏天的，则会死于傍晚时刻。

胞囊是贮存津液和尿液的器官。肾、膀胱有病可通过胞囊表现出来。若胞囊发涩，小便不畅，尿液发黄则说明肾脏有热火炎症。若小便频繁且尿液多发白则说明膀胱受寒气所害，由于晚上寒气易存体内，晚上尿偏多。身体有热火需下泻，身体虚弱要滋补，阴阳调和，身体会无病无灾。

【榆皮通滑泄热煎】

治疗由肾热引起的阴囊潮湿，燥热，小便不畅呈红黄色，也可治疗妇女难产。

蜂蜜、榆白皮、葵子各一升，车前子五升，滑石、通草各三两。

将以上六味药切细后加水三斗煮，取药汁七升，过滤掉渣放上蜂蜜后再煎，取药汤三升，一日三次，每次服用一升，三次吃完一服。

肾的功能

肾藏精纳气，主管人体内的津液，以其阴制约心火，并通过气化作用将体内多余的水分排出体表，肾阴肾阳在体内相互制约，相互依存，共同维持着人体的生理平衡。如果这一平衡状态被打破，人体就会发生疾病，如当人的肾精大虚时，就会出现气喘、不能平卧的现象。

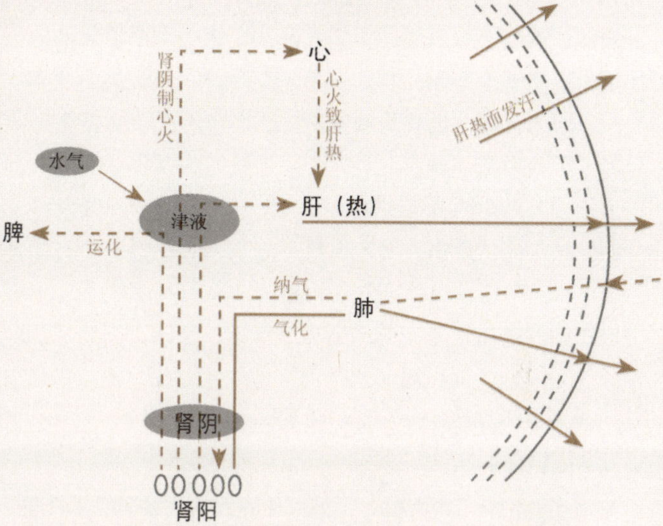

足太阳膀胱经循行路线

足太阳膀胱经的循行路线：起于目内眦（1），上额（2），交巅（3）。其支者：从巅至耳上角（4）。其直者：从巅入络脑（5），还出别下项（6），循肩膊，挟脊（7）抵腰中（8），入循膂（9），络肾（10），属膀胱（11）。其支者：从腰中，下挟脊、贯臀（12），入腘中（13）。其支者：从膊内左右，别下贯胛，挟脊内（14），过髀枢（15），循髀外后廉（16）下合腘中（17）以下贯踹内（18），出外踝之后（19），循京骨（20）至小指外侧（21）。

本经联系的脏腑器官：膀胱、肾、心。

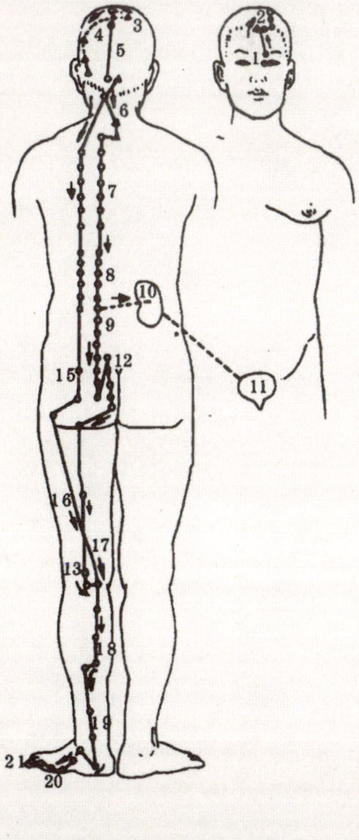

名词解释

挟脊：指挟行脊柱两旁。
膂：　挟脊两旁的肌肉。
髀枢：髀骨外侧的凹陷部分。也称髀臼。
京骨：指突出的第五趾骨粗隆部，京骨穴在其下方。

腰痛方——腰痛的发病原因与治疗

腰痛，就是一种以腰部一侧或两侧疼痛为主要症状的病证。中医理论认为，造成腰痛病症的原因有以下五个方面：

一、因为肾虚，也就是过度用肾而伤肾所引起的腰痛；

二、因为取寒，睡在地上，受地气侵伤的腰痛；腰痛不止的还会引起腰脊疼痛。

三、因为足少阴肾经发生病变，十月时，万物阳气衰弱，进而导致腰痛；

四、腰部突然疼痛，多是因从高处坠下而伤腰引发的腰痛；

五、因为风痹，风寒邪气伤害腰就容易引起腰痛。

对于腰背疼痛患者，应该尽早尽快进行诊治。因为其病症大多是因肾气虚弱，或睡卧在冷湿当风之处所致，而风湿邪气特别容易流入脚膝之中，进而引发半身不遂、冷痹，缓弱疼重的病症；或者造成脚痉挛、腰痛、重痹。

【肾著汤】

主治小便自利，肾着病，不渴，身体沉重，腰中像水洗过一样发冷，饮食依旧等病症。

甘草二两，白术、茯苓各四两，干姜三两。

将所列药物分别切细，加五升水熬煮，然后取三升，分服三次即可，腰中立即温暖。《古今录验》名甘草汤。

对于腰脊苦痛不遂等症状的药方：准备三斗大豆，煮一斗，炒一斗，蒸一斗；用六斗酒，一口瓮，蒸到极热，豆也热，纳入瓮中封闭瓷口，秋冬季节封藏十四日。取时可在瓮下作个孔，每次取五合，日服两、三次。

骨碎补

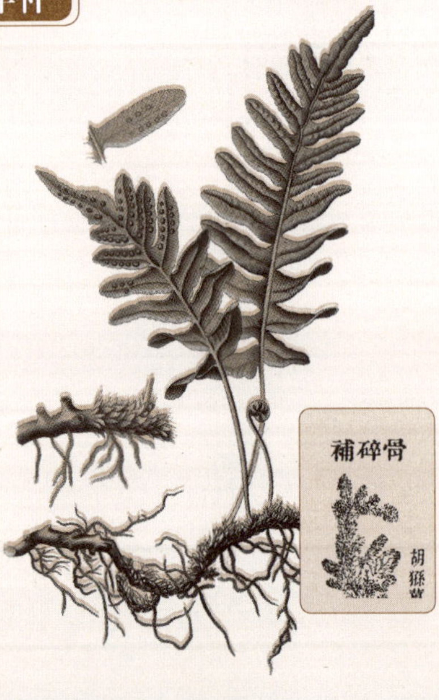

骨碎补歌诀

骨碎补温，折伤骨节，
风血积疼，最能破血。

性味与归经： 性温，味苦。归肝、肾经。

功效与主治： 益肾强骨，活血续伤。主治跌打所致的筋骨损伤，外创伤，淤血肿痛等症，同时对肾虚引起的腿脚软弱亦有疗效。

肾、膀胱虚实方——强健肾脏，养护膀胱

【泻肾汤】

主治肾实热，小腹胀满，气喘急促，四肢皮肤呈黑色，耳聋等病症。

大黄（切，并在密器中用水浸泡一宿）一升，生地黄汁五两，黄芩、芒硝、茯苓各三两，菖蒲五两，磁石（碎如雀头）八两，甘草二两，细辛、玄参各四两。

将所列药物分别切细，加入九升水来熬煮除地黄汁、大黄、芒硝之外的七味药，然后取两升半去掉药渣，将大黄放入药汁中再熬到减去两三合时，去掉大黄，再加入地黄汁，用微火熬一两沸后加入芒硝，分服三次即可。

【除热汤】

治疗膀胱实热引起的小便困难，情绪烦躁，腰痛。

蜜五合（半升），栀子仁、茯苓、知母各三两，石膏八两，生地黄、淡竹叶各一升。

除热汤

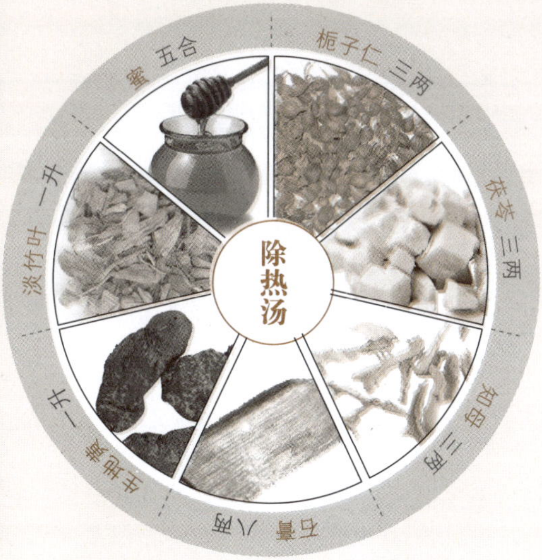

功效与主治

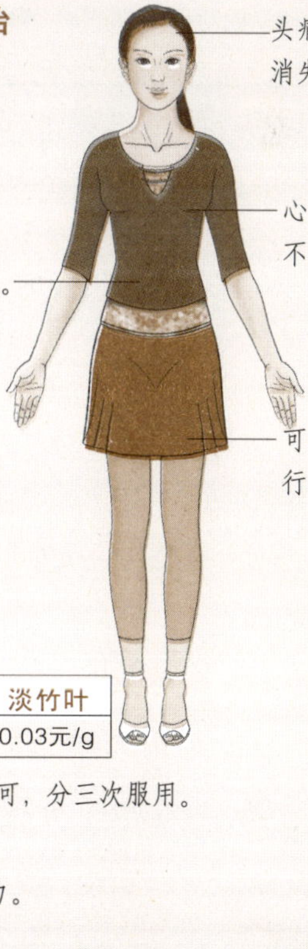

蜜	栀子仁	茯苓	知母	石膏	生地黄	淡竹叶
0.05元/g	0.03元/g	0.06元/g	0.09元/g	0.01元/g	0.09元/g	0.03元/g

煎服方法：诸药研细，加水七升煮后再取药汁两升，滤渣加蜂蜜即可，分三次服用。

服药禁忌：阴虚者慎用；服药期间忌食刺激性食物。

现代应用：本方可抗菌、利尿，具有吞噬白色葡萄球菌死菌的能力。

骨极、骨虚实方——强筋健骨，告别骨质疏松症

骨极病，为中医六极病症之一，用现代医学名词的说法，就是骨质疏松病症，是一种受肾制约的病症。一种解释说因为肾与骨相应，骨与肾相合，冬天伤于风寒湿气，邪气侵入骨髓关节而引起骨痹，骨和关节便出现沉重酸痛及全身寒冷的症状；此时若骨痹病不能痊愈，又受邪气损伤，若邪气入肾，就会引起耳鸣，呈现出黑色，这就是肾病的症状。肾病进而就容易引起骨极，牙齿苦痛，不能久站，屈伸麻木，手足骨节酸痛，身体麻痹，脑髓酸痛。按照中医解释，骨极多是因为肾风（冬季的壬癸日被风邪所伤）尽伤全身骨节所致。

扁鹊曾指出，骨已先死的征兆通常为骨骼枯萎，头发无光泽；因为骨与足少阴肾经相应，所以此时足少阴肾经的脉气也是呈现出衰竭状的。患者应该及时诊治骨极病症，否则就会出现骨节非常酸痛，不能伸缩，十天就会死去的情形。

【三黄汤方】

主治容颜焦枯发黑，耳鸣虚热，以及由肾热病引起的骨极，膀胱不通，大小便癃闭等病症。

大黄（切，用一升水单独浸泡）、黄芩各三两，栀子十四枚，甘草一两，芒硝二两。

将所列药物分别切细，用四升水先熬三种药物，取一升五合，去掉药渣，然后加入大黄，再熬两沸，加入芒硝，分服三次即可。

骨实患者，常受烦热折磨；骨虚患者，容易疲倦，经常出现全身酸痛不安的症状。所以这些骨虚实病疾，都受到肾及膀胱的制约。倘若患者脏腑有病是从骨骼中表现出来，其与发热相对应的就为脏的病变，与发寒相对应的则是腑的病变。

对于骨实以及酸疼烦热症状的煎药处方：

葛根汁、赤蜜、生地黄汁各一升，麦门冬汁五合。将所列药物混和后，均匀搅拌，用微火熬煎三四沸，分服三次，疗效神验。

主治骨髓中疼痢的药方：芍药一斤，生干地黄五斤，虎骨四两。将所列药物分别切细，加入一斗清酒浸泡三夜，取出后暴晒，再放入酒中，直到酒尽为止，然后捣筛，制成散药，以酒送服方寸匙，日服三次即可见效。

主治骨髓冷痛的药方：

将一石地黄取汁后加两斗酒相搅后熬沸腾两次，温服，每日三次，具有补益骨髓的特殊功效。

主治骨节疼痛无力，虚劳冷的药方：

地黄八斤，豉两升。

将所列药物蒸两遍，然后晒干，制成散药，在饭后用一升酒送服二方寸匙药末，一日两次。此方对于虚热病症也有很好的疗效。

骨极与肾

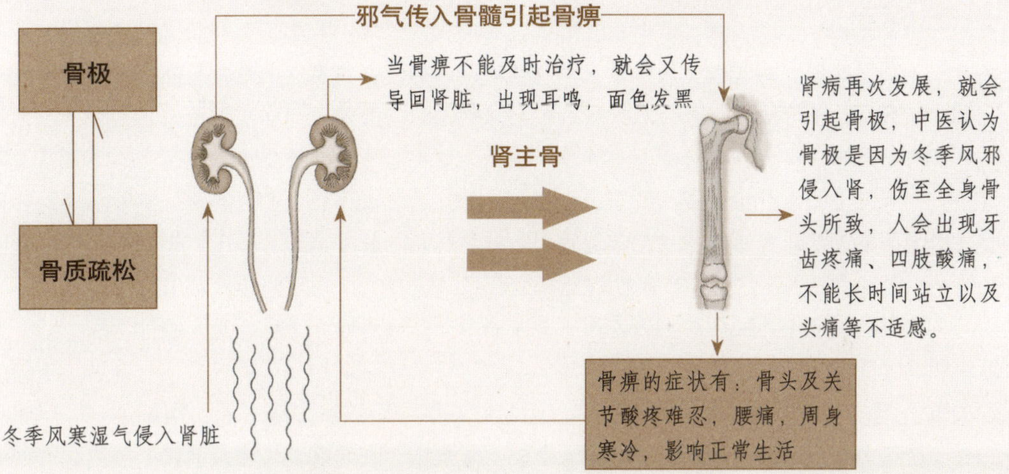

三黄汤方

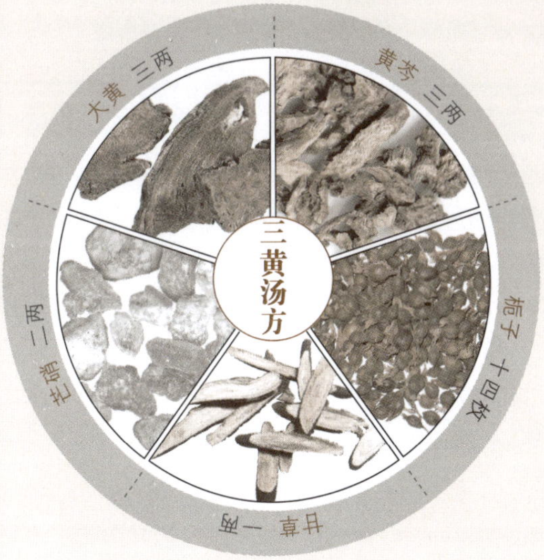

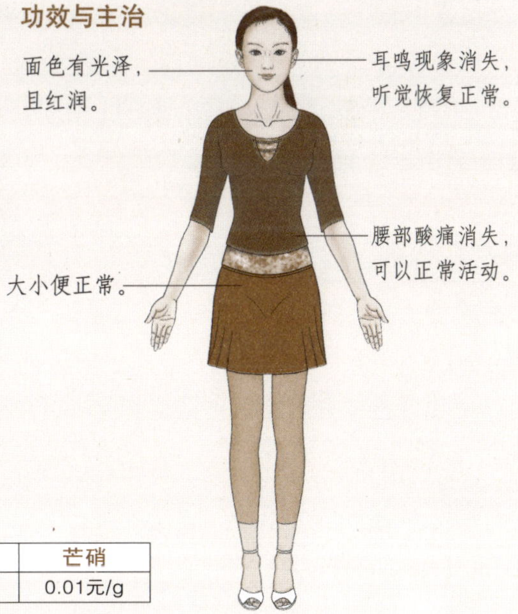

大黄	黄芩	栀子	甘草	芒硝
0.03元/g	0.08元/g	0.03元/g	0.11元/g	0.01元/g

煎服方法：诸药研细，用四升水先熬三种药物，取一升五合，后加入大黄和芒硝，分服三次即可。

服药禁忌：孕妇慎用；服药期间忌食刺激性食物。

现代应用：本方有解热、镇静、抗菌消炎的作用。

三焦脉论、三焦虚实方——浅说三焦及其病症

三焦名三关，亦称玉海，是中清之腑。它的形状，厚薄，大小，都与膀胱的情况对应。虽名分三，实无其形，共同起作用，是五脏六腑来回的通道，它贯穿人全身，能听到却看不见。它调理肠胃，补精养血，舒通行水的经络，与膀胱相合，虽相合却不相同。

三焦生了病，腹部肿胀发胀，小肚子坚硬，小便不能或是小便急迫，有时会来不及使人尿裤子，出现漫溢的水肿，滞留的发胀。三焦有的病症会出现小肚子肿胀酸痛，不能小便，针灸时应取太阳经大络，查看结脉（结，促也，是一种脉象。脉来迟缓而呈不规则间歇）和足厥阴小络结，若针灸时，出现血，则说明肿胀病变已经到达胃了，此时需要针刺手三里穴。

上焦似雾，上焦的气从胃上管开始，进入咽中，穿过膈散布于胸，进入腋部，离开后，沿足太阴的支脉穿行，返回后注入手阳明经，上焦之气从手阳明经经过舌部，下行到足阳明经，与荣卫一同在阳经中周游二十五次，同理它也在在阴经中周游二十五次，这就是一个周期。一昼夜游遍全身五十次，最后在手太阴大会合。上焦主心脏的病，气流只进入不流出。人如果有热，食物下胃，胃气不平，汗会在脸上，或背后流出，人体内发热。有人不解，就会问：为什么不沿着卫气之道出来呢？这是在外被风邪中伤，体内腠理开张，毛发蒸而体汗出，于是卫气外泄，因此不沿着卫气之道运行。上焦之气慓悍滑疾，只要有开张的地方就会泄出，所以不能循着卫气之道运行，这叫做漏气。生有这种病就会肘挛痛，饮食下则先吐后下，因上焦之气不相续接，膈间烦闷，所以饮食下则先吐而后下。三焦有寒就会精神不守，泄下便痢，说不出声。如果三焦实，就会上绝于心；如果虚，就引气到肺。

【泽泻汤】

治疗泄气病，体内淤积热火，胃气不调，食欲不振，脸背出虚汗，泄热火：

泽泻、半夏、柴胡、生姜各三两，地骨皮五两，石膏八两，莼心一升，茯苓、人参各二两，甘草、桂心各一两。

切细，配水两斗煮沸，取药汁六升做药，分五次服用。

【麦门冬理中汤】

治疗腹胀不想吃饭，饮食后呕吐腹泻，胳膊痛。

麦门冬、生芦根、竹茹、廪米各一升，甘草、茯苓各二两，橘皮、人参、萎蕤各三两，生姜四两，白术五两，莼心五合。

切细，配水一斗五升煮，取汤药三升，一天3次，每次服用一升。

【黄耆理中汤】

治疗上焦虚弱，长吁短叹，话不出声。

黄耆、桂心各二两，桔梗、干姜、五味子、茯苓、甘草、芎䓖各三两，丹参、杏仁各四两。

切细，混水九升煮，取三升作药用，每次一升，三次服完。

三焦之争

“三焦”是中医学中的一个重要概念，但是对三焦的概念至今仍有许多争论。实际上，中医学中的脏腑器官并不是现代解剖学中的脏器概念，而是指一组运动系统。所以，关于三焦概念的争论是没有意义的，关键是我们如何利用它来指导临床实践。

三焦之争

- **有形与无形**
  - 《难经·二十五难》曰：“心主与三焦为表里，俱有名而无形。”唐代孙思邈言：“三焦者，有名无形，……可闻不可见。”
  - 宋代陈无择与徐遁认为：“三焦者，有脂膜如手大……有形可见。”自此始，三焦有形之说转居上风。
- **三焦的位置**
  - 《东医宝鉴》提出：“头至心为上焦，心至脐为中焦，脐至足为下焦。”近年的一些期刊文献及中医教材也沿用此观点。
  - 《内经》：“上焦出于胃上口，并咽以上，贯膈而布胸中”；“中焦亦并胃中，出上焦之后”；“下焦者，别回肠，注于膀胱而渗入焉”。
- **肝的位置**
  - 肝在中焦
  - 肝在下焦

灵台兰室 名词解释

简称“灵兰”，是对君子住所的雅称。黄帝说要把岐伯讲给自己的这些理论选择好日子，记载下来，珍藏于灵台兰室，说明了对这件事情的重视。

柴胡

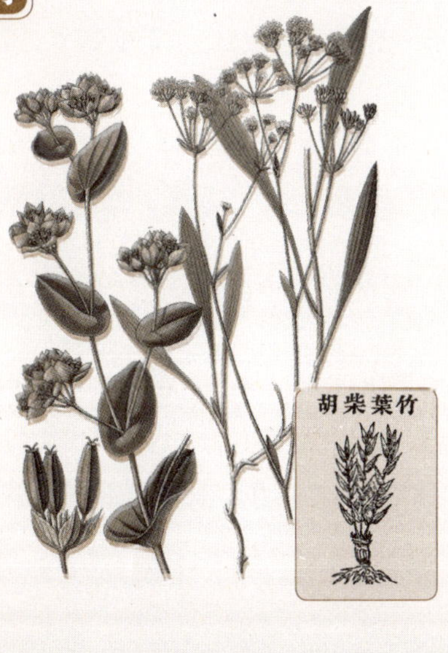

柴胡歌诀

柴胡味苦，能泻肝火，
寒热往来，疟疾均可。

性味与归经：性微寒，味苦、辛。归肝、但经。

功效与主治：解表退热，疏肝解郁，升举阳气。本品擅长解表退热，主治外感发热，风寒感冒等症；同时对肝气郁滞引起的情志抑郁亦有疗效。

建议用量：3～9g。

中焦似浸在胃中，主导阳明经，阳明经又叫丰隆经。其气从上焦之气的后面的胃中部起始。中焦之气，主要作用是分化吸收饮食之物的滋味，使营养与杂质分离，蒸化津液，气化为精微之液，它在人体中作用重要，上流入肺脉中，形成用来滋养全身的血液。中焦之气被称自我营养之气，在外踝上，从离踝有八寸的地方开始连向足太阴经，结络各种经脉，上下与胃结为络，主要是消化食物，保证食物在体内的正常运行，使人更好吸收，即能进食又不完全泄出。中焦实就会生热火，此时就会出现上下隔断阻绝、闭塞不通的症状，中焦虚会生寒，此时会出现腹痛、洞泄、便痢、霍乱等症，中焦的病多与胃有关，形状不同性质一样，“精神是卫血气之称，血与气名称不同性质一样。而脱血的不取汗，那是神气；夺汗的不取血，那是精气。人有两死阴阳之气，只有同时具备，人才能生存，脱阳会死去，同理，脱阴亦会死，人没有两生，气与神气相隔绝一般。如果中焦虚就补胃，中焦实就泻脾，调理中焦，调和病源，会万无一失。

【黄耆理中汤】

治疗上焦虚弱，长吁短叹，话不出声。

黄耆、桂心各二两，桔梗、干姜、五味子、茯苓、甘草、芎䓖各三两，丹参、杏仁各四两。

切细，混水九升煮，取三升作药用，每次一升，三次服完。

【黄连丸】

治疗上焦湿冷，腹内咕噜不宁，饮食后易下泻。

桂心二两，榉皮、芎䓖、黄柏各三两，干姜、附子、阿胶各四两，黄连、乌梅肉各八两。

切细研末，制成蜜丸（如梧桐子大）第一次服用二十粒，此后加至三十粒。

【大黄泻热汤】

治疗中焦郁热不通，各个关格阻断，腹部饱胀，吐泻不得，喘气急促，能开关格，通隔断。

黄芩、泽泻、升麻、芒硝各三两，羚羊角、栀子各四两，生玄参八两。

切细，加上用水一升浸泡的地黄汁混水七升熬汁，取两升三合后再放蜀大黄煮，煮到两次沸锅止，过滤去渣加上茫硝，分三次服。

【蓝青丸】

治疗中焦热，水谷痢，治疗由中焦燥热、脾胃气虚，引起的腹中微痛，大便中夹带食物残渣与脓血，脉细无力人困倦乏力的水谷痢。

黄连八两，黄柏四两，乌梅肉、白术、地榆、地肤子各二两，阿胶五两。

上述诸药切细研成粉末，调配上三升蓝青汁用小火翻煎，差不多九成熟后，搓成似杏仁大药丸即可，一日两次，每次三粒。

手少阳三焦经循行路线

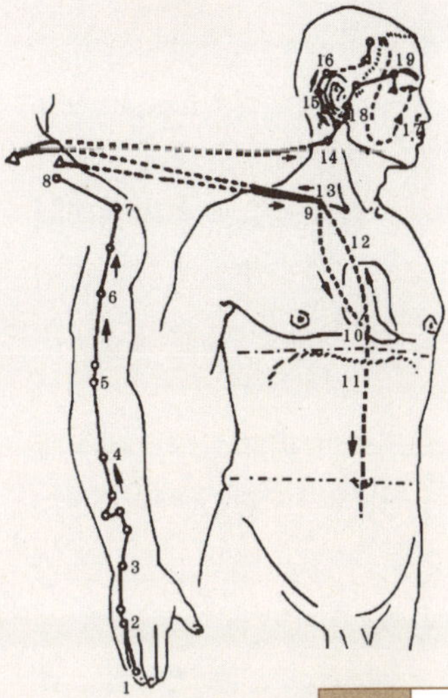

手少阳三焦经的循行路线：起于小指次指之端（1），上出两指之间（2），循手表腕（3），出臂外两骨之间（4），上贯肘（5），循臑外（6），上肩（7），而交出足少阳之后（8），入缺盆（9），布膻中，散络心包（10），下膈，遍属三焦（11）。其支者：从膻中（12）上出缺盆（13），上项（14），系耳后，直上（15）出耳上角（16），以屈下颊至䪼（17）。其支者：从耳后入耳中，出走耳前，过客主人，前交颊（18），至目锐眦（19）。

本经联系的脏腑：三焦、心包、肺。

名词解释

客主人

即上关穴之异名。

大黄泻热汤

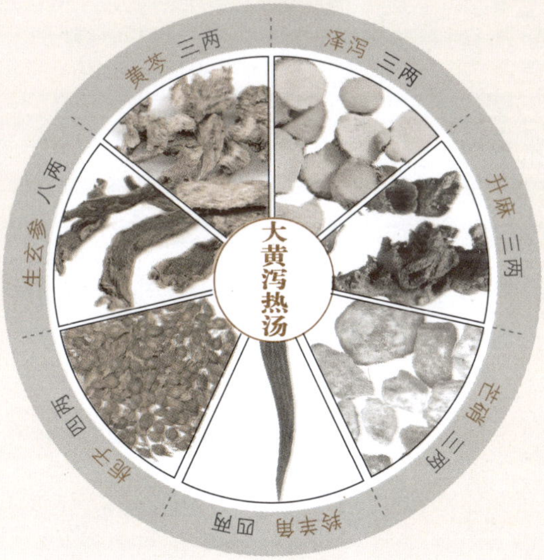

功效与主治

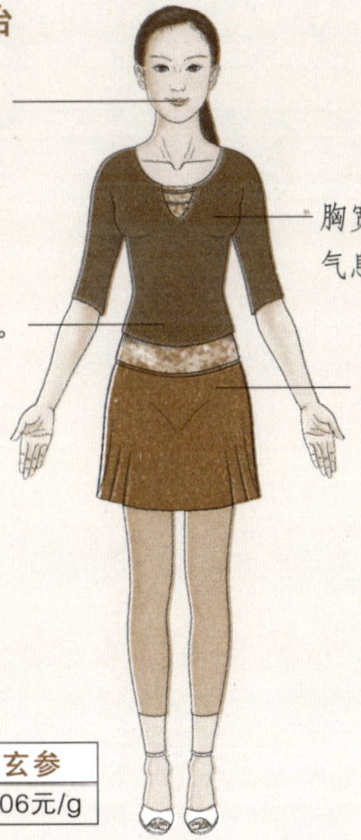

黄芩	泽泻	升麻	芒硝	羚羊角	栀子	玄参
0.04元/g	0.03元/g	0.04元/g	0.01元/g	10元/g	0.03元/g	0.06元/g

煎服方法：诸药研细，先放除芒硝外的药，再合煎，分三次服。

服药禁忌：脾胃虚寒者慎用；服药期间忌食刺激性食物。

现代应用：本方具有抗炎、镇静、抗炎及抗惊厥的作用，同时还能解热，缓解肠管痉挛。

肾劳与补肾方——缓解肾脏疲乏，补益肾脏虚损

肾劳，属于中医五劳病症之一，是因劳损伤肾所致的病证。症状通常为小腹满急、遗精、白浊、阴囊湿痒，腰痛，小便不利或有余沥等。采用补肝气的方法就可进行有效医治。因为肝旺就会感应到肾。人应该顺应四时之气，肾脏应该顺应冬季时令之气，否则就会使足少阴肾经不能伏藏，而肾气沉浊；顺应则生存，逆反则亡；顺应则人体和谐，逆反就会使人体生理混乱，如果人的活动与四时之气相悖而造成生理上的逆阻，就会患上关格，即小便不通与呕吐不止并见。人们把小便不通叫关，呕吐不已称为格。

【小建中汤方】

主治大病后还未恢复时四肢沉滞，骨肉疼酸，或气息缓弱而少气，心中虚弱惊悸，咽干唇燥，全身少血色，或饮食无味，不能行房事，悲忧惨戚，多卧少起，五脏气竭，动则气喘虚乏或小腹拘挛引急，腰背强直疼痛等积劳虚损病症。

胶饴一升，甘草一两，大枣十二枚，芍药六两，桂心、生姜各三两。

将所列药物分别切细，加九升水来熬煮成三升汤药后，除药渣，加入胶饴，每次一升，日服三次。间隔三日再作一剂，各种丸散药也可服用。

【石斛散】

主治恶风病，四肢不能收缩，自己不能翻身，两肩中疼痛，身体沉重、脚胫急、筋脉发肿，不能行走，时寒时热，小腿肚子如被刀刺，身体不能承受自己的重量，全身血脉发寒，阴下湿，经消，使人郁闷不乐，恍惚，常常悲伤等病症。

石斛十分，杜仲四分，细辛、桂心、芍药、山茱萸、菟丝子、松脂、泽泻、萆薢、云母粉、防风、柏子仁、石龙芮各三分，牛膝二分，附子四分。

将所列药物拣择捣筛后制成散药，以酒送服方寸匙，日服两次。若腰部中风，加倍用防风；腹中疼痛，可加倍用芍药；阴茎不勃起，加倍用菟丝子、杜仲；跌仆不能行走，加倍用泽泻；膝中疼痛，加倍用牛膝；背疼痛，加倍用萆薢。少气，加倍用柏子仁。

【梔子汤方】

主治小腹胀满，肾劳热，阴囊生疮，阴茎中疼痛，小便赤黄，小便结束时有余沥，频数而少等病症。

榆白皮、生地黄、淡竹叶（切）各一升，石韦、梔子仁、芍药、通草各三两，子芩四两，石膏五两，滑石八两。

将所列药物分别切细，加一斗水来熬煮，取三升汤药除药渣，每次一升，分服三次见效。

足少阴肾经循行路线

足太阳膀胱经的循行路线：起于目内眦（1），上额（2），交巅（3）。其支者：从巅至耳上角（4）。其直者：从巅入络脑（5），还出别下项（6），循肩膊，挟脊（7）抵腰中（8），入循膂（9），络肾（10），属膀胱（11）。其支者：从腰中，下挟脊、贯臀（12），入腘中（13）。其支者：从膊内左右，别下贯胛，挟脊内（14），过髀枢（15），循髀外后廉（16）下合腘中（17）以下贯踹内（18），出外踝之后（19），循京骨（20）至小指外侧（21）。

本经联系的脏腑器官：膀胱、肾、心。

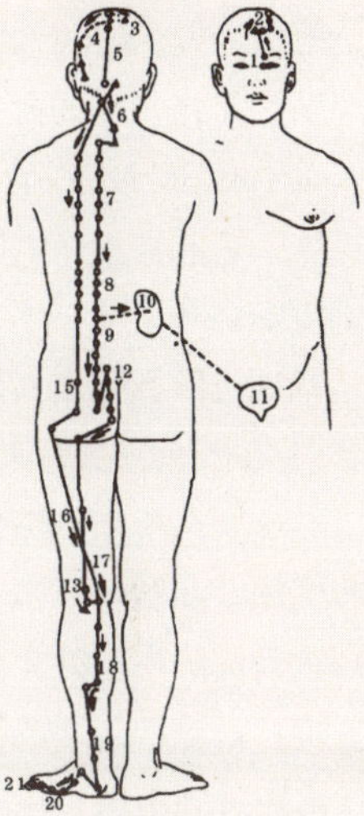

名词解释

挟脊：指挟行脊柱两旁。
膂：　挟脊两旁的肌肉。
髀枢：髀骨外侧的凹陷部分。也称髀臼。
京骨：指突出的第五趾骨粗隆部，京骨穴在其下方。

脾、肝、肾三脏关系

人体的五脏是一个相互联系、不可分割的整体，它们各司其职，共同维持着机体的活力。下图所示为脾、肝、肾三脏之间的关系。

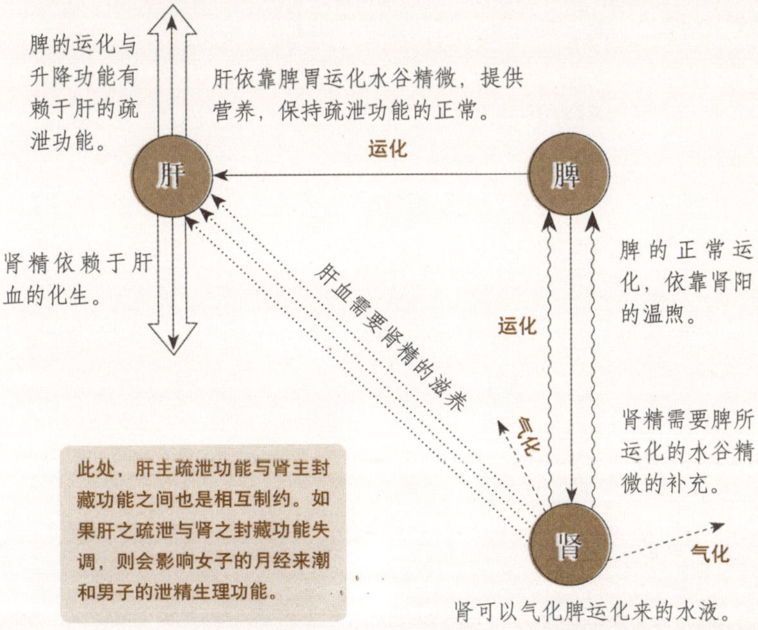

精极方——补肾益气，强健虚弱的身体

精极，属于中医六极病症之一，是指脏腑精气衰竭等疾患。通常患者会出现皮肤不润泽，眼睛黯然无光，瘦弱无力，头晕耳鸣，毛发脱落，腰痛遗精等症状，这些症状都与人体五脏六腑有关。倘若五脏六腑衰弱，则最容易使人形体每一处的病患达到最严重的程度，阳邪会损害五脏，阴邪则损伤六腑。阳实可以将病邪从阴引到阳，阴虚则能够把病邪从阳引到阴。如果阴病，则病邪向下，下则虚，虚则寒，身体沉重，发生肾水病，耳聋，行走歪歪倒倒，邪气入内，邪气行到五脏便引发咳嗽，咳嗽则鼻涕唾液，面肿气逆，因而也称为精极。若是阳病，则病邪向上走高处，高则实，实则热，而使眼睛看不清楚，牙齿焦枯头发脱落，腹中胀满，腹满就会周身骨节不定点地疼痛，疼痛时刻用泻法来治其内。医治因生病而肌肉骤减患者，可以调理其气的办法温补，精不足患者用五味食物温补比较有疗效。诊治精极病症者，最佳时机是病邪在肌肤筋脉中时就先着手治疗；如果病邪发展到六腑中时再诊治就比较困难了，倘若邪气已至五脏，那已经到半死的地步了，十分危险。

扁鹊就曾指出，五脏之气枯竭后是没法救治的。脏气断绝很容易引起目系眩晕，而目之精已被夺，这是神志已先死的征兆，患者通常不过一天半日就会死亡。要诊治精极病候，这是需要医务人员精确地钻研，以左来治右，以右来治左，从表来治里，以我知彼，这样才有可能使精极病候痊愈。

【枣仁汤】

对于梦中泄精，阳痿无力，大虚劳，血气枯竭，心中惊悸等病症多有疗效。

枣核仁两合，半夏一升，芍药、泽泻、桂心各一两，黄耆、白龙骨、牡蛎、甘草、茯苓、人参各二两，生姜二斤。

将所列药物分别切细，加九升水来熬煮取四升汤药，每次七合，日服三次。

【竹叶黄芩汤方】

主治形体衰弱、疼痛，精极实热，全身虚热，眼睛看不清楚，牙齿焦枯，头发脱落等病症。

竹叶（切）两升，麦门冬二两，生姜六两，芍药四两，茯苓、黄芩各三两，生地黄（切）一升，甘草、大黄各二两。

将所列药物切细后加九升水，熬煮三升汤药，除药渣，分服三次即可。

【禁精汤】

主治失精羸瘦，气短，目光模糊不明，不想听到人声，肌肉酸痛而瘦削等病症。

粳米一合，韭子两升。

将以上两味放入铜器中，炒到米变成黄黑色时，趁热用一斗好酒注入，绞取七升汁，一次一升，一日三次，如此服用，两剂后即可痊愈。

面诊图

面部色泽、斑点等的变化都是五脏六腑健康状况的外在表现。通过观察自己面部的不同部位的变化，可以把握自身的健康状况，做到对疾病早发现、早治疗。

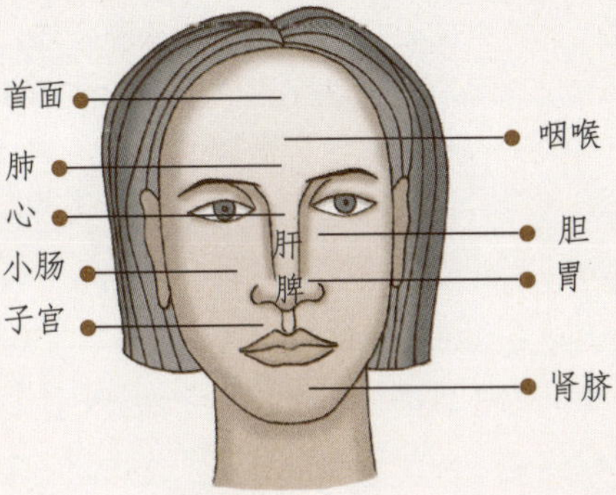

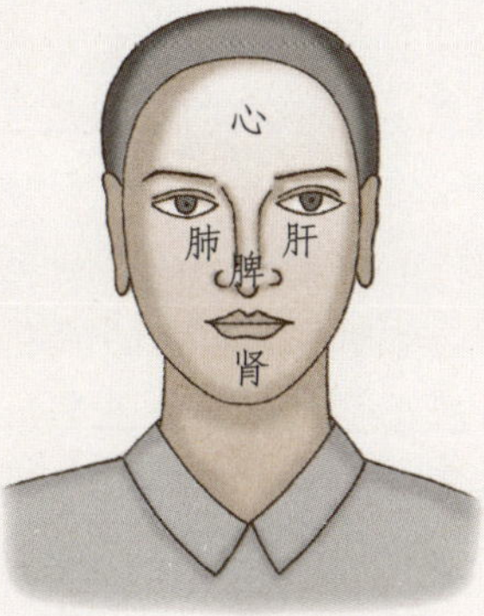

竹叶黄芩汤

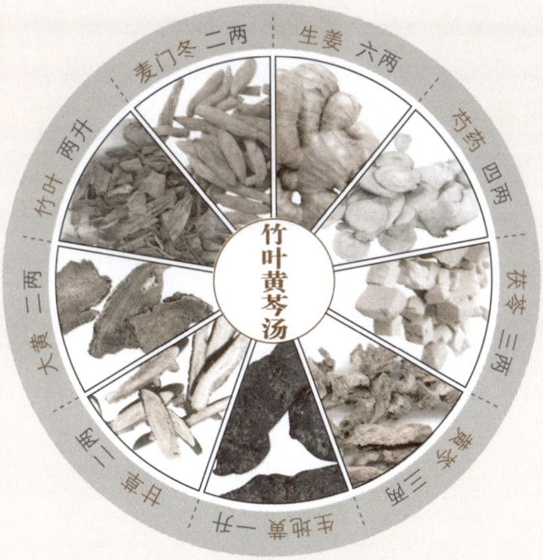

功效与主治

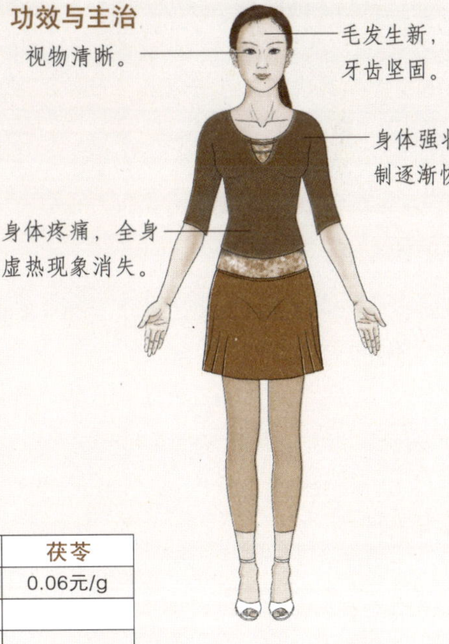

竹叶	麦门冬	生姜	芍药	茯苓
0.03元/g	0.1 元/g	0.006元/g	0.06元/g	0.06元/g
黄芩	生地黄	甘草	大黄	
0.04元/g	0.09元/g	0.06元/g	0.03元/g	

煎服方法：将所列药物切细后加九升水，熬煮三升汤药，除药渣，分服三次即可。

服药禁忌：孕妇忌用；服药期间忌食刺激性食物。

现代应用：本方能提高人体免疫力，增强机体抗病能力，有一定的镇静、抗菌作用。

消渴淋闭方——收涩、疏通小便的常见方剂

酒性酷热，贮存时间久不会冰冻而是越醇香。人在狂饮三大杯之后，就慢慢失去自制力，不能控制自己，开始没有限度的大吃大喝，对于菜肴不择咸淡，不去细细咀嚼，而是囫囵吞咽，且如此行为通宵达旦，长时间的如此这般，会使人的三焦骤然升热，五脏干燥，人体内出现“干涸”却禁不住体外的小便频繁。人会因内渴而得病，这就是我们俗称的消渴症，此病的病因在于患者，治愈亦在于病人。病人如果能依照可行的方法节制调养，谨遵不要酗酒，不要频繁的进行性生活，少吃咸食和面食，懂得好好慎养自己，即使不服用灵丹妙药，15天或是30天也可能痊愈；要是一意孤行，仍坚持不良嗜好，治好病的希望将很是渺茫。

那么消渴病究竟是怎样的一种病？它对人体健康有哪些危害呢？

消渴病会在人的大骨节间发出痈疽，这会给人的健康带来危害，不论患者治愈与否，这种痈疮都会在病人身上出现，要是人身上出项大的痈疮，可能使病恶化。平时我们应多注意，加强预防，切戒大痈。

心气太旺的正常人，夏天天热就爱渴需多饮水。心气旺出汗多，这会导致肾中虚弱干燥，人渴而小便少。冬天不出汗，小便多而次数频繁，肾实证一种消渴病。患者只小便利而不饮水的，肾实就会有不渴而下利的消的症状，服石药的小便下利就是其一，石药的石性归于肾，肾得石会实，实会消水浆，就会出现下利，下利多了就损害五脏，五脏衰弱就生百病。坚症是热结于中焦，溺血症是热结于下焦后人出现的淋闭不通，身内有热的病人就多发渴，除了热就不渴了。对渴而虚的病人，须除热补虚才可。

【补肾汤】

治疗肾消，手脚细瘦，小便失禁，便色如血且次数多。

麦门冬、干地黄各八两，干姜四两，蒺藜子、续断、桂心各二两，甘草一两。

以上七味药分别切细，以一斗水来熬取两升五合做药，一天分三次服用。

【枸杞汤方】

枸杞枝叶一斤，栝楼根、石膏、黄连、甘草各三两。

以上五味药分别切细，用一斗水来熬取三升汤药，分五次一天服用完，白天三次，夜间两次。对病情严重的病人，可多制药，多服用。

【止渴利】

治疗下焦虚热殃及脾胃虚寒，肺有炎症 多痰，气喘。

大枣三十颗，小麦、地骨白皮各一升，竹叶切三升，麦门冬、茯苓各四两，甘草三两，生姜、栝楼根各五两。

以上九味药分别切细，先用三斗水来熬小麦，取一斗，去掉麦渣后澄清，取八升，再漂去表面的白沫，取七升来熬煮其他的药，最后取三升汤药，每次一升，三次用完。

喝酒暖身不可取

许多人在冬天有喝酒暖身的习惯。从实际效果来看，喝酒确实能迅速使身体暖和起来，但是，喝酒暖身并不是以增加身体热量为前提，反而会增加身体的散热，导致风邪乘虚而入。

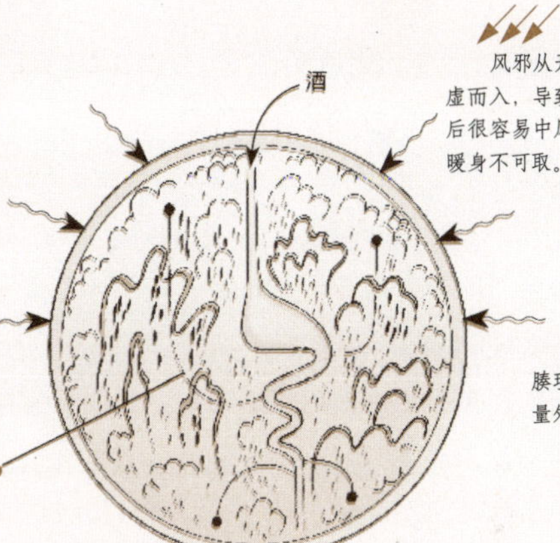

名词解释

频繁饮酒容易造成酒精性脂肪肝，特别是老年人饮酒极易诱发心脑血管疾病，所以，饮酒暖身的方法并不可取。

补肾汤

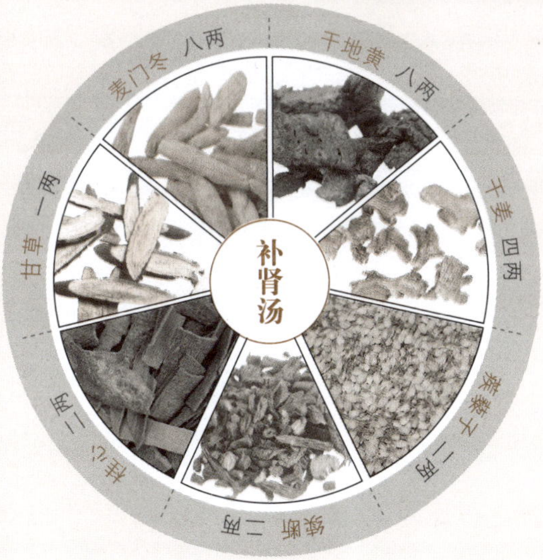

功效与主治

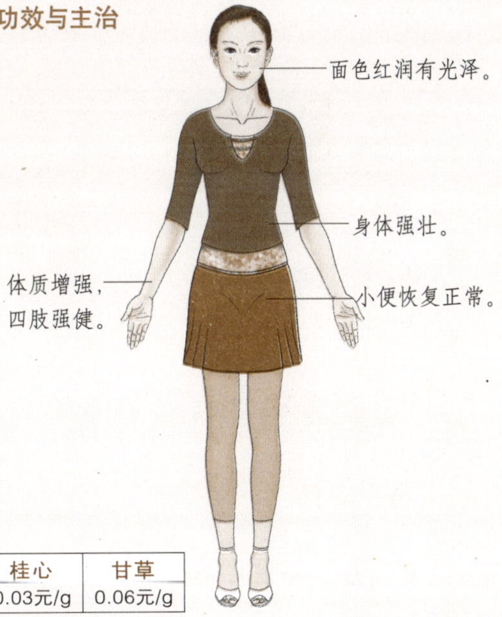

麦门冬	干地黄	干姜	蒺藜子	续断	桂心	甘草
0.1元/g	0.09元/g	0.006元/g	0.03元/g	0.04元/g	0.03元/g	0.06元/g

煎服方法：诸药研细，以一斗水来熬取两升五合，一天分三次服完。

服药禁忌：内热者慎用；服药期间忌食刺激性食物。

现代应用：本方具消炎、抗菌止血、镇痛的作用，同时还能缓解皮肤疮疡。

水肿方——水肿病的概述

水肿病是难治的，病愈后更要注意节制口味。由于患水肿病者往往爱贪吃，不好控制饮食，因此想治愈这种病很难。有时医生会贪恋钱财，忘记“治病救人”的医德，病人想吃肉，医生就劝他放开吃羊头蹄肉，像这样的饮食习惯，病是不可能痊愈的。水肿病人百脉之中，气与水俱实，医生多采取下泄的方子来治疗。

水肿病患者刚开始出现症状时，会在两眼上肿起如老蚕色的胞，并且夹着颈的动脉跳动特别明显，大腿内侧隐隐有冷意，人、脚脖子及小腿部会出现浮肿，用手按压，手指会被掩埋住，看不见，听到腹内转侧有声音，就是它的表现。如果发病初期不及时治疗，不久人就会全身发肿；肚腹肿胀，用手一按它就立即起来，这就是由于虚损而导致的水肿病了。此时较易治愈。

水肿病是一种终身疾病。患者四肢孱弱腹部胀大，腹部坚硬得像石头，人只要稍稍劳动足部小腿胫就会浮肿。即使吃少量的食物也会有气不畅、大喘气，治疗更需谨慎，不能猛然服用下药强迫病人下泻，这样只会使病人更加疲惫却与治病无益。若想减轻病状，消化体内淤积的食物，通畅小便，祛除风湿，可长久按照下面的方子配药服用。

【大豆散】

治疗水肿利小便，饮酒过度后出现虚热，又受风呛着，喝凉水引起腹胀，阴部酸胀。

甘遂一两，芒硝、吴茱萸、芫花各二两，当陆四两。

以上五味药研成粉末，制成如梧桐子大的蜜丸，一日三次，每次服用三丸，用汤水送服。也可以用吴茱萸一两，加麝香、猪苓各一两，大黄、荛花各二两，来配成另一个方子治疗以上病症。

【徐王煮散】

治疗水肿，通利小便。

人参、丹参、防己、羌活、牛膝、牛角、升麻、防风、秦艽、谷皮、紫菀、杏仁、生姜屑、附子、石斛各三两，桑白皮六两，白术、泽泻、茯苓、猪苓、黄连、郁李仁、橘皮各一两。

以上二十三味拣择捣筛，制成粗散药，再用一升五合水来熬制三方寸匙散药，一日两次，每次服用一升汤药。

【茯苓丸】

治疗水肿。

茯苓、白术、椒目各四分，木防己、葶苈、泽泻各五分，甘遂十一分，赤小豆、前胡、芫花、桂心各二分，芒硝七分（单独研为末）。

以上十二味药研成粉末，制成如梧桐子大的蜜丸，一日一次，每次服用五丸，用蜜汤送服。此后可据病情酌情增加。

过度劳累会引起水肿病

过度劳累会使肾受到损伤，造成肾阴不调，如果再遇外界风寒等邪气来袭，就会使体内汗不得出而形成水肿病，如图所示：

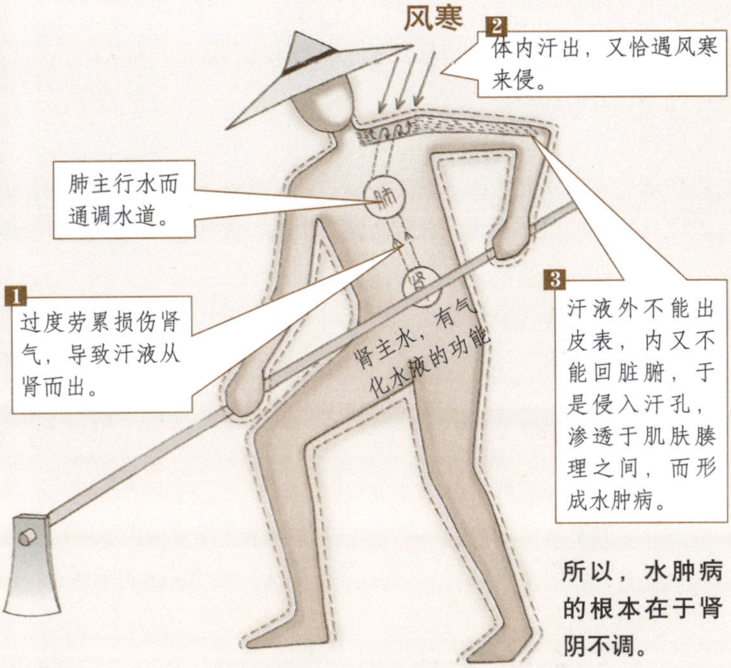

所以，水肿病的根本在于肾阴不调。

大豆散

本方具有通利小便，消除水肿的作用，尤宜治疗饮酒过度后又喝凉风所致的腹胀。

煎服方法：诸药研末，制成蜜丸，一日三次，每次服用三丸，用汤水送服。

服药禁忌：孕妇忌用，服药期间忌食刺激性食物。

现代应用：本方有提高机体免疫力，增强人抗病能力的作用。

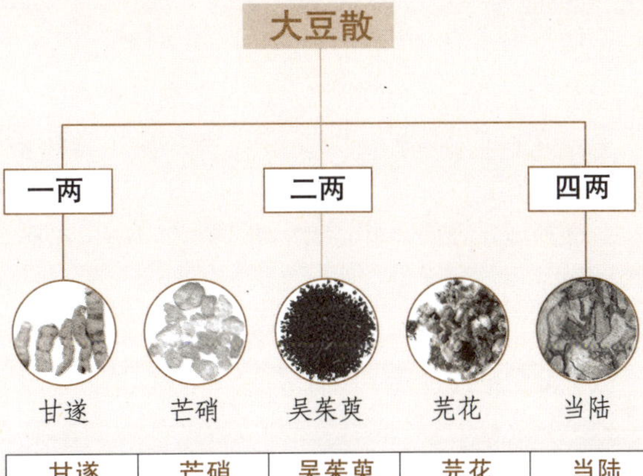

甘遂	芒硝	吴茱萸	芫花	当陆
0.1元/g	0.01元/g	0.13元/g	0.06元/g	0.04元/g

杂补方——健康长寿的秘密

人类的长寿之祖彭祖说，麋角能使人身体强壮不衰老，多行房事人的肝肾却不因劳而受损，人的体力依然强壮旺盛、气色容颜不因岁月流逝而衰老。但麋角并不是容易得到的长寿补品，本篇我们介绍一些能够替代麋角的长寿方。

【秃鸡散】

滋阴保肾，强身健体。

蛇床子、菟丝子、远志、防风、巴戟、五味子、杜仲、苁蓉各二两。

以上八味治后过筛，一日两次，每次服一方寸匙，用酒送服，应常服不间断。

【天雄散】

治疗五劳七伤，阳痿早泄，不勃起，人遗尿忘事，身体过早衰老。

天雄、五味子、远志各一两，苁蓉十分，蛇床子、菟丝子各六两。

以上六味治后过筛，一日三次，每次服用一方寸匙，用酒送服。

【遗精阳痿方】

治疗阴下湿痒生疮，阳痿遗精。

苁蓉、牡蒙、柏子仁、菟丝子、蛇床子各二两。

以上五味治后过筛，一日3次，每次服用一方寸匙，用酒送服。

【滋补方】

治疗五劳七伤，身体乏力，无心做事。

雄蚕蛾十枚，菟丝子、牛膝、薯蓣、远志、巴戟天、天雄、蛇床子各二分，石斛、五味子、苁蓉各三分。

以上十一味治后过筛，一日三次，每次服用一方寸匙，用酒送服用。

【润泽方】

治疗男子遗精，阴囊潮湿，小便频繁且尿不尽，阳气衰微，腰背疼痛，虚乏无力。

巴戟天、菟丝子、杜仲、桑螵蛸、石斛各一分。

以上五味治后过筛，一日一次，每次服用一方寸匙，用酒送服。

【杜仲散】

益气补虚，滋阴补肾，治疗男子瘦弱气短，腰痛乏力，性欲低。

菟丝子十分，苁蓉、远志各八分，巴戟天七分，杜仲、蛇床子、五味子、干地黄各六分，木防己五分。

以上九味治后过筛，一日三次，空腹服用，每次服用一方寸匙，用酒送服。

秃鸡散

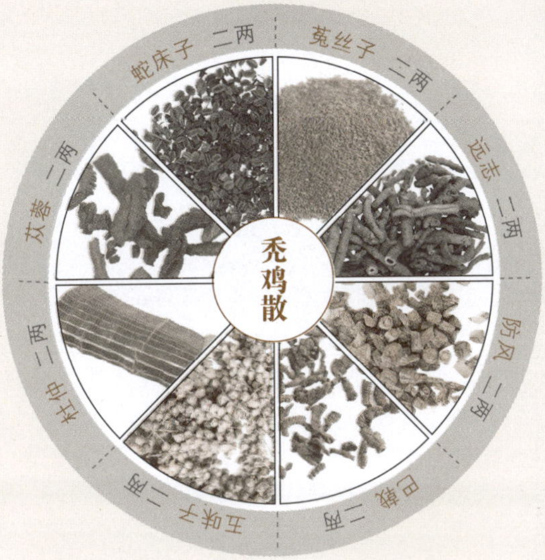

功效与主治

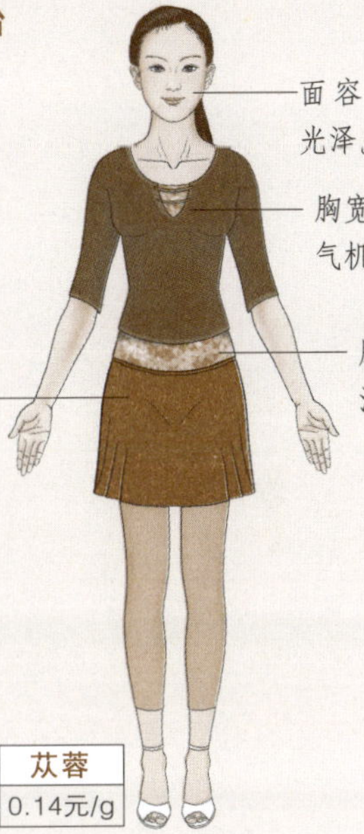

蛇床子	菟丝子	远志	防风	巴戟	五味子	杜仲	苁蓉
0.03元/g	0.8元/g	0.3元/g	0.24元/g	0.1元/g	0.19元/g	0.06元/g	0.14元/g

煎服方法：以上八味研末，一日两次，每次服一方寸匙，用酒送服，应常服不间断。

服药禁忌：阴虚火旺者慎用；服药期间忌食刺激性食物。

现代应用：本方能有效增强人体性功能，对男性阳痿有一定疗效。

菟丝子

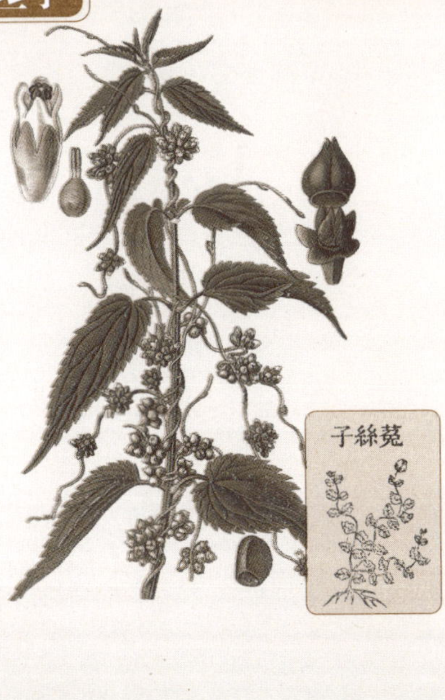

菟丝子歌诀

菟丝甘平，梦遗滑精，
腰痛膝冷，填髓壮筋。

性味与归经：性味与归经：性平，味甘、辛。归肝、肾、脾经。

功效与主治：补肾益精，养肝明目、安胎止泻。主治男性因肾虚所致的阳痿不举、遗精。主治皮肤疥癣，麻疹不透，同时对脾虚泄泻、阴虚消渴有治疗作用。

建议用量：10～20g。

卷十二

备急·解毒·疔肿痈疽

【泽泻汤】

治疗泄气病，体内淤积热火，胃气不调，食欲不振，脸背出虚汗，泄热火：

泽泻、半夏、柴胡、生姜各三两，地骨皮五两，石膏八两，莼心一升，茯苓、人参各二两，甘草、桂心各一两。

切细，配水两斗煮沸，取药汁六升做药，分五次服用。

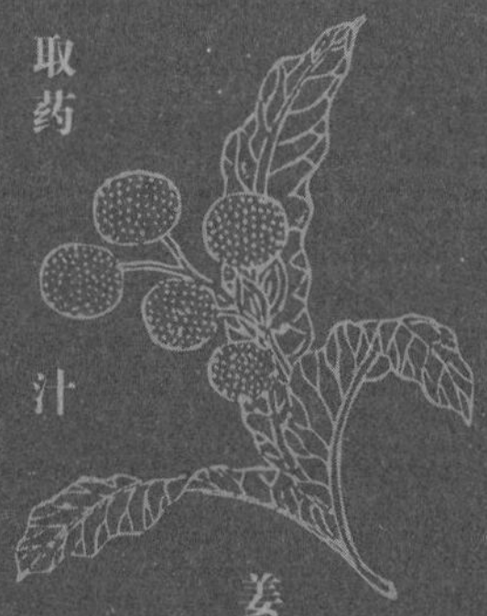

【麦门冬理中汤】

治疗腹胀不想吃饭，饮食后呕吐腹泻，胳膊痛。

麦门冬、生芦根、竹茹、廪米各一升，甘草、茯苓各二两，橘皮、人参、萎蕤各三两，生姜四两，白术五两，莼心五合。

切细，配水一斗五升煮，取汤药三升，一天3次，每次服用一升。

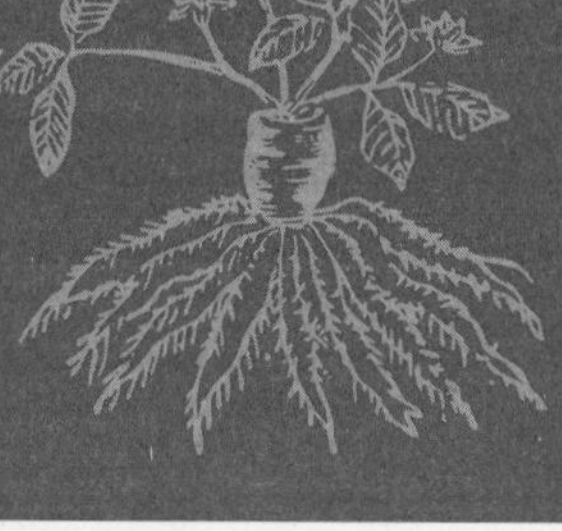

【黄耆理中汤】

备急，即各种意外事故所造成的外伤的处理方法，如烫伤、打伤等；解毒，顾名思义就是缓解各种中毒症状；疔肿痈疽则是治疗各种皮肤疮痈。本篇就是以上述三大部分构成的，治疗各种常见外伤、中毒病症。

本章目录

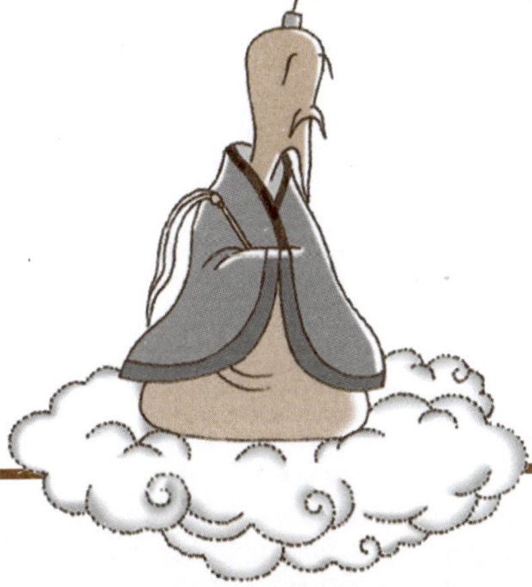

被打急救方——跌打损伤的常见药

治从高处坠下伤损后淤血凝积的处方：把五升洁净的泥土，蒸到出现有水向下流的程度，再用几层旧布裹住热土熨贴在患处，不能太热，否则会烫伤肌肤，冷后就换用，直到疼痛停止才罢手。

主治被打后腹中有淤血的处方：

蒲黄一升，当归二两，桂心二两。

将以上三味中药碾成散药，夜间一次，白天三次，每次用酒送服方寸匙。

主治有淤血者，胸中气塞、短气的处方：

杏仁五十枚，甘草一两，茯苓二两。

将以上三味药一起切细，加水两升煎取汤药九合，分成两次服用。

治被殴打而腹中淤血，腹满烦闷的处方：将一升豉用三升水烧开三沸，除去药渣，分成两次服用，如果不愈，可再服一剂。也可将麻子与豉一样制成汤药，如果还不好，可一直服用，直到痊愈为止。

【黄耆散】

主治腕折的处方。

黄耆、芍药各三两，附子、当归、干地黄、续断、干姜、桂心、通草各二两，大黄一两，蜀椒一合，乌头半两。

将以上十二味中药制成散药，饭前用酒送服五分匙，每日三次。

【当归散】

主治跌打损伤，扭脚的处方。

当归、附子、桂心、蜀椒各二分，甘草五分，泽兰一分，芎䓖六分。

将以上七味药一起翻炒，直到能闻到香气，然后捣筛制成散药，每次用酒送服方寸匙，每日三次。

【蒲黄散方】

主治腕折淤血的处方。

蒲黄一升，当归二两。

将以上两味碾成散药，饭前用酒送服方寸匙，一日三次。

【桃仁汤方】

主治坠落而淤血的处方。

桃仁五十枚，芒硝三两，当归、桂心、甘草各二两，大黄四两，虻虫、水蛭各二十枚。

将以上八味药中药切细，用八升水来熬取三升汤药，绞去药渣，每次在寒温适当时服用一升，每日服三次。

当归散

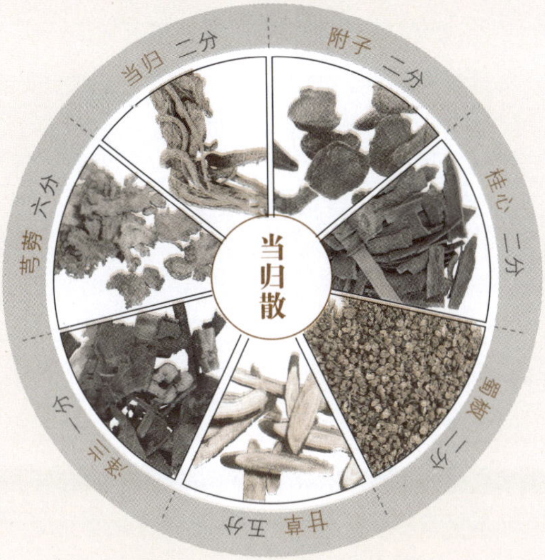

功效与主治

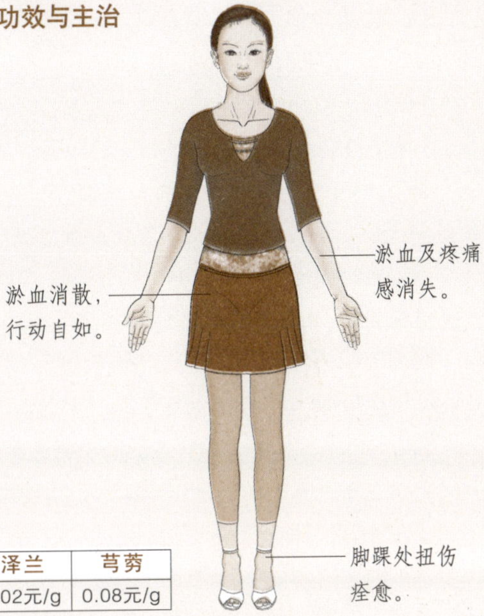

当归	附子	桂心	蜀椒	甘草	泽兰	芎䓖
0.05元/g	0.04 元/g	0.1元/g	0.06元/g	0.06元/g	0.02元/g	0.08元/g

煎服方法：诸药翻炒至闻到香气，然后捣筛制成散药，每次用酒送服方寸匙，每日三次。

服药禁忌：大便溏稀者慎用；服药期间忌食刺激性食物。

现代应用：本方能有效对抗血栓形成，亦可治疗、缓解各种外伤。

泽兰

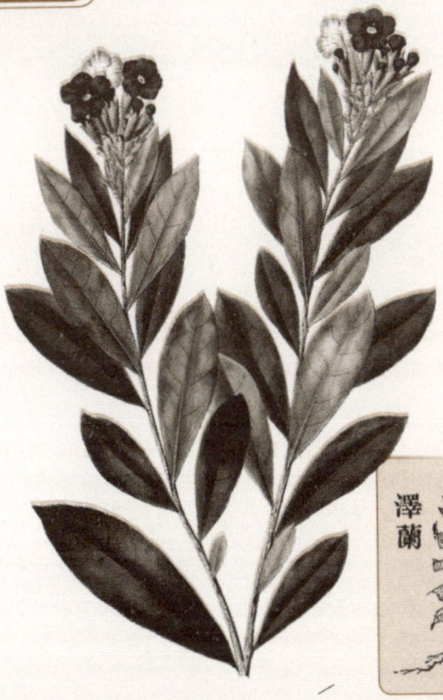

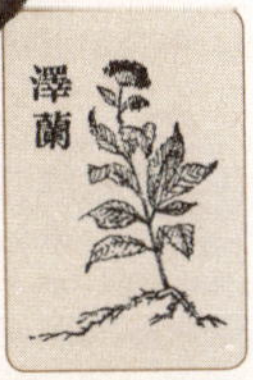

泽兰歌诀

泽兰甘苦，痈肿能消，
打扑伤损，肢体虚浮。

性味与归经：性微温，味苦、辛。归肝、脾经。

功效与主治：活血调经、利水消肿。主要用于治疗女性痛经、闭经以及产后淤滞腹痛之症。

建议用量：10～15g。

火疮急救方——烧伤后的紧急处理

如果被火烧伤，一定不能用冷水来冲洗，因为火疮遇冷水后会使热气更深地转入骨中，从而导致筋骨遭损而难以痊愈。

主治被火烧后昏厥不省人事的处方：

白蔹、黄芩各五两，栀子四十枚。

将以上三味中药切细，加五升水、一升油一起熬到水气消失，除去药渣，冷却后用来淋疮。两天后，就可任意用其它膏药来敷。

治金疮出血不止的处方：

当归二两 蒲黄一斤。

将以上两味中药碾成粉末，每次用酒送服方寸匙，一日两次。

治因金疮而内塞的散药处方：

黄耆、白芷、干姜、当归、芎穷、芍药、黄芩、续断各二两，附子半两，鹿茸三两，细辛一两。

将以上十一味治择捣筛碾成粉末，饭前用酒送服五分匙，每日三次，可增加到方寸匙。

【二物汤】

主治因金疮而导致的腹中淤血的处方：

葱白二十根，大麻子三升。

将以上两味中药分别捣熟，加水九升熬取汤药一升半，一次服完。如果淤血未排尽，可再服一剂就会吐出脓血。

葱

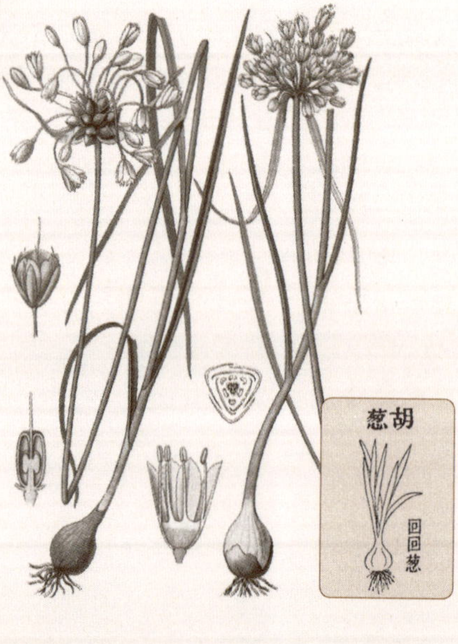

葱白歌诀

葱白辛温，发表出汗，
伤寒头疼，痈肿皆散。

性味与归经：性温，味辛。归肺、胃经。

功效与主治：发汗解表，散寒通阳。主治风寒感冒所致的恶寒、头痛、咳嗽、流涕等，同时还能使阳气上下顺接、通畅。

建议用量：3～9g。

狐臭漏腋方——清除各种奇怪体味

天生的狐臭很难治疗；被人传染的狐臭很容易治疗。如果想要彻底地根治，就要不间断地醋敷矾石散三年，同时还要进服五香丸，才可痊愈。凡是有狐臭的忌吃油菜以及辛辣，否则狐臭很难根治。

【治疗狐臭方】

辛夷、藁木、细辛、杜蘅、芎䓖各两分。

将以上五味草药分别切细，放入酒中浸泡一夜，次日煎取药汁，临睡之时敷在腋下，狐臭味全部消除后才可停敷。

【石灰散】

主治狐臭。

石灰一升，薰陆香、青木香、沉香、丁香各二两，橘皮、阳起石各三两，矾石四两。

将以上八味中药治后过筛，用绢袋装好，夹在腋下即可除去狐臭。

【六物敷方】

主治漏液，腋下湿而臭，生疮腋下以及足心、手掌、下阴、大腿内侧经常汗湿发臭。

干枸杞根、干蔷薇根、甘草各半两，商陆根、胡粉、滑石各一两。

将以上药治后过筛，用酒调和均匀，涂抹在患处，当微汗渗水，再涂，涂完三遍便可痊愈。

六物敷方

本方能缓解腋下出汗，有臭味，对腋下生疮及手掌、大腿内侧等部位发臭亦有疗效。

煎服方法：诸药研细，用酒调和均匀，涂抹在患处，当微汗渗水，再涂，涂完三遍便可痊愈。

服药禁忌：皮肤有外伤者慎用。

现代应用：本方能润泽肌肤，抑制汗液分泌。

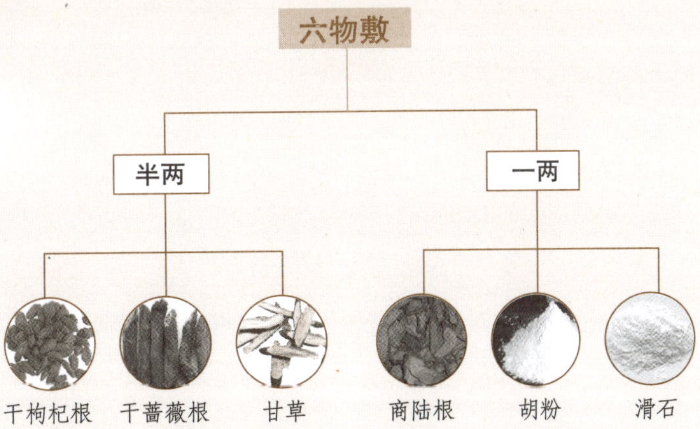

干枸杞根	干蔷薇根	甘草	商路根	胡粉	滑石
0.08元/g	0.04元/g	0.06元/g	0.04元/g	0.06元/g	0.01元/g

解毒方——误食中毒的急救方

治人们由于水土不服，或者误食而中毒。在这里记述神农氏以及黄帝解毒的药方和方法。

◉ 饮食中毒

1. 饮服黄龙汤、马尿以及犀角汁，可根治各种饮食中毒。

2. 取苦参三两切细，用酒两升半煮取药汁一升，顿服，可治疗饮食中毒。

3. 取小豆一升烧成末，服三方寸匙，可治疗吃六畜肉中毒。

4. 喝人乳汁，可治疗吃牛马肉中毒。

5. 如果吃了自死的六畜肉而中毒，用水送服黄柏末一方寸匙，稍隔一会儿再服一次，效果佳。

6. 每顿服用猪油一斤，可治疗吃动物肝脏中毒。

7. 把猪骨烧后研磨成粉末，用水送服一方寸匙，一日三次，可治疗吃野菜、马肝、马肉以及各种干肉中毒。

8. 煮橘皮取汁，完全冷后饮下，治疗吃鱼中毒。

9. 甘草、贝齿、胡粉各取等份，治后过筛，用水调和进服一方寸匙，治疗吃各种蔬菜中毒。

◉ 五石中毒

五石毒的厉害大家不会不知晓，这里录下那些药方用以治疗先已服过石药的人，目前五石的药方大都不复存在，因它们能危害生命。

钟乳石配白术和栝楼根，虽然可以主治肺引发的疾病，但是白术搭配钟乳石后，会导致短气胸塞，头痛，目疼。如果一开始服药就觉得体内有些异常，且与上面所述的病症，便立即服用葱白豉汤：

葱白半斤，豉两升，甘草、人参各三两。

将以上四味草药分别切细，先加一斗五升水煮葱白熬汤八升，再放入余药煮取药汁三升，分成三次服用。如果服用葱白豉汤毒不能解的话，可再服甘草汤：

甘草三两，葱白半斤，桂心二两，豉两升。

将以上四味草药分别切细，先加一斗五升水煮葱白熬汤八升，再放入余药煮取药汁三升，分三次服用。

葱白豉汤

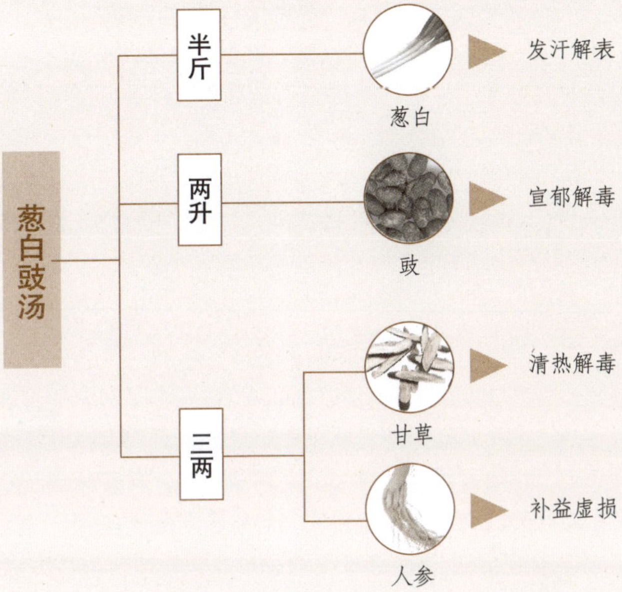

功效主治：本方具有解毒的功效，对药物中毒引起的胸闷气短、头晕眼痛具有解毒作用。

煎服方法：诸药研细，先加水煮葱白，再放入余药煮取药汁三升，分成三次服用。

服药禁忌：服药时忌食刺激性食物。

现代应用：本方能抗休克，增强人体新陈代谢，调节免疫系统功能。

葱白	豉	甘草	人参
0.002元/g	0.06元/g	0.06元/g	0.33元/g

解除药毒的民间验方

中毒类型	解毒验方	中毒类型	解毒验方
雄黄毒	煮防己汤	大戟毒	煎煮菖蒲，服药汤
矾石毒	煮大豆汁或煎白鹅膏	半夏毒	生姜汁及煮干姜汁
金银毒	煮葱汁口服	踯躅毒	内服栀子汁
铁粉毒	内服磁石粉	藜芦毒	雄黄或煮葱汁或温汤
防葵毒	葵根汁解百药毒，或甘草、荠苨，大、小豆汁	野葛毒	鸡蛋清、葛根汁、甘草汁、鸭头热血或猪油
石药毒	内服人参汁	乌头、天雄、附子毒	大豆汁、远志、防风、枣肉
桔梗毒	煮大米粥内服	莨菪毒	荠苨、甘草、犀角、蟹汁等均可
杏仁毒	内服蓝子汁	巴豆毒	煮黄连汁或大豆汁或生藿汁
甘遂毒	口服大豆汁	鸡蛋毒	可内服醇醋
芫花毒	防己、防风、甘草、桂汁	斑蝥、元青毒	猪油或猪油或大豆汁

疔肿、痈肿方——对疔肿、痈毒有显著疗效的方剂

生物类是秉承天地之气形成的，需要进行摄护才能生息，若是节制调养的功能失调，百病就会在人身上滋生。阴阳之气，遵循季节的变化，一年四季交替，它也会随之兴起变化。在交替时节，阴阳之气，会互相搏击，此时可能会引发各种暴虐之气。虽然这种暴虐之气，每个月都会有。但是交替之际的暴虐对人损害最大，忽然的大风、大雾、大寒、大热，如果不及时回避，人忽然受到这种邪气，就会侵入人的四肢，而忽然损伤皮肤，流注入经脉，于是使腠理壅塞阻隔，营气卫气淤结阻滞，阴阳之气不能够宣泄，就变成痈疽、疔毒、恶疮等诸多发肿之处。对于疔肿，如果不预防识别，会使人不超过一个时辰就死。如果等到疔肿完全发作才去求处方，患者已经进入棺材了。

所以，善于养生的人，须及早识别了解治疗疔肿的方法，如果这样凡是疮痍之毒都没有能够从手中逃脱的了。凡是治疗疔肿，都刺疔肿的中心直到疼痛，又刺疮的四边十余下到出血，去除血后敷药，使药气能够进入到针孔中为好。如果药不能到达疮里面，治疗起来就不得力。另外，患者的肿处常常生在口中、颊边、舌上，看起来赤黑如珠子，剧痛得钻心，这是秋冬寒毒长期淤结在皮肤中，变化而成的。如果不立即治疗，其寒毒之根日夜生长，流入全身经脉通道，如箭射入身体中，使人不能动弹。如果不注意忌口味、房事，很快就会死亡。经过五、六天不痊愈，眼中就如同见到火光一样感到耀眼，心神昏乱，口中发干，郁闷烦乱，就会死亡了。

疔肿的种类很多，有麻子疔、石疔、雄疔、雌疔、火疔、烂疔、三十六疔又称黑疱，蛇眼疔、盐肤疔、水洗疔，这里提到的十种疔疮，生长初期一般会感觉先痒后痛，先寒后热，热稳定后就会得寒，多数病人可能出现四肢无力，全身沉重，心闷头痛，睡觉不宁易做恶噩梦，眼力模糊，似老人般老眼昏花。呕吐是严重的表现，出现这种症状就很难治愈。麻子疔的患者会感觉浑身痒，从头痒到尾。要是疮早日治愈，对于以上所要求的禁忌事项，患者要谨记，千万不要触犯。脊背强直，疮极痛不堪忍受，是犯了禁忌后的表现。此外还有浮沤疔、牛拘疔这两种疮，没有特别提及，是由于病症较轻，它们的寒热症状与大多疔疮相同。

治疗肿病，害怕看见麻勃的：

胡麻、烛烬、针沙各等份。

以上三味药研成粉末，配上醋调和均匀涂敷在疮处。

治一切疔肿，拔疮根：

以取成一色的苍耳根茎苗子烧成灰，把醋和淘米水混合后将灰放进去搅拌后调成如泥地沉淀物来涂肿疮处，涂处干后立即再涂换。

疔肿痈疽的发病与分类

疔肿痈疽

- 麻子疔
- 石疔
- 雄疔
- 雌疔
- 火疔
- 烂疔
- 三十六疔
- 蛇眼疔
- 盐肤疔
- 水洗疔

十种常见疔疮，最初的症状均为先痒后疼，先寒后热，患者多数都会出现四肢无力，浑身疼痛，以及呕吐的现象，此时应尽早治疗，注意饮食，避免夫妻同房。

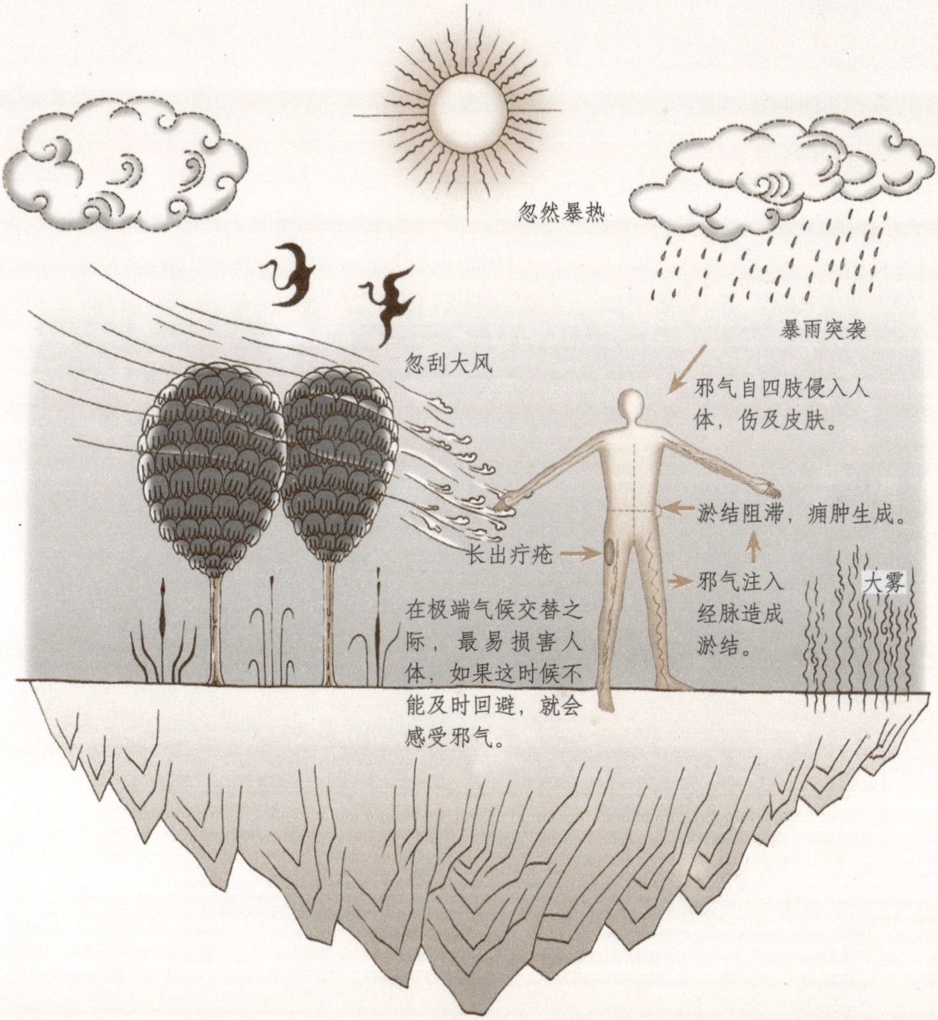

痈疽刚发作时的轻微的症候：有长似小疖的，也有白脓如米粒大的，疼痛程度不同的，有严重与轻微之分。由于表现不明显，需要我们仔细观察，时时关注自己的身体异常，警惕病症发作，一经确诊就要极快治疗，迅速服药并且忌好口，及早除去痈毒。治疗疔疮时，可以先用针刺疮的中心，深入疮根，再刺四周，刺出血，用刀刮取一些外用药来涂在疮上。病情较轻的，外用药一日两次，疮根就会烂出，迅速痊愈。

各种痈类，无论形状大小，只要在刚发觉时，病还未正式形成之前，即刻取手掌大的一片阿胶，把它放在温水中浸泡软化，在痈的当头处开一个钱孔大的孔把大小相当的胶片贴在痈疮的肿处，不久就会被吸干，若没有脓的，疮就马上停止生长，并且结痂，若已生脓的，脓则会自行流出，若没有流脓，则可用锋针在疮孔上刺破脓，使其被动流出。直到疮痈治愈后方可洗去已经粘在脓疮上的阿胶。

【黄耆竹叶汤】

治痈疽发于背部。

大枣三十枚，黄耆、甘草、麦门冬、黄芩、芍药各三两，当归、人参、石膏、芎䓖、半夏各二两，生姜五两，生地黄八两，淡竹叶一握。

以上十四味药分别切细，用一斗两升水先煮竹叶，取一斗，去渣加入其它药，一起熬取三升汤药。一日四次，白天三次，夜间一次，每次间隔如人行走三十里路的时间，即间隔一餐饭的时间。

【八味黄耆散】

黄耆、芎䓖、大黄、黄连、芍药、莽草、黄芩、栀子仁各等份。

以上药拣择捣筛后制成散药，选用鸡蛋清调和成泥，涂摸在旧帛布上，按照肿的大小来敷，吸干了再换。若是疮开口的，涂在疮上，只需开一个小孔来透气。

【五香汤】

主治热毒气突然肿痛结成核，人头痛，恶寒发热、气急。

青木香、藿香、沉香、丁香、薰陆香各一两。

以上五味药分别切细，用五升水来熬取两升汤药，一日三次，一天服完一剂药，把药渣抹在肿处治疗效果更见效。

【藜芦膏】

治疗肿有尖头并呈赤色广呙癣、头疮， 经年的浅疮。

藜芦二分，黄连、矾石、雄黄、松脂、黄芩各八分。

以上六味药研为末，用两升二合猪脂熬到药熔化，搅拌调均匀后敷在肿处。

认识皮肤表面痈肿

背部痈

痈刚发作时，是粟粒样白头，之后红肿范围逐渐扩大，呈蜂窝状，周围组织红肿硬结，疼痛剧烈。

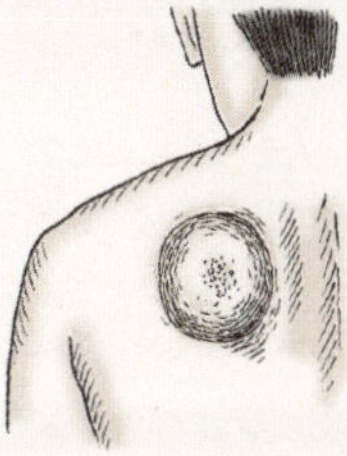

十字切口

痈刚开始发作时，可以采用新鲜草药或金黄膏外敷，在脓肿形成或坏死未脱落时，可作“+”、“++”形切开引流。

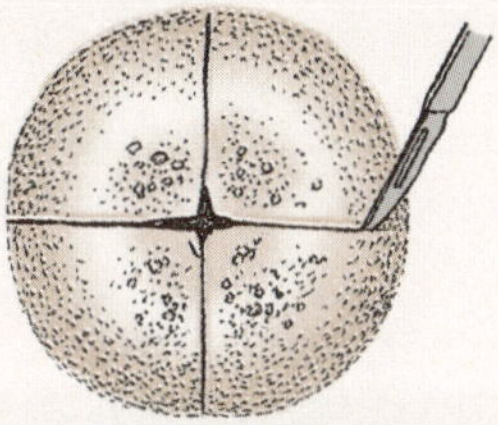

痈的切面

患者体温在38℃～39℃左右，严重者可能会出现高热、寒颤、头痛、头昏等症状，以至最后形成全身性感染。

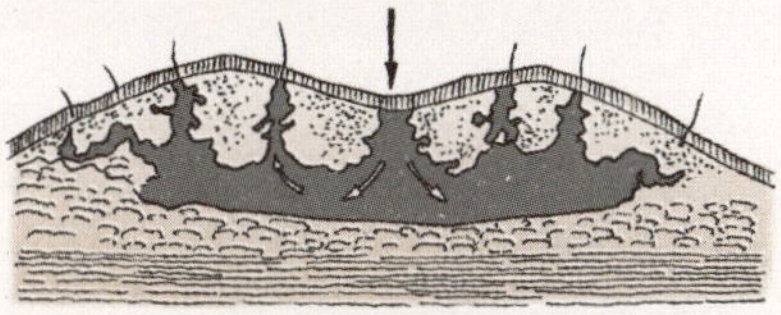

八味黄耆散

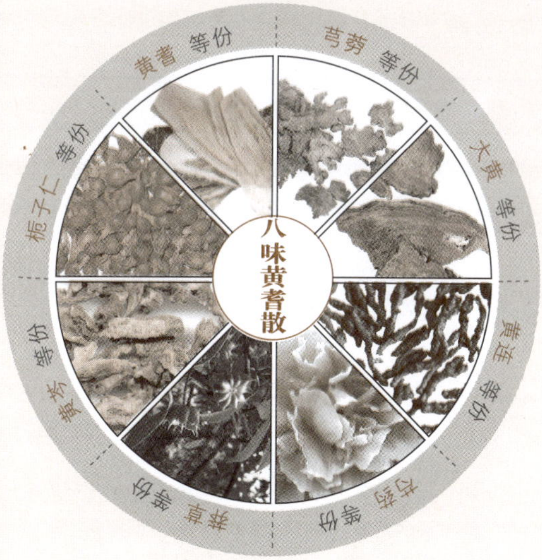

功效与主治

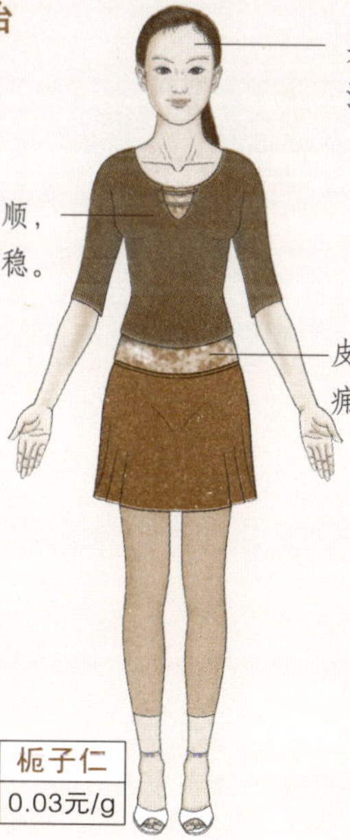

黄耆	芎䓖	大黄	黄连	芍药	莽草	黄芩	栀子仁
0.08元/g	0.08元/g	0.03元/g	0.15元/g	0.07元/g	0.06 元/g	0.04元/g	0.03元/g

煎服方法：诸药制散，用鸡蛋清调和成泥，涂在疮上。每日一次。

服药禁忌：用药期间忌食刺激性食物。

现代应用：本方能杀菌、消炎、止痛，能有效治疗多种皮肤病。

丹毒方——上火的内服与外用药

丹毒又叫天火，是肌肉中忽然生长出的像手掌那样大，颜色红如丹涂的可能引发人全身发痒的肿块。有的血丹，肌肉中会有突起的肿块，并且疼痛瘙痒，虚肿得呈现吹状，发作为隐疹了。鸡冠丹，因其肉上粟粟像鸡冠肌理的红色突起，又被叫为茱萸丹，大如连钱，小似麻豆粒。水丹常生长在人的大腿及阴部，患者出现周身发热，遇到水湿相搏击便郁结成为丹毒，色呈明晃晃的黄赤，皮肤中像有水一样。以下介绍一些治疗丹毒的药方。

【升麻膏】

治疗各种毒肿。

栀子四十枚，升麻、白薇、漏芦、连翘、芒硝、黄芩各二两，蛇衔、枳实各三两，接骨木四两。

以上十味药轻微地捣，先用三升水浸泡半天，再用五升猪膏来熬到水气出尽时，过滤掉药渣熬成膏药，用来涂敷疮肿处，一日三次，要趁热敷用。

【升麻拓汤】

治疗丹毒、丹疹、赤毒肿。

栀子二十枚，升麻、漏芦、芒硝、黄芩各三两，接骨木五两。

以上六味药分别切细，用一斗水浸片刻，然后熬取七升汤药，待其冷后，用旧帛布染汁后拓涂在各种丹毒上，浸湿疮。

治疗各种丹毒：

把芸苔菜捣得熟烂用来厚厚地敷于患处，肿患不久就会消。

治疗红色流肿丹毒：

捣碎大麻子若干，用水调和均匀后敷抹在患处。

治疗小儿丹毒：

捣碎一握马齿苋后轧压成汁，取汁饮下，将渣敷在患处。

治疗小儿五色丹：

捣碎蒴叶来涂敷在患处上。

治疗小儿赤丹：

取芸苔叶压成汁后，服三合，将渣敷在患处上。也可以将芸苔研磨为末，用鸡蛋清调均匀来涂患处。

治疗小儿火丹，丹毒赤色如朱进入皮肤：

将豉研磨成末，用醋调和均匀后来涂敷在患处。

治疗小儿天灶火丹，病发作于大腿骨间，小儿不出100天，冲犯行路灶君；由热邪流下引发的小孩阴头赤肿出血：

五合鲫鱼肉锉，五合赤小豆末。

以上两味药捣碎后，用少量水调和均匀，涂抹于患处。

升麻拓汤

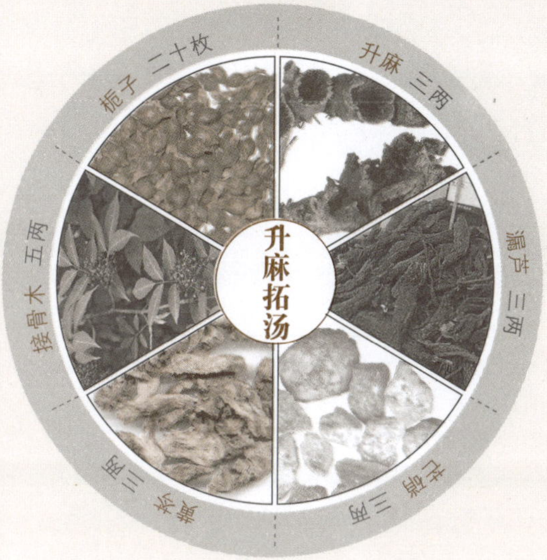

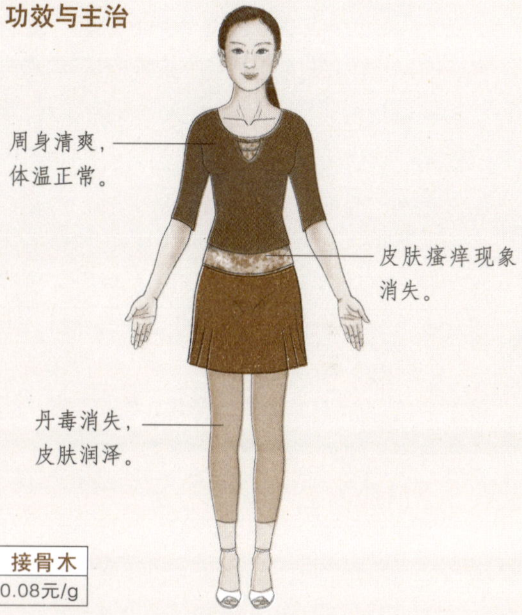

栀子	升麻	漏芦	芒硝	黄芩	接骨木
0.03元/g	0.04元/g	0.06元/g	0.01元/g	0.04元/g	0.08元/g

煎服方法：诸药研细，用一斗水浸片刻，然后熬取七升汤药，待其冷后涂抹外用。

服药禁忌：用药期间忌食刺激性食物。

现代应用：本方有较强的抗菌、杀菌、消炎和解热作用，外用对皮肤病的疗效甚佳。

接骨木

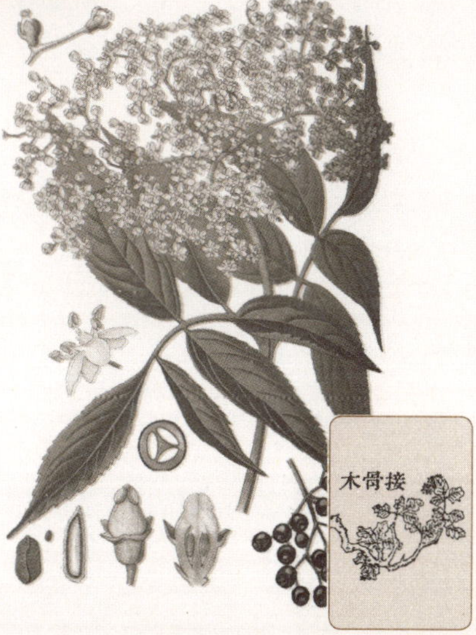

接骨木歌诀

接骨木平，味甘无毒，
止痛活血，利湿祛风。

性味与归经：性平，味甘、苦。归肝经。

功效与主治：活血止血，祛风利湿。主治痛风、风疹、风湿痹痛、外伤出血以及骨折等症。现代医学研究认为，本品还能治疗急慢性肾炎。

建议用量：15～30g。

发背方——背部痈肿的调理

凡疮发在背部的，都是因服食丹药、五石、寒食更生散所引起的，但究其原因会是各种各样，有的只服用过钟乳，有的平时不服药却自发作于背部的，这大多是由于上代人服用引发疾病的药遗传给了下代。发背大多发生在背部两肩胛之间，发病之初似粟米那样大，可能疼痛可能发痒，色呈赤红，等到发现疮日渐长大时，十天内人就可能死亡。人得了这种病要注意禁忌，不要吃面食、饮酒、食五辛等。

人若服用石药就必须辛苦劳作，使四体充分运动，充满力量，若非如此，他很有可能会发作痈肿；这样的人也要克服自己的惰性，脱离安逸和太过温暖，让自己多受寒冻，这种辛劳与求苦，是为了避免发生痈肿并延长寿命。

发背是在脚背有肿处，肿头白得像黍粟，四周连接，肿处呈赤黑，人心烦意闷。得了这种病需要做好禁忌，不要行房事，戒酒、肉、蒜、面之类。要是不采取针灸治疗，病很快就会侵入内脏致人死亡。要针灸，需要在疮上灸七百到八百壮。

【内补散】

治疗背部痈疽，溃破脓烂。

当归、桂心各二两，人参、芎䓖、厚朴、防风、甘草、白芷、桔梗各一两。

以上九味拣择捣筛后制成药散，一日五次，白天三次，夜间两次，每次服用一方寸匙，用酒送服。《外台秘要》中亦有类似方子只是不用防风、甘草、白芷三味。

芎䓖

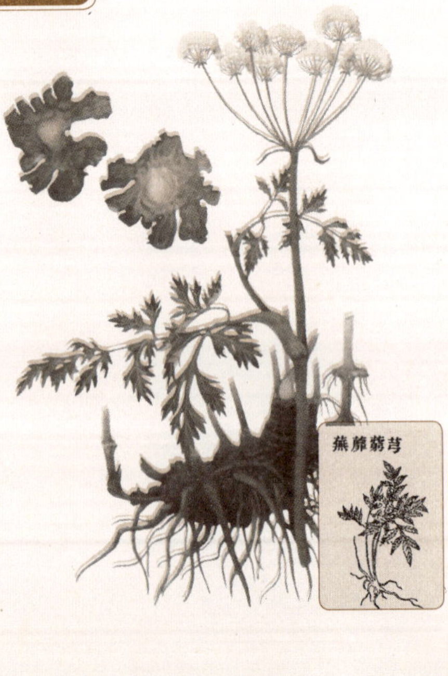

芎䓖歌诀

芎䓖辛温，活血通经，
除寒行气，散风止痛。

性味与归经： 性温，味辛。归心、肝、胆经。

功效与主治： 活血行气，祛风止痛。主治血淤气滞引起的各种疼痛之症，如头痛、风湿痹痛等。

建议用量： 3～9g。

隐疹方——赶走隐疹的常见方剂

风邪侵入肌肤会使肌肤虚弱，真气涣散，被寒邪侵害的皮肤，外发腠理毛孔刚张开，邪气任意穿行，由于失去保护，皮肤会变得发痒。风疹的瘙痒，赤疹的烦痒，白疹的躁痒都是这一原因引起的。赤疹患者，会感觉有蚊虫叮咬，你挠后会愈发严重，甚至起疙瘩，并且这种感觉引起你心情郁闷、烦躁；用手搔后不久就又发展成赤疹。患白疹的也有同种感觉。赤疹往往会在病人心烦体热时发作，天冷人凉即止。而白疹恰恰相反，会在天阴冷湿潮时发作。熬矾石汁擦拭患处可治疗白疹，熬蒴混合上少量酒来洗浴身体，熬石南汁和用水熬枳实汁来擦拭患处，可治疗赤疹，用治丹毒的方法可治疗被称为风屎或风尸的隐疹。

【大豆汤】

治疗风瘙隐疹。

取三升大豆，加六升酒熬至四五沸，一日三次，每次服一盏。

治疗隐疹痒痛

大黄、升麻、黄柏、当归、防风、芍药、黄芩、青木香、甘草各二两，枫香五两，芒硝一两，地黄汁一升。

以上十一味药分别切细，用一斗水来熬取三升半，过滤掉渣，加入芒硝让它融化。用帛浸染药汁后拓在患处约一顿饭功夫，每天四五次。

风邪、阳气与隐疹

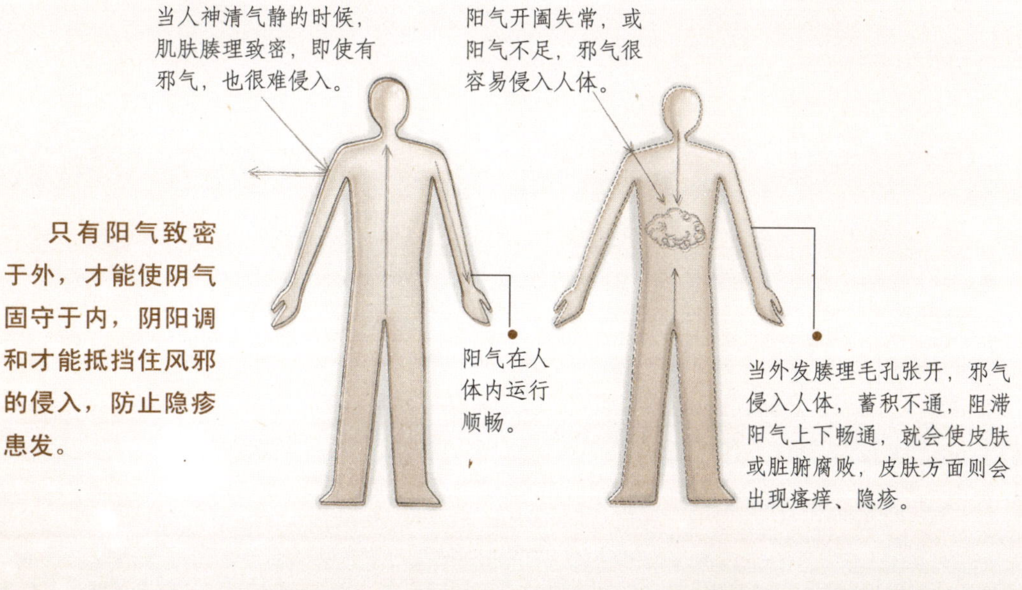

瘭疽方——化肿解毒有妙方

瘭疽，是生长在肌肉中的点子，病根深到肌肉里，有根而不浮肿，痛伤时与心相应，它来得突然，一般的似豆粒般大小，严重的能像梅子、李子一样大，小时如黍粟，有的呈红色或呈黑色，有的呈青色或呈白色，症状不确定，经过的时间久了便四周都肿，白色疱疮黯熟成紫黑色，能够使筋骨烂坏。发病之初指头先发作黯黑色疱疮，此后会出现红肿黑黯，剧痛揪心，要是毒气扩散发作，就会沿着经脉进入内脏器官，致人死亡。南方人戏称之为拓着毒。要是疱疮出现在肉多且厚的地方可把它用刀割去，也可用烧好的烙铁把患处烙焦成黑炭，也可针灸患处一百壮，或饮用葵根汁、蓝青汁、犀角汁、升麻汁、竹沥黄龙汤等药方来治疗，通过针对除去热邪使病痊愈。这种病由于多发生在十根指头上，与代指相似之处，医生如果不明确两者的本质区别，出现误诊，把它错当称代指，误了最佳的治愈时机，病就会沿着经脉进入人的内脏致人死亡。先前南方人通过斩去患者手指的办法治疗此病。

【治瘭疽】

射干、甘草、枳实、干地黄、升麻、黄芩各二两，犀角六分，前胡三分，大黄、麝香各二分。

以上十味药分别切细，用九升水来熬前八味药，取三升，加入大黄，第一次沸后去掉药渣，加入两分麝香，此药分成三次服用。《外台》书中讲方子中无黄芩，《翼》中此方无黄芩，另外添加上了麻黄、白薇、枳实、升麻、松叶。

【苦瓠散】

治疗浸淫疮。

蛇蜕皮、蜂房各半两，苦瓠一两，梁上尘一合，大豆半合。

以上五味拣选捣碎过筛后制成散药粉，一日三次，把药粉放少量水做成粥状调匀后将其涂在干净的纸上，把纸帖于患处。《古今录验》也讲此方，只是方子中不用大豆。

治手足皴裂疼痛：

芎䓖三分，蜀椒两分，白芷、防风、盐各一两。

以上五味药分别切细，用四升水熬浓汁来涂患处，也可配上猪脂将五味药煎好，涂抹于患处。

治疗恶露疮：

捣碎薤白将其涂敷在疮口上，同时用艾灸方法，点燃大艾炷在药上灸，使热气进入体内，排除脓毒，病可愈。

治疗反花疮、积年诸疮、长期不愈的各类肿、恶疮、漏疮：

取牛蒡根捣碎，混腊月里的猪脂油调和好后涂敷在疮上，封住使病扩展的源头。

治瘰疽

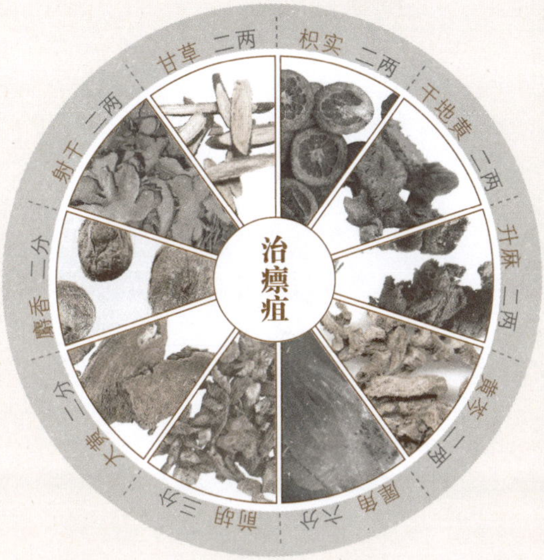

功效与主治

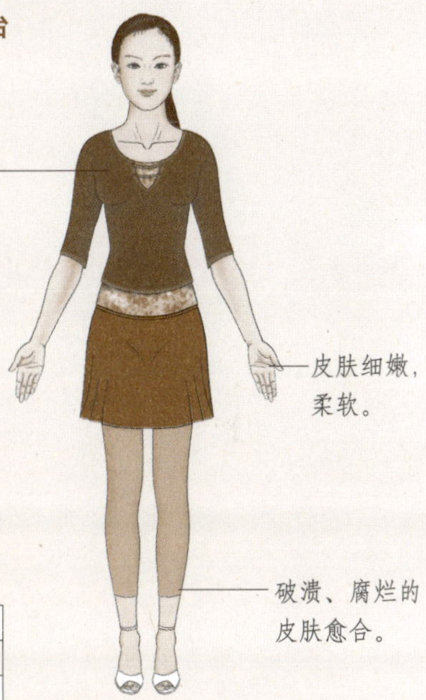

射干	甘草	枳实	干地黄	升麻
0.1元/g	0.06元/g	0.05元/g	0.09元/g	0.04元/g
黄芩	犀角	前胡	大黄	麝香
0.04元/g	0.44元/g	0.05元/g	0.03元/g	150元/g

煎服方法：用九升水来熬前八味药，取三升，后加入大黄和麝香，此药分成三次服用。

服药禁忌：孕妇忌用；服药期间忌食刺激性食物。

现代应用：本方能抑菌消炎，增强机体免疫力，提高抗病能力。

蚤休

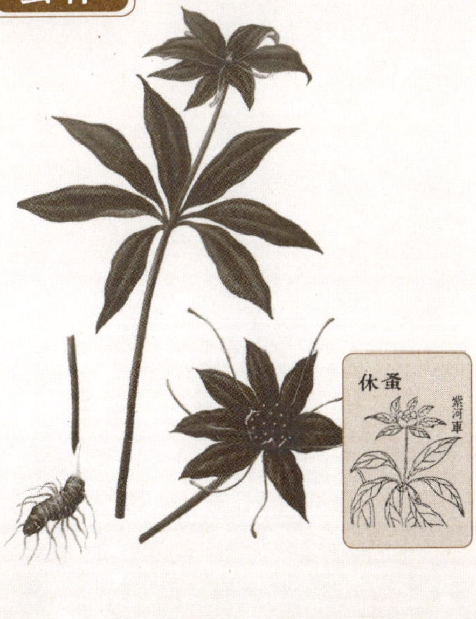

蚤休歌诀

蚤休微寒，清热解毒，
痈疽蛇伤，熄风定惊。

性味与归经：性寒，味苦、辛。归心、肺经。

功效与主治：清热解毒，平肝熄风，止咳平喘。主治各种痈肿、疔疮，外用还可治疗毒蛇咬伤，另对小儿惊风、抽搐有疗效。

建议用量：3～6g。

卷十三 · 养性·枏食治·平脉

【内补散】

治疗背部痈疽，溃破脓烂。

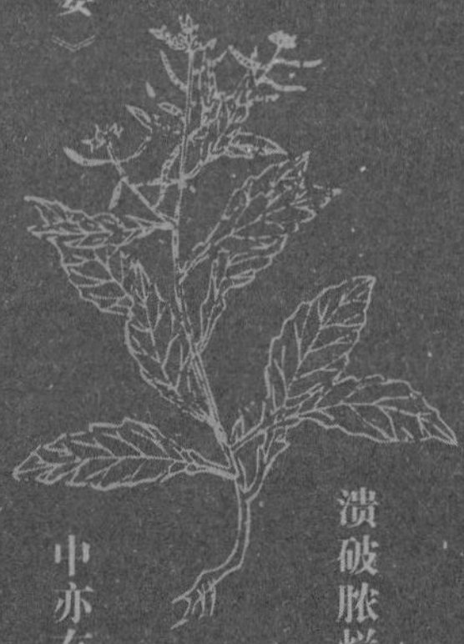

当归、桂心各二两，人参、芎䓖、厚朴、防风、甘草、白芷、桔梗各一两。

以上九味拣择捣筛后制成药散，一日五次，白天三次，夜间两次，每次服用一方寸匙，用酒送服。《外台秘要》中亦有类似方子只是不用防风、甘草、白芷三味。

【大豆汤】

治疗风瘙隐疹。

取三升大豆，加六升酒煮至四五沸，一日三次，每次服一盏。

治疗隐疹痒痛

大黄、升麻、黄柏、当归、防风、芍药、黄芩、青木香、甘草各二两，枫香五两，芒硝一两，地黄汁一升

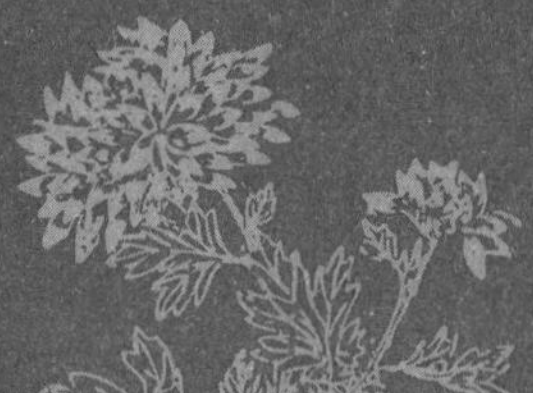

本篇主要介绍的是人们的日常起居养生，从起居到饮食，翔实地介绍古人长寿保健秘诀。并对医生诊脉的要点及常见脉象进行分类概述。

本章目录

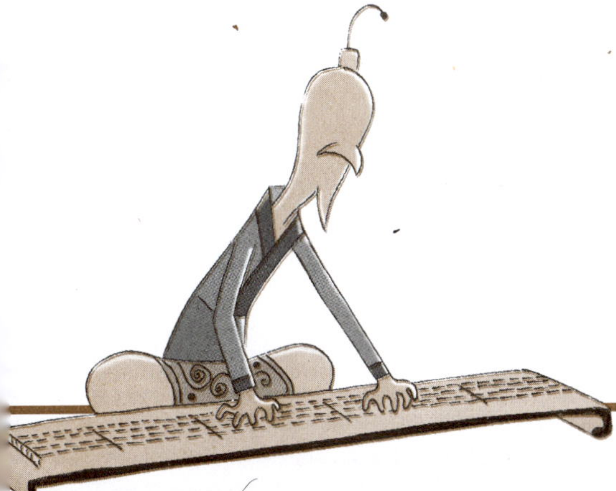

养性序论

扁鹊说：黄帝曾说过，一刻时间内，人大约呼吸一百三十五次，十刻一千三百五十次，百刻一万三千五百次。人生在世，与其慨叹时光的流逝，不如去做些对生命有益的事情。我常想：一日一夜有十二个时辰，百日百夜有一千二百个，万日万夜有一十二万个，正好是三十年。一个人活到九十岁，也只能拥有三十六万个时辰，短暂的都不能和朝菌、蟪蛄相比啊。那为什么不善自摄护，而放纵情欲，追逐名利，永不满足呢？也许只有修身养性的人懂得其中道理，名和利都是可有可无的。世风日下，人们都放纵淫逸而丧失性命，空闲的日子我粗略地写下有关养性的内容，来褒扬人伦之道，期待知己作同路人。

养性，即通过修炼使人的秉性向善。人性向善，那身体内外百病不侵，不生祸乱灾害，此乃养性要旨。善于养性的人的原则就是防范于未然。所以除了服药、炼功，还要兼修品行，因为品行完备了，即使没有药饵，也足以颐养天年。反之如果德行不完备，即使服用玉液金丹，也不能延年益寿。因此老子言：善于摄护的人，他完备的道德会带来福祉，周游各地也不会碰到老虎之类的猛兽，不可能服药就获得长寿！德行完备的圣人用药饵的原因，是想挽救有过失的人。但愚昧的人即使一生疾病缠身也没有后悔之心。这也正是像巫彭、岐伯、医和、俞跗这样的良医，现在不复存在的原因。

嵇康说养生有五大难处：名利之心不除；喜怒之意不去；声色之心不除；膏粱厚味不绝；神情忧虑精神散乱。只要五难存在，即使吟诵养生的至理名言，吃食物的精华，呼吸天地精气，仍然会损害操节、缩短寿命。养生的大旨就是要排除这五难，增加诚信，周全道德，自会福寿延年。此外还有一类人，虽然心中时刻谨记仁义，但积善不多，就稍次了。

黄帝问岐伯：听说上古的人，到一百岁，动作也不会衰老。现代人才五十岁，动作就很衰老了。是时代不同了，还是失去了养生之道呢？岐伯说：上古的人，大都知晓养生的道理，效法自然，明白术数，饮食有节，作息规律，操劳适度，从而形体和精神相称合，尽享天年，度过百岁才死去。而现在的人喝酒就像喝水，好逸恶劳，纵情色欲，竭尽精气，散失真元。只图一时之快，酒醉至极还肆行房事，违背了养生的原则，作息不规律，所以到五十岁即衰老了。

在上古时代，人之所以没病，在于遵从修养道理者的教诲，适时回避四时不正的虚邪贼风；保持思想上恬淡虚无，居藏真气于内，内守精神而不耗散。一切都和养生之道一致，就可避免不正当的嗜好干扰视听和淫乱邪说迷惑心志，不再害怕外物的影响。也因此他们精神安闲，清心寡欲；心境安定，无忧无虑；形体劳而不过分疲倦；真气平和而调顺；心想事成，吃穿舒服，随遇而安，没有虚荣，朴实自然，平易近人。完备的养生之道是他们能够过百岁而不衰颓的原因！总之，恣情纵欲，生命就如晨露一样短暂；凡事有节制，将息调理得当，就会健康长寿。

养生的四种境界

在中国的传统文化中，寿命超出平常人水平的有四种人，分别是真人、至人、圣人和贤人。

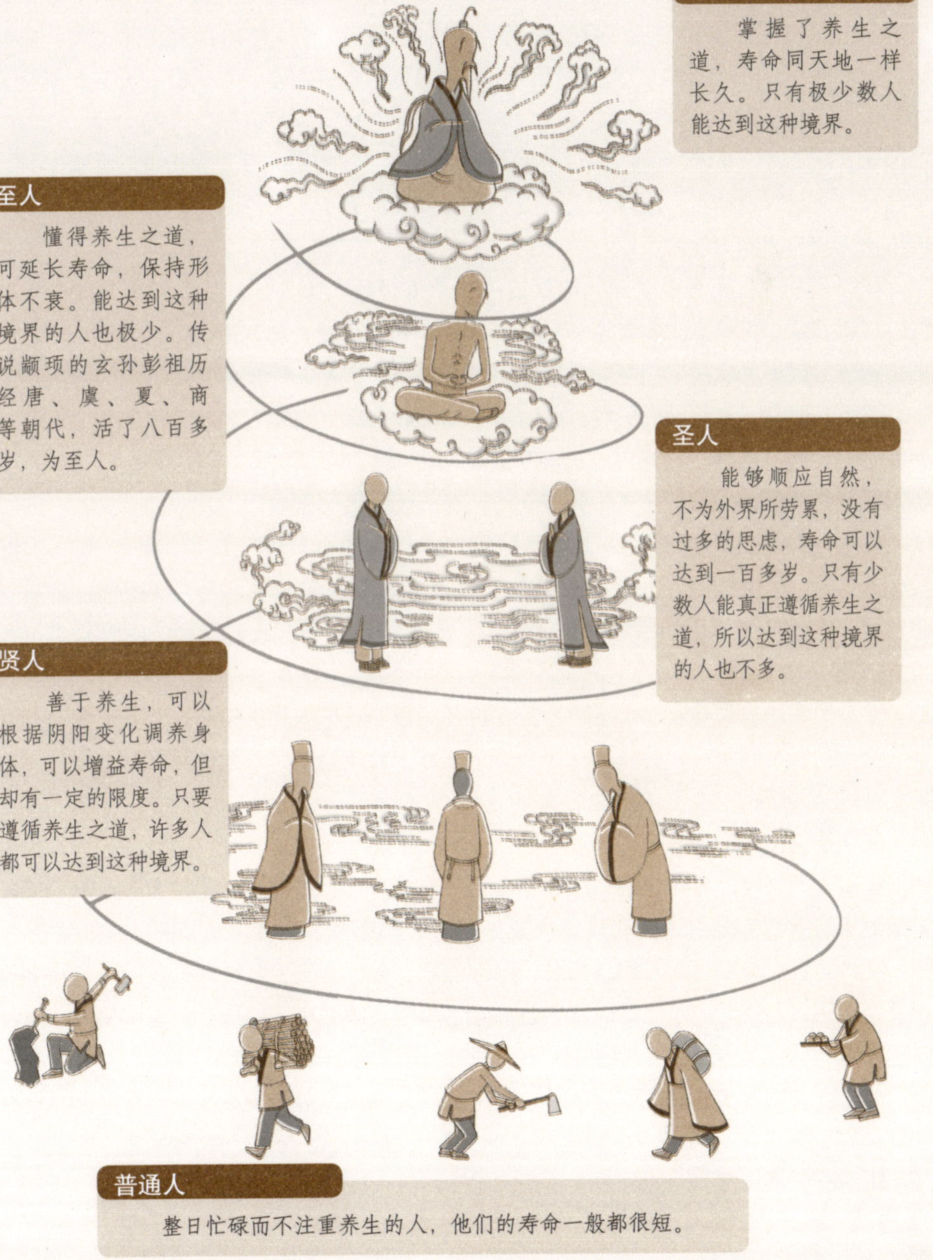

真人

掌握了养生之道，寿命同天地一样长久。只有极少数人能达到这种境界。

至人

懂得养生之道，可延长寿命，保持形体不衰。能达到这种境界的人也极少。传说颛顼的玄孙彭祖历经唐、虞、夏、商等朝代，活了八百多岁，为至人。

圣人

能够顺应自然，不为外界所劳累，没有过多的思虑，寿命可以达到一百多岁。只有少数人能真正遵循养生之道，所以达到这种境界的人也不多。

贤人

善于养生，可以根据阴阳变化调养身体，可以增益寿命，但却有一定的限度。只要遵循养生之道，许多人都可以达到这种境界。

普通人

整日忙碌而不注重养生的人，他们的寿命一般都很短。

岐伯说：四十岁时人体内的阴阳之气只剩一半，日常起居会显得衰老；五十岁会时眼不明耳不聪，身体沉重；六十岁时气力开始衰竭，九窍不通利，上实下虚，时常流涕泪。人身体的秉赋都差不多，但懂得这个道理的人，可保身体强健，老当益壮，气力有余，耳聪目明，更加注重自然之理；反之肆意妄为的人则容易衰老，气力不足。这也是圣人修身养性的方法：淡泊滋味，恬淡无为，使精神得以固守，让身心畅快适意，结果就是与天地齐寿，生命无穷。

春季三个月，欣欣向荣，万象更新。为适应春天生养、应和春阳生发之气，应当早睡早起，披发散步，舒缓形体、神志舒活。反之如果春天生养不足，那供给夏天盛长的物质基础也就差了，进而伤肝，导致夏天寒变的病。

夏季三个月，草木繁秀，开花结果，天地阴阳之气相交。白天太长也应早睡早起，保持心平气和，才会容色秀美，腠理宣通，夏气疏泄，打好夏天长养的基础。如果违反了这一道理，供给秋天收养的能力就差了，心会受伤，秋天就会得痁疾，冬天会生病。

秋季三个月，无暑湿之气，地气清朗；草木成熟，天气劲急。此时应舒缓、收敛肃杀之气，早睡早起，保持意志安定不外弛，即精神平和不急躁，肺气清朗，达到秋天“收养”。如果违背了，供给冬季潜藏之气的能力差了，肺会受伤，冬天就会生完谷不化的飧泄病。

冬季三个月，万物潜伏闭藏。此时应早睡晚起，等到日出再起床，避免扰动阳气，使意志如伏似藏，如有所得。此外还应该避寒保温，防止皮肤腠理开泄出汗，使阳气衰竭。如果违背了，供给春季生养的能力差了，肾会受伤，春天就会生痿厥病。

自然的四季推移，形成了生长收藏的规律；加上五行的变化，产生了寒暑燥湿风的气候。人的五脏化生五气，发为喜怒悲忧恐的情志。大怒伤阴气，大喜伤阳气；寒暑外侵，又会伤形体。因此只有调节喜怒、调适寒暑，生命才会安固。人若能顺应四时来摄护，就不会夭折枉死。

仲长统说：王公卿士的宫室中，美女侍妾无数。这些人足不出户，白天纸醉金迷，夜晚放纵情欲，整天不问世事，耳闻目见皆是奢靡淫邪，耗竭精血。导致的结果就是上行下效，生育紊乱，过早的结婚、生子，肆行交媾。

抱朴子说：难道身体受损都是色欲导致的吗？仲长统说：不是！明智的人懂得长生的关键在于房中，不仅可以延年除病，而且不会自己伤害自己。不懂得养生之术的人则如冰杯盛汤、羽苞蓄火。才思不足却过度思考，力量不足却强力撑举，以及深忧重喜、跳足喘乏、欢呼哭泣、憔悴悲哀、纵欲过度、作息失时、沉醉呕吐、久谈言笑、吃饱即睡、阴阳不交等等。伤害积累到尽头，人便早亡了。所以养生忌讳以下事情：睡眠过度，过分劳累、悠闲，车马劳顿，向远处吐口水，疾步行进，极度地听看，长时间静坐、站立，饮酒当风，频频沐浴，幻想连翩，吃生冷食物过多。夜晚露天睡卧，睡中用扇，天热之前换上单衣，天寒之前穿上厚衣。极度口渴时饮水过多，极度饥饿时吃的过饱。夏天过于贪凉，冬天穿得过暖。五味偏多伤五脏（咸味伤心，辛味伤肝，酸味伤脾，苦味伤肺；甜味伤肾）。

四季与养生

虽然人类有万物之灵的称号，但是在广袤无垠的自然界中，我们人类只是一个微不足道的个体而已，可再小的个体，也是一个独立的小宇宙，无时不刻的在与浩瀚的宇宙进行着互动，所以，人与自然界的关系是极为密切的。《内经》理论认为：天地是按照阴阳消长的规律转动不息的，所以我们的养生也要遵循这个规律，如果违反，必将使身体发病。

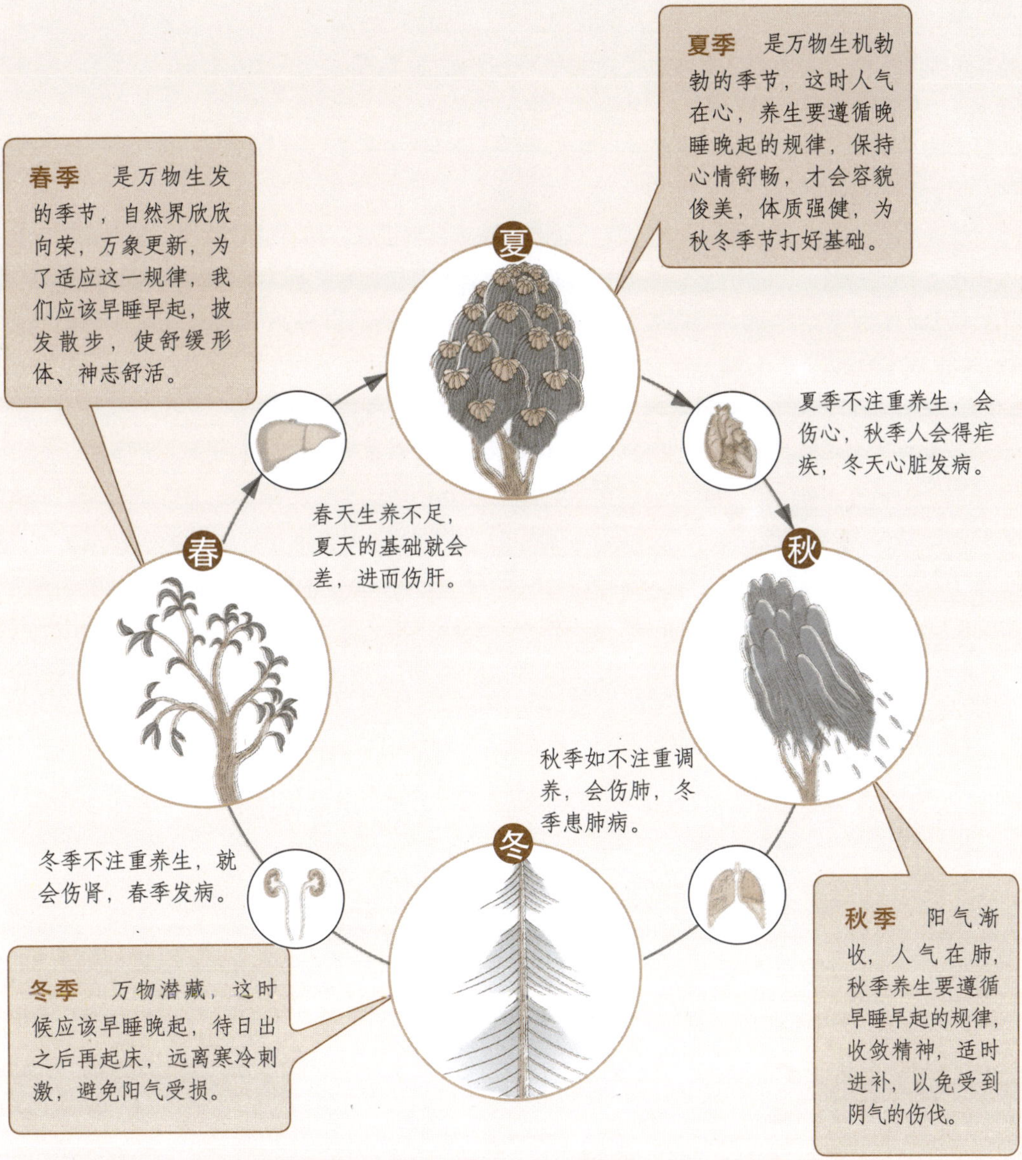

枏食治序论

我们需要明白的是身体、食物、疾病、药物及医生五者之间的关系。简言之，身体是人之凭借，食物是立命根本，疾病属于和气侵扰，而药物可治疗病痛，医生在于救济危急。作为医生，面对患者应当先洞察病源，中医里强调的“望闻问切”就是这个道理。知道了病症之所在，先用食物，若不愈，然后再用药，是为上策。

维系生命，需了解食物之相宜；祛除病患，应了解药物之禁忌，这是人们都应不断学习和认识的重要课题。如果能够用食物使身体疾病症状祛除，使肌体经脉恢复平衡，情志释放，精神焕发，则称得上是高明的医生，这是中医养生强调的极致，也是延年益寿的奥秘所在。

食物有酸、苦、甘、辛和咸五味，五味入口后会进入筋、血、气、胃、骨等不同的脏腑经络，因此也会有不同的症状表现。

过多地吃酸味食物，容易引起小便不通。当酸味食物进入胃后，酸性收涩，随气化出入比较困难，仅能经过上、中二焦，于是滞留胃中；胃中调和，功能正常，可以使酸味下注于膀胱，膀胱的皮非薄、濡软，遇酸容易卷曲收缩，进而造成膀胱口受阻不通，阻碍了尿液的通行，因此小便不通。

过多地吃甘味食物，临床表现为烦闷。这是因为甘入脾，脾主肌肉，甘味之气外通于肌肉，当甘味食物入胃后，气味非常柔弱微小，很难上行到上焦，而与水谷留积在胃中。这样甘味很容易使胃柔润，胃柔润则气行缓慢，进而导致体内之虫扰动不安，虫扰动不安则使人烦闷。

过多地吃苦味食物，容易使人作呕，这是因为苦味走骨，当苦味食物摄入胃后，其气燥且涌泄，五谷的气味都挡不住苦味，因此苦味之气行入下脘，三焦的通道也会受到影响闭而不通，进而造成水谷循环受阻，胃的功能失常，所以令人作呕。牙齿是骨的余部，苦味食物从齿门进入，又从齿门吐出，临床表现为牙齿黄黑而稀疏，由此得知苦味走骨。

过多地吃咸味食物，容易口渴，这是因为咸味走血，当咸味食物摄入胃后，咸味之气上走中焦输注到血脉，与血相合，随血循环，这样就造成血液浓稠，血液浓稠则胃中水液收涩，胃中水液收涩便干竭。

过多地吃辛味食物，容易使人心中郁闷不舒，这是因为辛味走气，辛味与卫气相伴而行，入胃后能走表、开发毛窍而与汗一同外出。当辛味食物摄入胃后，辛味之气经过上焦，并且禀受中焦的精微之气，进而将它们散布于肌表腠理，倘若姜、韭等的辛味熏蒸于上焦，营卫之气时常受其影响而回溜到心下，则很容易使人心中郁闷不舒，隐隐作痛.

五味与五脏疾病

五味，即酸、甘、苦、咸、辛五种味道，中医认为，五脏与五味并不是独立存在的个体，而是有着一一对应的关系，当五味摄取不当时，可能诱发五脏疾病，与之相应，如果五脏生病，也可根据其喜好之味，或泻或补采取治疗。

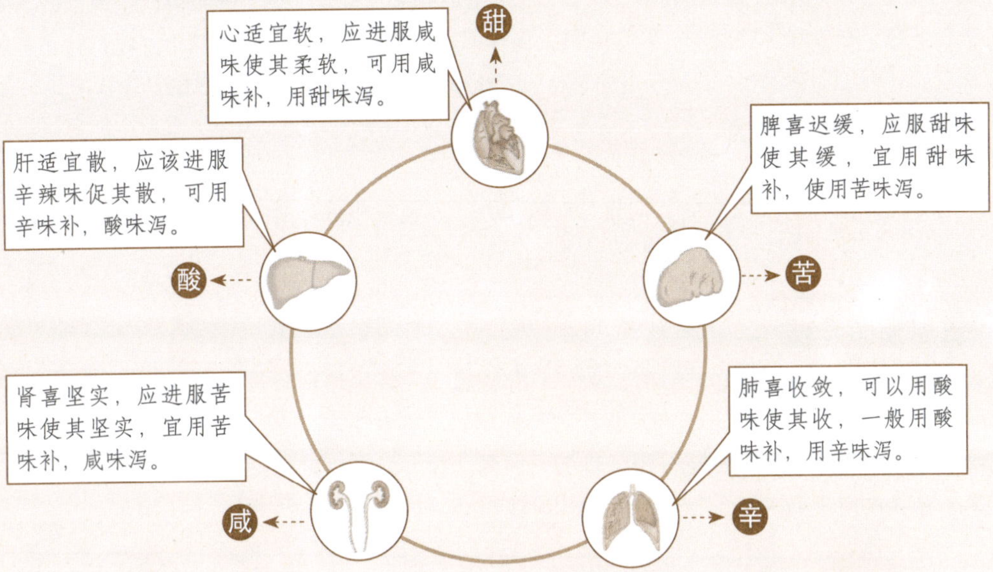

五味、五脏与季节饮食

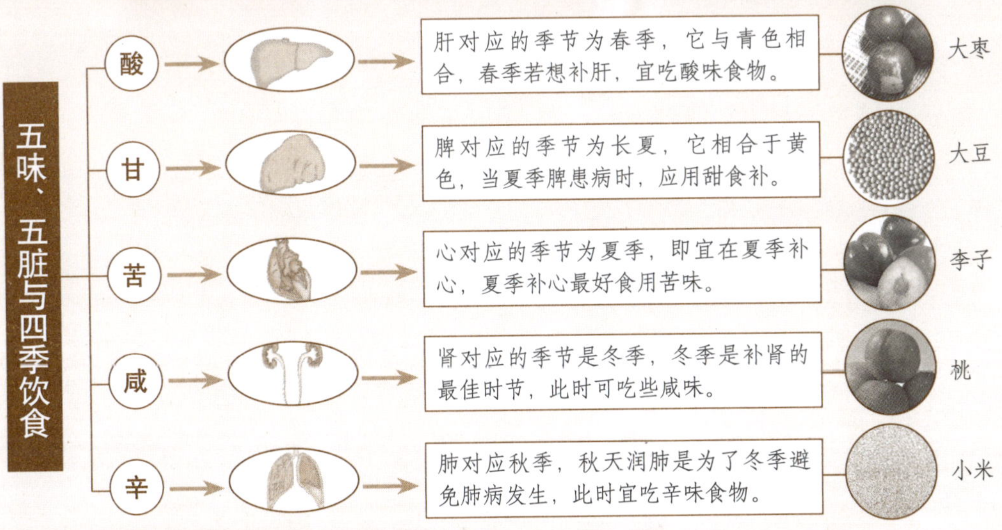

由食物五味对机体脏器的影响，我们还可以了解到食物五味对所有生物性情的决定性作用。比如食谷生物有智慧而劳神，食风生物富有灵性而轻健能飞，食肉生物勇猛而多怒，食气生物平和宁静而寿命很长，食草生物则愚蠢痴呆而力大。

人体脏器与五色、五味多有一一对应的关系。比如心在五行上属火，在五色上属红色，在五味上则宜苦味；肝在五行上属木、在五色上属青色，在五味上宜酸；脾在五行上属土，在五色上属黄色，在五味上宜甘味；肾在五行上属水，在五色上属黑色，在五味上宜咸；肺在五行上属金，在五色上属白色，在五味上宜辛，这些也是人体五脏与五行、五色的具体搭配。

◉ 五脏所合法

心与血脉相合，表现在面色；肺与皮肤相合，表现在体毛；肝与筋相合，表现在爪；肾与骨结合，表现在头发。脾与肉相合，表现在唇。

◉ 五脏所宜食法

心脏患病，可吃羊肉、麦、杏、薤等；肺脏患病，建议进食黄黍、鸡肉、桃、葱；肝脏患病，最好进食犬肉、李、芝麻、韭等；脾脏患病，进食牛肉、枣、粳米、葵等食物为妙；肾脏患病，黄卷、大豆、猪肉、栗、藿等是最佳选择。这其中就蕴含着人体五脏与五味、五色相对相生的道理。

◉ 五脏不可食忌法

吃甘味过多则骨骼疼痛而头发脱落；吃酸味太多，容易造成皮肤干燥而毫毛摧折；吃苦味太多，可引起筋拘挛而爪甲枯搞；吃咸味过多，可导致血脉凝滞而面上无光泽，吃辛味过多会引起肉坚厚而唇缩。

◉ 五味所配法

牛肉，米饭，枣，葵都属于甘味；犬肉，李，麻，韭都属于酸味；猪肉，栗，大豆，藿都属于咸味；羊肉，麦，杏，薤都属于苦味；鸡肉，黄黍，桃，葱都属于辛味。

◉ 五味动病法

甘味走肉，肉患病则不宜进食甘味食物；酸味走筋，筋患病就应该少食酸味食物；苦味走骨，骨患病建议禁食苦味食物；咸味走血，血患病不宜吃咸味食物；辛味走气，气患病就不要再进食辛味食物。

五脏、五色与食疗法则

一个人的五脏与面色及饮食五味均有着一一相对的关系，通过观察人的面色，就可以简单诊断出其生病的脏腑，通过五味补五脏的方法，就可以对其有针对性的进行食疗。

五脏气盛之象　　进补食疗推介

青翠、翠绿而有光泽，好像翠鸟的羽毛。

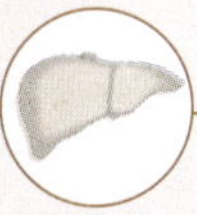

肝脏属木，五色属青，当肝脏患病时，面色好像死草样苍白。

补益食材

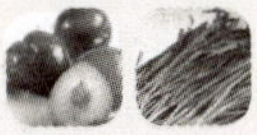

像螃蟹的腹壳，色黄而光亮饱满。

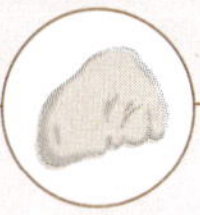

脾脏属土，五色属金，当脾脏患病时，面色像枳实样干枯。

补益食材

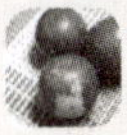

色黑但透亮有光，好似乌鸦的羽毛。

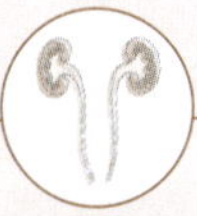

肾脏在五行上属水，五色为金，当其患病时，皮肤好像煤炭。

补益食材

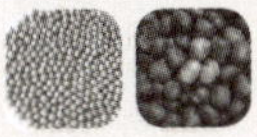

像鸡冠样，红且饱满。

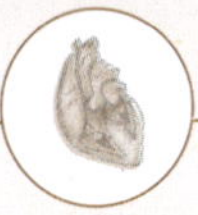

心脏五行属属火，五色为红，当心脏患病时，面色会像凝血。

补益食材

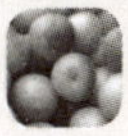

好像猪油，润泽、洁白、光亮。

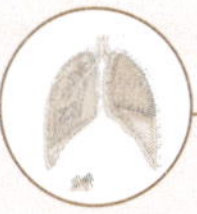

肺在五行上属金，五色上属白，当肺部患病时，面色会像枯骨。

补益食材

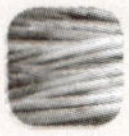

四气、五味与养生

四气

- 寒、凉：清热、解毒、凉血、滋阴
- 温、热：温中、散寒、助阳、补火

五味

- 辛：发散解表、行气行血
- 甘：滋补和中、调和药性及缓急止痛
- 酸：收敛固涩
- 苦：清泄、燥湿
- 咸：泻下、软坚散结

饮食

- 调理阴阳　谨察阴阳所在而调之，以平为期。
- 谨和五味　五味可养生，但偏嗜五味，则导致五味太过损伤人体。
- 因人制宜　必知形之肥瘦，营卫血气之盛衰，视其寒温盛衰而调之。
- 因时制宜　四时之气，各有所在。春夏养阳，秋冬养阴，以从其根。
- 因地制宜　地有高下，气有温凉，高者气寒，下者气热，故应杂合以治，各得其所宜。

道林养性法——修身养性是长寿秘诀

孙真人说：如果不懂养性的方法，即使频繁服食药饵，也不能长寿。养性之道要在力所能及而又不疲劳的基础上，经常稍事劳作。即所谓户枢不蠹，流水不腐。

久视、久卧、久坐、久立、久行和久听都不是养性之道，因为久视伤血，久卧伤气，久坐伤肉，久立伤骨，久行伤筋。此外，想长寿还需忌讳：过量摄食饮酒、强行撑举重物、忧思大怒、悲伤愁苦、大惊大惧、多言大笑、放纵私欲；要做到关键十二条：少思、少愁、少乐、少好、少喜、少怒、少忿、少欲、少事、少语、少笑、少恶，保存生命的根本。因为多笑则伤五脏，多事则形体受损，多语则气乏，多愁则心慑，多乐则意溢，多思则神殆，多怒则全身诸脉不定，多好又让人专逆不理，多念则志散，多欲则损智，多喜则头脑昏乱健忘，多恶则使人形体憔悴。只有适度而为，才是养生之道。如果能做到以上所说的，即使在瘟疫横行之处，也能保持健康。

如果想让心肝脾肺肾（五神）坚固不受外邪侵犯，避免外部干扰，那就必须遵循言正、行正、坐正、立正的四正原则，不能胡思乱想：比如纵欲，恶毒邪气容易乘虚侵入。即孔子说的：思应无邪。要达到养生的目的，平常要用鼻吸气、嘴轻轻吐气，使气进得多而出得少；每次吃饭前，以气为主，让气先入，有利于血气运行。

还须谨慎言语。因为声音在气海中（即脐下），所以日落至天亮期间，不要说话诵读；起床后不要计较钱财，多谈吉利的事情。另外要做到饭不语，因为边说话边吃饭的人，经常会胸背疼痛。最后走路时也不能说话，否则会失气，如果非说不可救停下来。

注意完言语，再说说节制饮食。善于养性的人，必定经常保持半饱的状态，不暴饮暴食，做到少食多餐，口渴之前饮水，饥饿以前吃饭。谨记过饥又伤气，过饱伤肺，吃酸则伤骨，吃咸又伤筋。同时注意饮食宜清淡，细嚼慢咽让米脂入腹，而避免酒脂入肠。宜多吃饭，少吃肉、腌菜，不吃生的蔬菜、小豆、米、陈腐臭物，避免气孔闭塞或伤胃。所有肉类须煮熟煮烂后，待凉再吃，吃完漱口，这样可以保护牙齿同时避免口臭。如果吃热食出汗，不要吹风，否则头痉头痛、目涩多瞌睡。刚吃完热食，不要立即用冷醋汤漱口，否则会口臭或得虫牙病。

要想没有病，方便时也顺其自然为好。小便不要憋，否则会膝冷得痹病；也不能强行排出，否则两足和双膝发冷。小便要注意姿势，饥饿时应蹲着，吃饱则站着。大便不能憋，否则会得气痔；也不能呼气和强解，否则会使人眼涩腰疼。

衣服的添减也要与季节相符，还要协调睡觉事宜。所谓养生之道，也就是适宜的衣食寝处，并能顺应气候时令，不违犯日月之忌，不违背年运季节。睡觉时头不要朝北，也不要安床安在北面，春夏朝东，秋冬向西，上床睡觉时先脱左脚的鞋，避免在屋脊正下方睡觉。熄灭灯烛，避免魂魄、六神不安和多愁怨；不要让耳朵对着风孔，避免风吹入耳中而耳聋；不要在头边放置火炉，否则日久会引发火气而眼红、头重、鼻干涩；夏天睡觉不宜露面，避免面皮增厚而成癣，或得面风；冬天睡觉不要蒙头才能长寿。睡觉时避开十步直墙，防止风吹人而身体沉重或发癫。睡觉时不要开口，否则会失气，甚至邪气侵入而成消渴病、丧失血气。

欲望使人的养生观念发生变化

欲望的变化影响了不同时期人们的养生观念，这不仅给医生带来了困难，也给自身健康造成了很大的伤害。

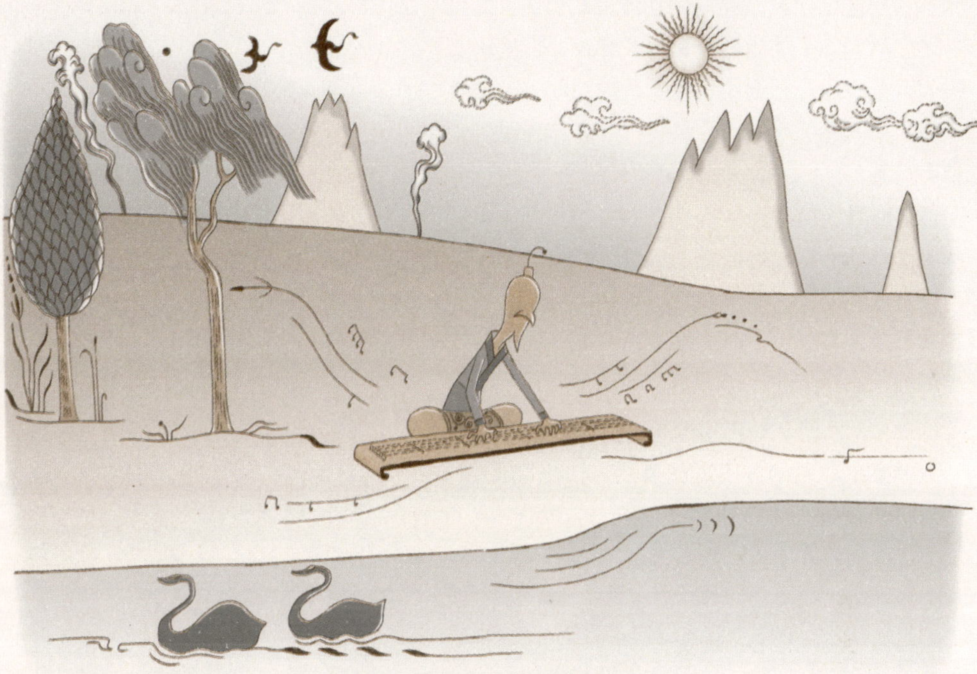

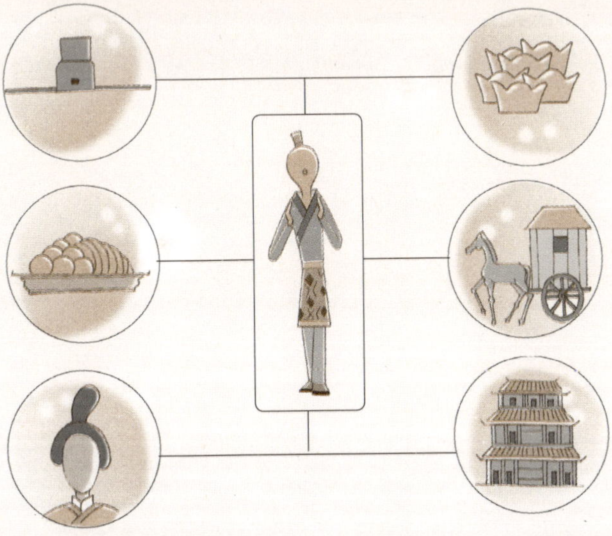

远古时期，人们恬淡寡欲，十分重视养生之道，人们精神充沛，身体康泰，很少得病，即使有汤药也很少用到。

随着时间的推移，人们越来越被各种名利所诱惑，养生越来越被人们所忽视。人们的身体也越来越衰弱，受到各种邪气侵袭而生病。

居处法——日常起居中的长寿要点

凡是人居处，房屋必须周密没有缝隙，防止风邪毒气侵入。屋子里稍感有风，就应避开，不要强忍久坐，如果忽略了只一点，可能身体如角弓反张，或失音不语，或忽然偏风、四肢不遂，长期居住甚至中风。身体一旦被风邪侵袭，邪气趁虚而行，便会衍生各种疾病，因此而丧命的常十之八九。另外为避免眼瞎、耳聋，不要堵塞居处的水沟和窨井。

阴天大雾不远行。无论居家还是出门在外，如果突遇闪电雷鸣、狂风暴雨、天空阴暗、大雾等，应尽快入屋关好门窗，等天气转好后再出门，防止损伤。很多时候当时没有什么不适，但已留有后患了。

在家沐浴时，为避免生病，水不能过冷或过热，且必须在密室中。饿时不洗澡，饱后不洗发。冬天洗澡忌大汗和浴后冒冷触风；洗发后须吃一点饮食，忌当风，如果头发未干即挽髻、睡卧，则可能头发秃、牙齿痛、头风眩闷、面发黑、耳失聪、头生白屑等。如果夜晚洗发后，一点东西不吃就睡觉，会使人汗多、心虚、梦多。忌用过夜的蒸饭水，洗浴会生癣；洗脸无光泽；洗脚则疼痛、生甑畦疮。为防止损害心包，在得流行病刚刚出汗而缓解时，禁止用冷水洗浴。若用热淘米水洗头后再用冷水清洗，或用饮水来洗头，都会得头风。

生活中家中成员稍有不适就要早点说出来，做到早发现早治疗，避免病入膏肓。稍感不适，就应搓揉按摩身体，让邪气宣泄、百节通利。平时隔天可踩四肢和背一次，头项可着重踩，避免流行疾病的侵害。妙处多多。

无论是居家还是远行，都应常备一升熟艾、生肌药、甘湿药、疗肿药、备急丸、避鬼丸、甘草、水银、干姜、桂心、大黄、芒硝、蜀椒等常备药，还有治毒蛇、蜂、蝎毒的药和一两卷备急药方。

身体健康已经十多天的，就应每天调气补泻、按摩导引，通过灸三数穴来泄风气。没有人会永远健康，要居安思危，祛病强身。如果手痉挛无力，为防止患流行病，春秋两季都要服转泻药一次。

日常起居六不要

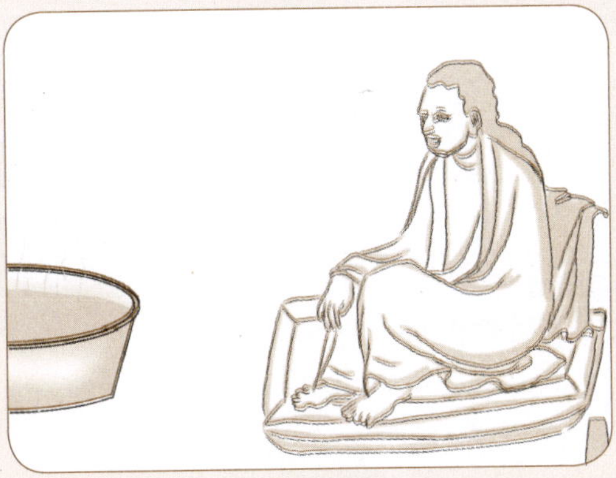

大病初愈不要洗澡

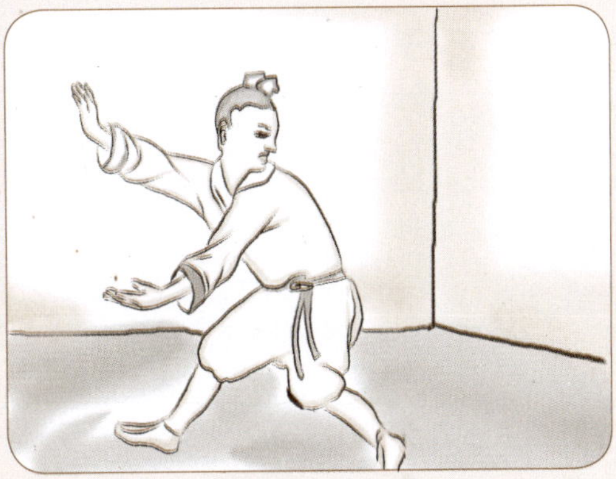

房屋漏风不要久坐

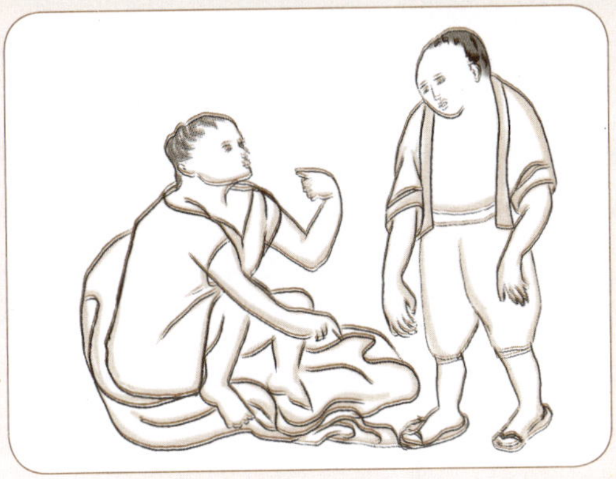

身体不适不要强忍

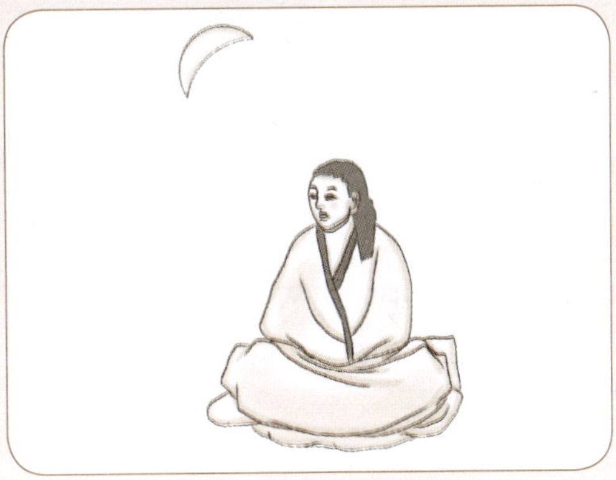

晚上洗发后不要挽髻

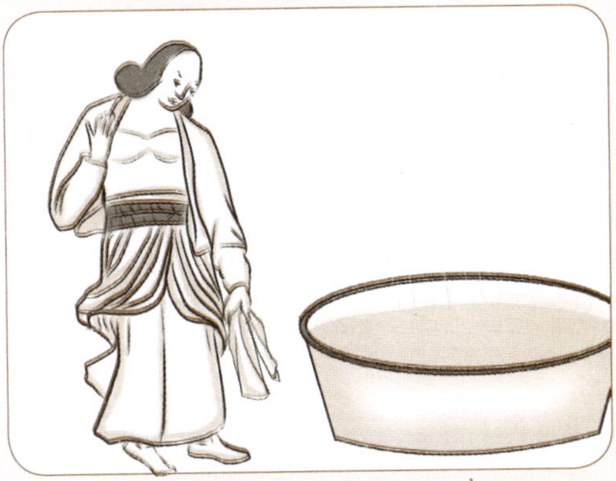

洗澡水不要过冷或过热

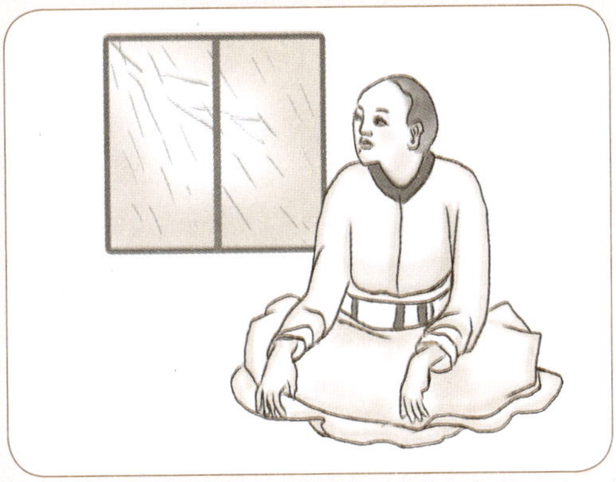

阴天大雾、电闪雷鸣不要出门

调气法——调心养气是正道

每天旦夕是阴阳转换之时。冷暖之气常进出于人畜草木、山川河海、天地日月，在万事万物中代谢往复。进退之间，如潮往汐来、昼夜更迭，这是天地生息的规律。向南展开双手放在膝上，慢慢地按捺肢节，吸清气吐浊气。一段时间后再用手上托、下托，左托、右托，前托、后托，鼓怒睁眼，摩眼，张嘴，叩齿，押头、放松腰肢、拔耳轮、挽发，发阳气而振动、咳嗽等。双作、单作、反手操作皆可，然后又引掣足部仰向上振动八九十下。眼睛做禅观内视，慢慢地高仰再下视，静定心意。闭眼存想，空中的太和元气像五色分明的紫云盖，向下进入我的毛际、头顶，进而人骨到脑。像雨过初晴、云入山中的感觉一般；渐渐地进入腹中，有汩汩的声音，四肢五脏都如同受到雨水的浸润一般。此时须专注意念，心无旁骛，感觉元气到达气海，接着是涌泉穴，然后就会感觉到两脚蜷曲，身体振动，此所谓导气一遍。每天做几遍，就会身体悦怿，容光焕发，耳聪目明，增强食欲，强健气力，祛除百病。

人身由游动的气组成，气又有阴阳之分。但无论是阴气还是阳气，都要保持其循环顺畅，气如果顺畅，就不会生病；如果呼吸不当，疾病就会竞相发生。善于养生的人，须懂得调理气息之法，而治疗各种病患。

在调理气息的时候，要注意遵循自然规律，夜半后至正午前为生气，可练习调气法调息；正午后到夜半前为死气，则不可。调气时应仰卧在厚软的床上，枕高和身体持平，让手脚舒展，双手握大拇指节，手离身体和两脚相距都是四五寸。喝玉浆，不断叩齿，引气从鼻入腹，有力可继续引气，气足即止如果得寒热症或突发性痈疽，可及时在疾患发作前一顿饭时间练习调气，若没有好转痊愈，第二天继续练习。

通过对患者进行诊断，可以断定其发病部位，从而决定调气的方法：

如若心脏有病，身体会冷热相交。相法：常梦见人着红衣服，持红色的刀、杖、火恐吓自己，心是红色。治法：热症用吹气法，冷症用呼气法。

肝脏有病，则悲思忧愁，头眼常痛。相法：肝脏青色，梦见人着青衣，提着青刀杖，或狮虎狼来唬人。治法：用呵气法吐出病邪。

脾脏有病，浑身疼痛烦闷，游风习习。相法：脾脏土黄色，有时梦见人鬼不分、小孩冒犯大人、如旋风一样团团转等。治法：用嘘气法吐出病邪。

肺脏有病，则四肢烦闷，背胸满胀。相法：肺呈白色，常梦见俊男美女相依偎，又梦见兄弟、父母、妻儿。治法：用嘘气法吐出邪气。

肾脏有病，身体阴虚发冷，面目恶痿。相法：肾脏黑色，梦见黑衣或野兽持杖提刀来吓人。治法：呬气法。

患有热病，练习五十次大吹法，十次细吹法。吹法：像吹东西一样，发出“吹”音；患有冷病，练习三十次大呼法，十次细呼法。呼法：口吐气，鼻吸气，连续不绝。

阴阳之气调和是人体健康之本

在人的身体中，阳主外，开发肌肤腠理；阴主内，游走于六腑，归藏于五脏，帮助身体吸收营养，排出糟粕。

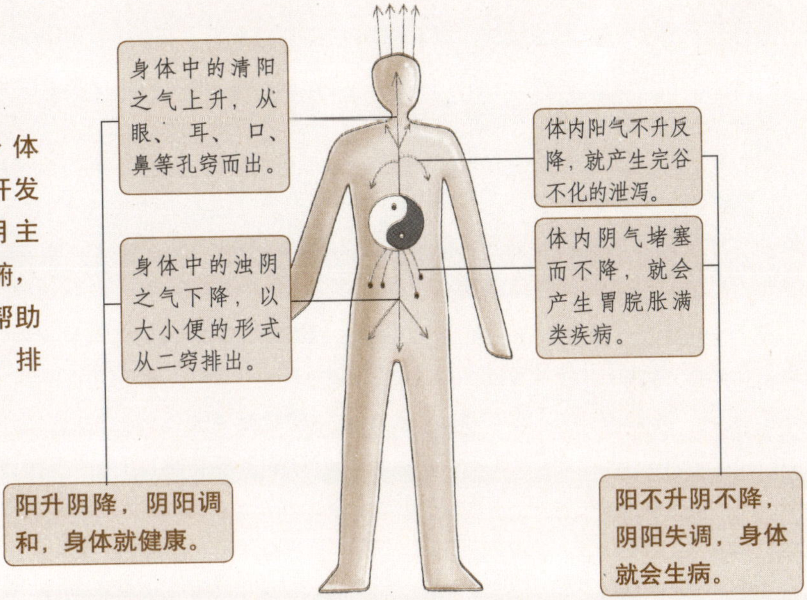

脏腑疾病的外在表现及梦境反应

人的内脏在发生病变之后，会在人体表面有所表现，所以可以通过一个人的面色、皮肤变化体现出来；同时当外邪侵入人体，通过人的梦境，也可以诊断出疾病所在的部位。

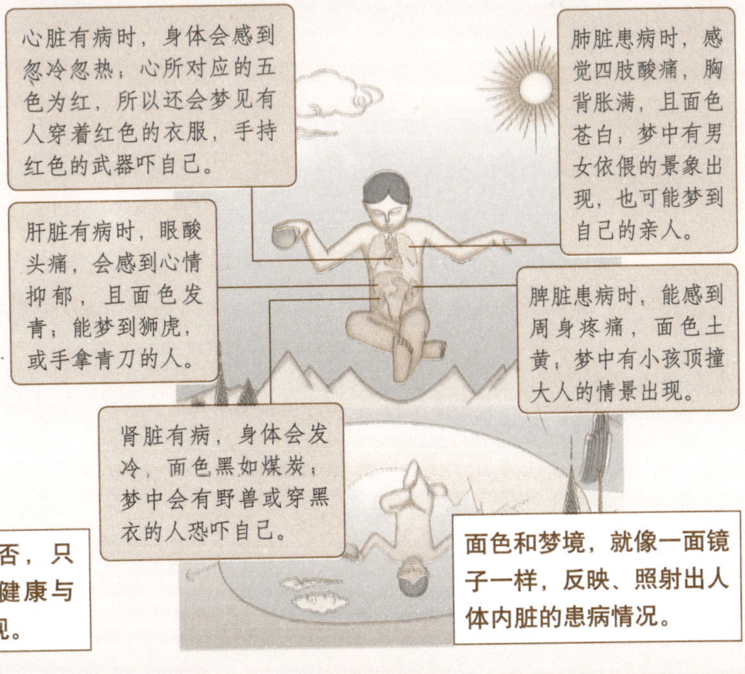
心脏有病时，身体会感到忽冷忽热；心所对应的五色为红，所以还会梦见有人穿着红色的衣服，手持红色的武器吓自己。
肺脏患病时，感觉四肢酸痛，胸背胀满，且面色苍白；梦中有男女依偎的景象出现，也可能梦到自己的亲人。
肝脏有病时，眼酸头痛，会感到心情抑郁，且面色发青；能梦到狮虎，或手拿青刀的人。
脾脏患病时，能感到周身疼痛，面色土黄；梦中有小孩顶撞大人的情景出现。
肾脏有病，身体会发冷，面色黑如煤炭；梦中会有野兽或穿黑衣的人恐吓自己。
面色和梦境，就像一面镜子一样，反映、照射出人体内脏的患病情况。

形体正常与否，只是人体内部健康与否的外在表现。

平脉大法——诊病需要先诊脉

医生最重要的事情是切脉，而且应深究其中的道理。和普通人的境界不同，古代高明的医生，任何时间做任何事情都以医为依据，从而能感知鬼神，通晓天地的规律，既可安身立命，也能普济百姓。反之如果和常人一样，混迹于市井俗务，就只会败坏事情，更谈不上赢得百姓的敬仰！因此，学医就须摒弃世间俗情，全心倾注，把医和与扁鹊作为目标。

医经言：诊脉最好在早上，此时阳气未散，阴气未动，未进饮食，气血经脉还未充盈，人体络脉调匀，可诊断出异常的脉象。切脉的动静，辨别眼睛的神彩，观察五色，审视五脏气血的盈亏和六腑的强弱，身体的盛衰，以此来断定人的生死。另：辨脉也应选在早上，不说话和吃饭，如果要做点什么，那就稍等结束后一顿饭功夫才能诊脉。气息平定后，先诊寸口脉，用重指按抵硬骨定位，然后慢慢举指，将手指按入皮肉中，不深不浅而与皮毛相宜，指力和三粒豆的重量一般。当然诊脉的轻重，应根据具体的肥瘦强弱，斟酌进退和力度，此所谓浮法和沉法的诊脉方法。但无论使用哪种方法，诊得的脉象都应和四时五行以及人的五脏相应。反之就应当根据脉象的轻重相薄，去探寻病因。

成就人躯体的阴阳之气各不相同，有中正平和，也有躁有静。每个人的气脉涌动和这个人的气质秉性相一致，所谓平和中适的脉即呼气和吸气一次脉搏各动两次，呼吸平定的中间脉搏动一次，总共五次。昼夜等长的春秋季，呼吸均等，而其它的日子脉博的次数要么呼气时脉搏次数多，要么吸气时脉搏次数多，就像夏冬昼夜长短不同一样。与一年的时序并未因时刻、四季长短不同而遗漏一样，呼吸定息之间脉来五次的限度也不曾违背。气脉呼吸效法昼夜，变通效仿四季，即虽然人有强弱，呼吸有差异，但昼夜呼吸的频率还是合时间相依随。

诊脉时，医生应先刻意调整自己的呼吸，和病人呼吸一致后再审察病人的脉搏，计算呼吸平定之间脉来的次数。如果脉数有多或不足，就应探寻病情，找出病源；若脉来五次则正常。

有人问何为三部脉？回答：三部脉即尺脉、寸脉和关脉。人的身形长短不同，体形肥瘦各异，所以取尺寸分三关的方法是：从肘中间的横纹至手掌鱼际后皱纹等分成十份，倒取第九份即是尺部；从鱼际后皱纹开始向后取一份，即是寸部；把寸部十等分再取第九份的中间，骨自然突起处就是寸口部。因此说：阴脉在尺内一寸，而阳脉在寸内九分。从寸口退后六分是关分，从关分再退后六分是尺分。从鱼际向腕后高骨退行一寸，中间处叫寸口。从寸口至尺部是尺泽，因此称这一段为尺寸。尺部以前寸口以后为关部。阴脉入阳脉出，就是以关为界，如同天地人三界一样。寸脉主要应合上焦，包括皮毛和头，终结于手的上部；关脉主要应合中焦：从腹到腰相；而尺脉应合下焦：从小腹至足底。此所谓三部法，就如同头、腹、足三元和天、地、人三才一样。

诊脉所遵循的原则

在中医治疗中，诊脉是最基础的一项诊病流程，现代人对于诊脉的要求可能并不多，但在古代，医家对于诊脉规则是十分重视的，甚至可以说是有些严苛，因为他们认为，只有严格遵守诊脉规则，才能保证诊断结果的正确性。

时间要选择在清晨

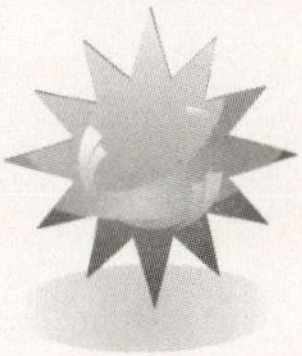

诊脉同时，要观察患者的眼神，是有精神还是神衰。

要观察患者的面部颜色变化，可以准确的定位病灶。

观察五脏之气血，是盈还是亏 。

诊察六腑的功能，是强还是弱。

眼观形体状况，是强壮魁梧还是软弱消瘦。

诊脉必须要选择在早晨，不能说话，同时还不要吃早饭，这点要求好像现代西医抽血时的注意事项。如果患者在诊脉前干了活儿，就要等休息一顿饭的功夫，才能诊治。

脉诊

诊脉的手法

诊脉时除了有严格的规范要求外，还要掌握、认识正确的部位，诊脉的常用部位主要就是寸口，其中包括寸、关、尺三个部位。手法则是用食指、中指和无名指，按压在手腕的寸口处。下面我们图解一下如何正确定位寸、关、尺三部位。

尺：将肘中间的横纹至手掌鱼际后皱纹等分成十份，倒数第九份即是尺部。

寸：将肘中间的横纹至手掌鱼际后皱纹等分成十份，从鱼际后皱纹开始向后取一份即是。

为他人诊脉

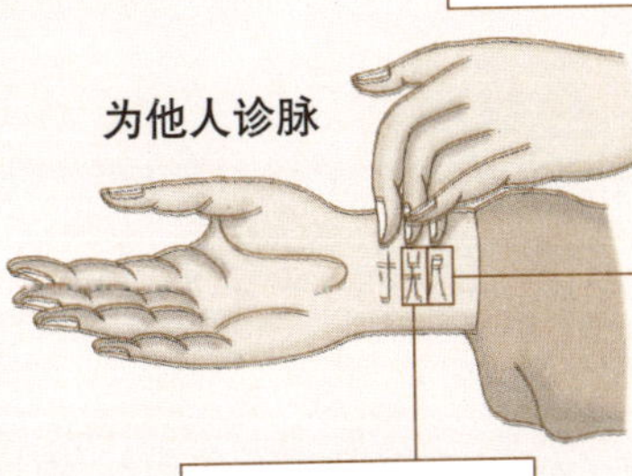

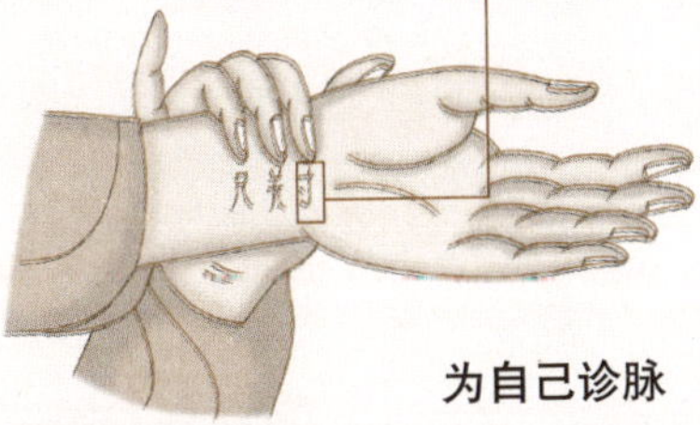

为自己诊脉

关：尺部以前寸口以后为关部。

尺、关、寸三处脉象所体现的人体部位各有不同。寸脉主要应合上焦，包括皮毛和头；关脉主要应合中焦：从腹到腰；而尺脉应合下焦：从小腹至足底。

指下形状——根据指下形状辨别脉象

脉象，即医生通过手指感受到的脉搏跳动的形象。它包括脉搏跳动的频率、节律、充盈度、通畅情况、动势和缓、波动幅度等。脉象的形成，与脏腑气血关系密切，通过诊脉，可以使医生准确的判别患者的身体状况，以下是一些常见的脉象。

洪脉，指下感觉极其粗大或浮而大。

细脉，细脉细小，但比微脉的脉体稍大，且搏动明显。

缓脉，脉搏只比迟脉稍快，起落都很迟缓，或者缓脉浮大而软，阴、阳脉一样。

弱脉，位置深，脉体细小，脉象很柔软，重按时感觉要消失或者轻指浮取不得，只有重按才能感知。

动脉，在关部和紧靠关部上面一点处搏动，在指下坚紧地摇动，像一粒豆子大小，显得无头无尾。

伏脉，须靠近硬骨，用极重的手法才能感觉到；或者说在关上重按但感觉不到。

弦脉，手指轻按时像没有脉来；重按有张力，像张开的弓弦；或者说浮紧。

紧弦，感觉像切按绳索或者不停转动的绳索一样没有定势。

迟脉，起落过程缓慢，在一次呼吸内，脉共来三次；或者是轻举时搏动微弱，重按则尽牢。

浮脉，手指力度很小，仅须稍稍用力下按便可以感觉到。

沉脉，轻触不得，重按才有，感觉明显。

涩脉，脉态细，跳动慢，来势艰难，断断续续或似止非止。

滑脉，进退往来流利，像一连串的珠子滚动或水向前流动。

芤脉，脉体较大但搏动软弱，稍加重按便感觉脉管中空，而两端明显，即指下两边感觉才有。

散脉，脉体较大，搏动浅浮，时快时慢，有散脉的病人有表无里，气实血虚。

虚脉，脉体软而大，脉象浮浅，搏动迟缓，稍加重力，指下即空虚无力。

实脉，脉体超出寸口，较长、较大，搏动坚定有力，像琴弦。

促脉，搏动较快，但时断时续。

结脉，搏动缓慢，时断时续。有结脉的病人可以活命。

代脉，没有自行补偿能力，搏动几次后中止，再重新搏动需较长时间，有代脉的病人会死亡。

五种基本脉象

按切脉是中医诊断疾病的重要途径，医生就是靠感知脉搏的微小变化来诊断疾病的。根据脉搏动时的形态，可以将脉搏分为以下几种基本脉象：

钩脉

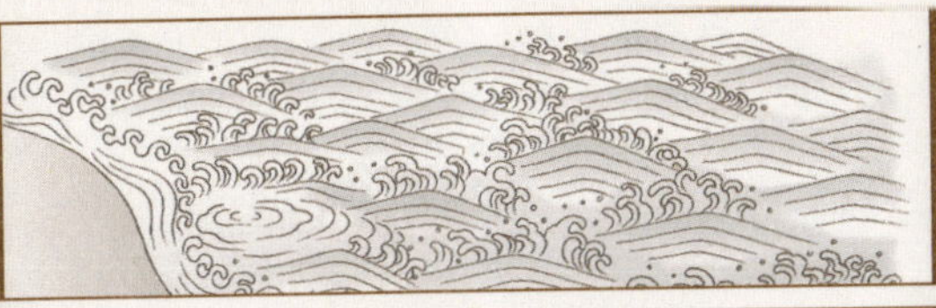

脉的搏动有力，就像海浪拍岸，来时力强而去时力衰又叫洪脉。具有这种脉象的人阳气正盛。

毛脉

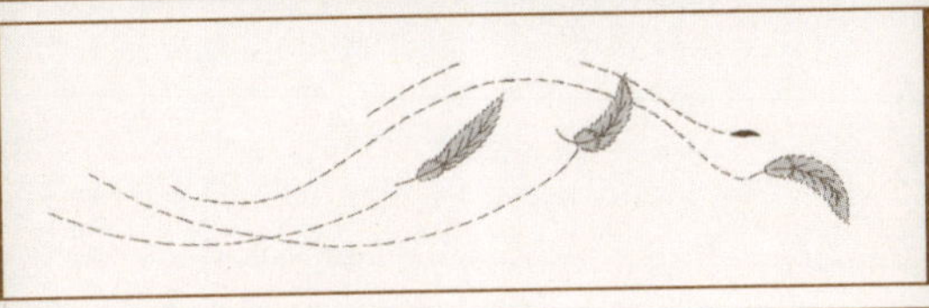

脉的搏动无力，轻虚而浮。这种脉象表明人体的少阴初生。

弦脉

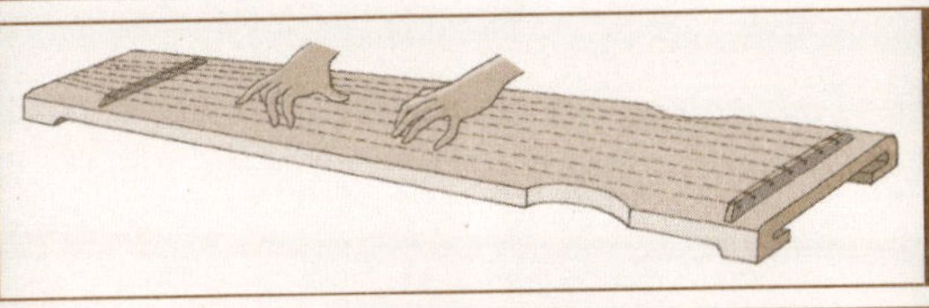

脉的搏动紧张，如同触按琴弦一般带有弹性。这种脉象表明人体的阳气初生。“端直以长，故曰弦。”

石脉

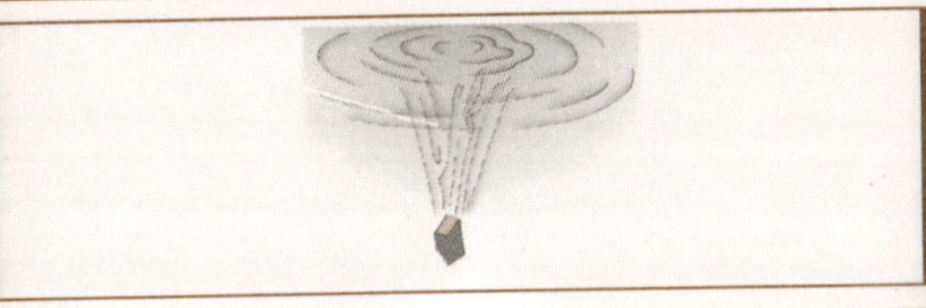

脉的搏动虽有力，但需重按，轻按则不足，如同石沉水底。这种脉象表明人体内的阳藏而阴盛。

溜脉

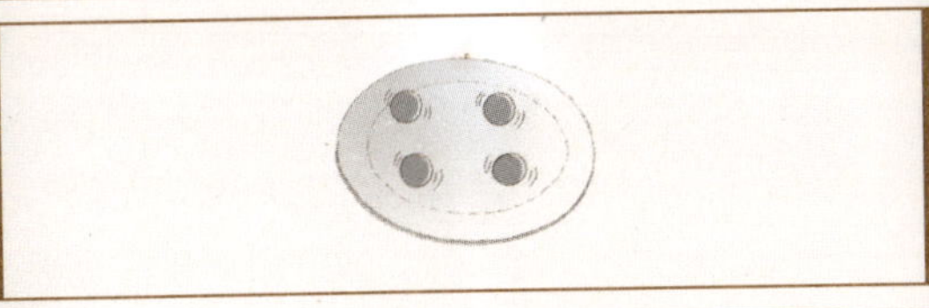

脉的搏动滑而和缓。就像光滑的盘中放置的滚珠前后往来，又叫滑脉。这种脉象表明人体内的阴阳平和。

中医常识问与答

古代人真的通过脉象，就能推测出人的死亡日期吗？

古人认为，脉象是最能体现人身体状况的外在表现，通过各种不同的脉搏跳动，还是能大概估算出人的死亡时间的，但是由于现代人与古代人的身体状况、生存环境的不同，目前可能这些估算方法已不适用，但我们还是为大家举些这样的例子：

1. 脾脉、肺脉搏动都劲急有力，却失柔和，病人大约会在二十天后的半夜死亡；
2. 心脉、肾脉搏动都劲急有力，而失柔和，患者可能会在十三天后的傍晚死亡；
3. 肝脉、心包脉搏动都劲急有力，而失柔和，患者可能在十天后死亡；
4. 膀胱脉、小肠脉搏动都劲急有力，而失柔和者，患者可能会在三天后死亡。

房中补益第六

论说：四十岁以下的人，多放纵无度；而过了四十岁，就会感觉气力衰退了，进而连接不断地发生各种疾病，长久不治就会死亡。因此彭祖说：用人治人，可使真元得到真元。人到了四十岁，须通晓房中术。虽然它的方法和道理很苟易，但很少人践行。房中术的方法即一晚和十女同房而闭精固精，同时一年中不断服用药饵，从而增长气力、更新智慧。房中术的微旨大义并不是要苟求快决、极尽淫乐，务必要有节制；目的是驱除疾病、补益身体，而不是增强气力，纵情女色。未满四十岁，不要服房中药饵，否则必招致祸端！不要和未满四十岁的人谈论房中之事。一旦他们色心未正尽，又服食房中药饵，甚至倍力行房，半年之内就会精髓枯竭而死。

善于养生的人，一定节制房事。如果不能抑制，纵情施泻，就如同即将熄灭的膏火，又被抽去油脂一样危险。尤其令人担忧的是年少的人不知养生之道，或者即使知道，也不能相信，更不要说践行了，往往无可救药，悔之晚矣。纵然如此，如果能晚年自保，也能延年益寿。有人问：未满六十岁，可否闭精固守？答曰：不行。女人不能没有男人，男人也不能没有女人，否则会心神迷乱、情意波动，进而心神疲劳、折损寿命。当然如果真正不思情欲，则会长生，然而这样的人极少。反过来说也不能强行抑忍阻闭情欲，否则人会难以把持，从而使人得漏精、尿浊等病。下面我们介绍一些与房事养生有关的重要时间点：

不宜和女子交合的日子：丙丁日、每月的初一、初七、初八、十五、二十二、二干三，月末、大寒日、大暑日、大风日、大雨日、大雾日、雷电交加日、大地昏暗日、目蚀日、月蚀日、虹霓日、地震日等等。一旦和女子交合，会损男子百倍而伤元神，女子也易生病，如果又怀孕生子，那孩子易顽愚、痴呆，或耳聋眼瞎、声哑脚跛、短寿多病。另外，日月星辰和火光之下、神庙佛寺、井台、灶旁、厕所旁和坟墓灵柩旁，也不能交合。正所谓交合有法，就能调顺性情，遇事顺利，家道昌盛，祥瑞汇聚，大福大德，子女也必大智大善；交合如果不如法，则子女薄福、愚昧、凝呆、奸恶，父母性情行为凶恶，遇事则败，家道败落，灾祸频来，家破国亡。此可谓终身大计，所以要谨慎对待。

想要怀上贤旺长寿，享受高位的男孩，施泻就要选择妻子断月经后的一、三、五天、旺相日和月宿日，以及在气开始生的半夜；反之如果施泻在断月经后的二、四、六日，则必定怀女孩。尤其要注意：六天过后不能施泻，否则会不得生育。

旺相日：春季甲乙日，夏季丙丁日，秋季庚辛日，冬季壬癸日。

春季的甲寅乙卯，夏季的丙午丁巳，秋季的庚申辛酉，冬季的壬子癸亥，交合更好。

黄帝杂禁忌法言：人如果发怒，血气必不定，交合的话，会生痈疽；交合时不能忍小便，会生淋病，茎痛失色；在妇女月经未绝时交合，会生白驳病；远行疲乏交合，会五劳虚损，降低生育能力；水银接近阴部会使人消缩；猪油鹿脂接近阴部，会使人阳痿。

房事养生与阴阳调和

阴阳之气是生命的根本，万物负阴而抱阳，阴阳则是自然界的根本法则，人作为自然界中的一种也不例外，但是也要注重一个“度”。把握好了尺度，就可以达到延年益寿的养生目的，否则纵情施泻反而会伤及元气。

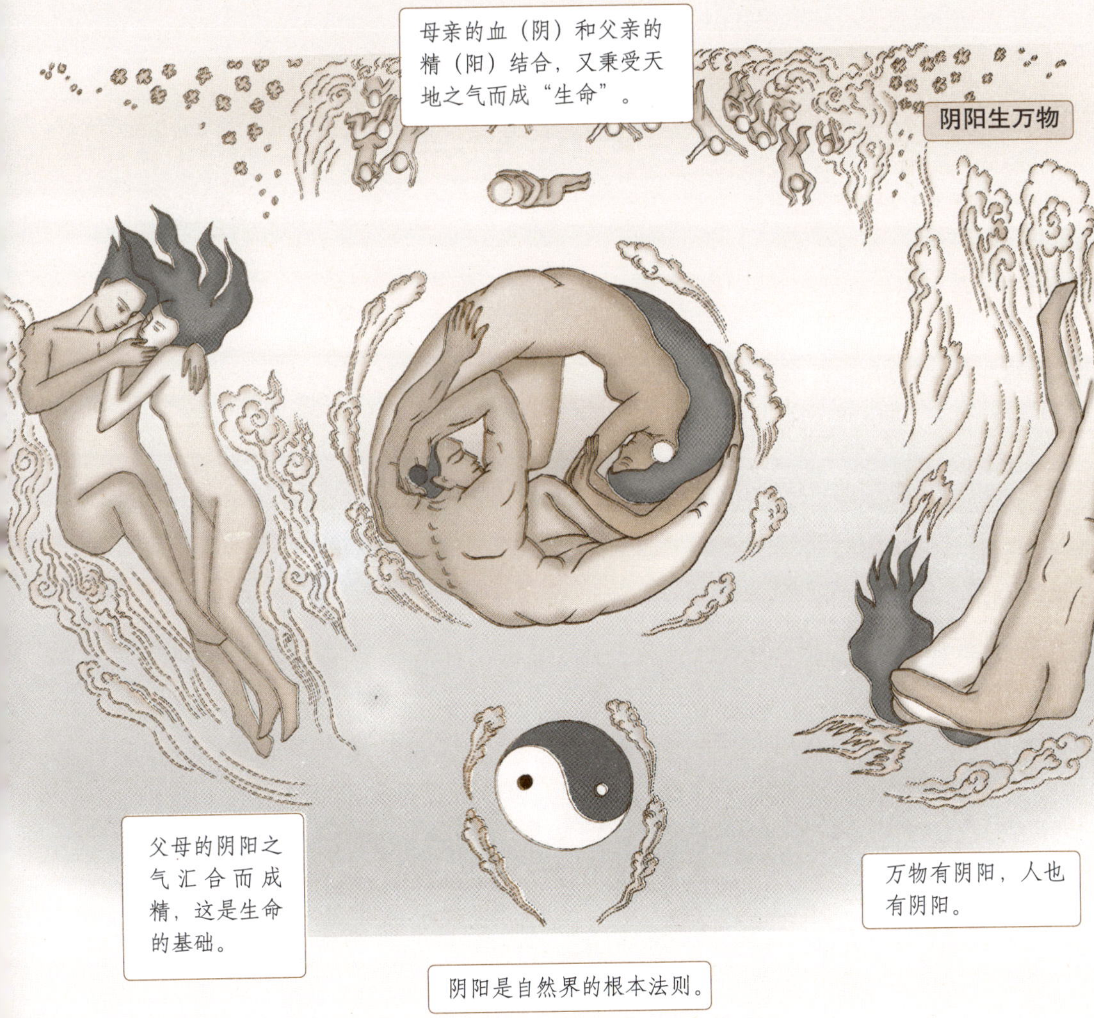